JAMES MORRISON
THE FIRST INTERVIEW, FOURTH EDITION

精神科初回面接

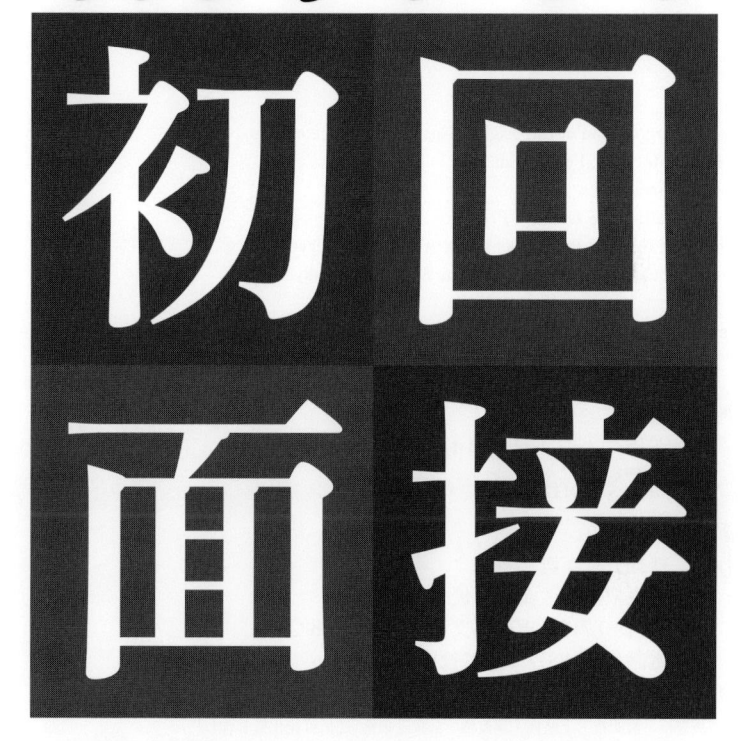

監訳 髙橋祥友 筑波大学医学医療系災害精神支援学・教授
訳　　髙橋　晶 筑波大学医学医療系災害精神支援学・講師
　　　今村芳博 筑波大学医学医療系災害精神支援学・助教
　　　鈴木更良 筑波大学医学医療系災害精神支援学・助教

医学書院

Authorized translation of the original English language edition,
"The First Interview, Fourth Edition",
by James Morrison.
Copyright ©2014 The Guilford Press
A Division of Guilford Publications, Inc. All rights reserved.
© First Japanese edition 2015 by Igaku-Shoin Ltd., Tokyo

Printed and bound in Japan

精神科初回面接

発　行	2015年6月1日　第1版第1刷	
著　者	ジェイムズ　モリソン James Morrison	
監訳者	たかはしよしとも 高橋祥友	
発行者	株式会社　医学書院 代表取締役　金原　優 〒113-8719　東京都文京区本郷1-28-23 電話　03-3817-5600（社内案内）	
印刷・製本	三美印刷	

本書の複製権・翻訳権・上映権・譲渡権・公衆送信権（送信可能化権を含む）
は（株）医学書院が保有します．

ISBN978-4-260-02212-5

本書を無断で複製する行為（複写，スキャン，デジタルデータ化など）は，「私
的使用のための複製」など著作権法上の限られた例外を除き禁じられています．
大学，病院，診療所，企業などにおいて，業務上使用する目的（診療，研究活
動を含む）で上記の行為を行うことは，その使用範囲が内部的であっても，私的
使用には該当せず，違法です．また私的使用に該当する場合であっても，代行
業者等の第三者に依頼して上記の行為を行うことは違法となります．

〈JCOPY〉〈出版者著作権管理機構　委託出版物〉
本書の無断複製は著作権法上での例外を除き禁じられています．
複製される場合は，そのつど事前に，出版者著作権管理機構
（電話 03-3513-6969，FAX 03-3513-6979，info@jcopy.or.jp）の
許諾を得てください．

クリスとエリックに捧げる

著者略歴

　James Morrison, MD：米国ポートランドにあるオレゴン健康科学大学精神科客員教授で，私的および公的分野において広範囲な活動をしてきた．高く評価されている実践書として，最近のものでは『*Diagnosis Made Easier, Second Edition*』『*DSM-5 Made Easy : The Clinician's Guide to Diagnosis*』などがある．モリソン博士は，複雑な臨床評価や診断について数多くの精神保健の専門家や学生を指導してきた．精神医学的診断やDSM-5に関してさらに詳しい考察や資料は博士のウェブサイト（http://www.jamesmorrisonmd.org/）で入手できる．

監訳者略歴

　高橋祥友(たかはし・よしとも)：1979 年，金沢大学医学部卒業．東京医科歯科大学，山梨医科大学，UCLA，東京都精神医学総合研究所，防衛医科大学校を経て，2012 年より筑波大学医学医療系臨床医学域災害精神支援学教授．医学博士，精神科医．

　著書：『自殺の危険：臨床的評価と危機介入』『青少年のための自殺予防マニュアル』(以上，金剛出版)，『医療者が知っておきたい自殺のリスクマネジメント』『自殺のポストベンション：遺された人々への心のケア』(以上，医学書院)，『自殺予防』(岩波書店)，『群発自殺：流行を防ぎ，模倣を止める』(中央公論新社)，『自殺のサインを読みとる』『自殺の心理学』『自殺未遂』(以上，講談社)他．

　訳書：シュナイドマン，E.S.『シュナイドマンの自殺学：自己破壊行動に対する臨床的アプローチ』，シュナイドマン，E.S.『生と死のコモンセンスブック：シュナイドマン九〇歳の回想』，ミラー，A.L. ら『弁証法的行動療法：思春期患者のための自殺予防マニュアル』，ボナーノ，G.A.『リジリエンス：喪失と悲嘆についての新たな視点』(以上，金剛出版)，ブレント，D.A. ら『思春期・青年期のうつ病治療と自殺予防』(医学書院)，マルツバーガー，J.T.『自殺の精神分析：臨床的診断の精神力動的定式化』(星和書店)他．

訳者略歴

　高橋晶(たかはし・しょう)：1996年，昭和大学医学部卒業．医学博士，精神科医．2012年より筑波大学医学医療系臨床医学域災害精神支援学講師．

　今村芳博(いまむら・よしひろ)：1990年，鹿児島大学医学部卒業．医学博士，精神科医．2014年より筑波大学医学医療系臨床医学域災害精神支援学助教．

　鈴木吏良(すずき・りら)：1995年，同志社大学卒業，2005年，京都ノートルダム女子大学大学院卒業．臨床心理士，産業カウンセラー．2013年より筑波大学医学医療系臨床医学域災害精神支援学助教．

原書の序

　客観的な研究結果と最良の臨床にできる限り基づいて，精神科患者を面接するためのマニュアルをまとめたいと私は願い，**本書**が生まれた．もちろん，それは20年以上前に本書の初版を世に問うた時も難しかったし，そして，今回の第4版でも大変に難しい目標であった．精神科患者を評価する過程についての面接法の手本となるような対照研究は現在も十分にはない．したがって，私が入手したすべての新しい情報をもとにこの新版に改訂し，患者を面接するうえでの科学と臨床の技から得られた最上の技法を統合して，本書をまとめ上げた．

　出版されたいかなる本も実際には多くの人々の仕事の結果をもとに成り立っているので，長年にわたって私を助けてきてくれたすべての人々に感謝を申し上げたい．しかし，あまりにもそのような人々が多くて，全員の名をここで挙げることは不可能である．とはいえ，特別な，そして今でも引き続き恩義に感じているいくつかの方々がいる．

　マット・ブラゼウィック博士，ソーシャルワーカーのレベッカ・ドミニー，ニコラス・ローゼンリヒト医学博士，キャサリーン・トムズ正看護師，そして，本書の第1版に寄稿してくださったすべての人々に感謝する．ジェイムズ・ベーンライン医学博士は草稿に目を通して，第3版に貴重な意見を述べてくださった．デイヴ・キンジー医学博士は，第4版に貴重な情報を提供してくださった．妻メリー・モリソンは原稿を準備するさまざまな段階で洞察に富んだ適切な意見を述べてくれた．私はギルフォード出版社の関係者に対しても永遠に感謝申し上げる．とくに私の長年の友であり編集者であるキティ・ムーアは私に対して一貫した支持と激励を与えてきてくださった．マリー・スプレイベリィはおそらく世界でもっとも有能な原稿整理編集者であり，詳細な点にまで注意を払い，本書の体裁を完璧に整え，読みやすいものにしてくださった．

そして，アンナ・ブラッケットは本書の出版企画責任者であり，著者のあまりにも多くの変更依頼にもめげずに，その技能と忍耐心を発揮してくださった．

目次

はじめに：面接とは何か？ ……………………………………………… 1

    包括的な情報の必要性　4／臨床の重要性　6

第1章　面接の開始と目的の説明 ……………………………………… 9

    時間の要素　9／面接の場面　14／関係の始まり　16／記録を取る　18／面接開始の見本　20

第2章　主訴と自由な話 ………………………………………………… 23

    指示的および非指示的な質問　23／最初の質問　24／主訴　26／自由な話　29／臨床的に興味深い領域　31／どの程度の時間を使うか？　33／面接を進めていく　34

第3章　ラポールを築く ………………………………………………… 37

    ラポールの基礎　38／面接者自身の感情を評価する　40／自分の話し方について考える　42／患者が理解できる言葉で話す　45／境界を維持する　47／専門性を示す　50

第4章　面接を方向づける ……………………………………………… 53

    非言語的な激励　53／言語的な激励　55／あらためて保証を与える　57

第5章 現病歴……………………………………………61

現在のエピソード　62／症状を描写する　62／自律神経症状　63／病気の影響　65／症状の始まりとその結果　68／ストレッサー　70／これまでの病状　73／以前に受けた治療　74

第6章 現在の病気に関する事実をとらえる……………77

面接の目標を明確にしておく　77／注意が散漫になっていないか気をつける　79／自由回答型の質問をする　80／患者の言葉で話す　81／詳しく探るための適切な質問を選ぶ　83／直面化　87

第7章 感情について面接する………………………………89

否定的感情と肯定的感情　89／感情を引き出す　91／その他の技法　93／詳細についてさらに探っていく　97／防衛機制　98／過度に感情的な患者に対処する　100

第8章 個人および対人関係についての病歴………………105

小児期と思春期　106／成人期　113／身体医学的病歴　120／症状を検討する　124／家族歴　126／パーソナリティ傾向と障害　127

第9章 デリケートな話題……………………………………137

自殺行動　138／暴力とその予防　145／物質の誤用　148／性生活　155／性的虐待　162

第10章 面接の後半の方向性を定める………………………167

主導権を握る　167／選択回答型の質問　170／感受性を養う　173／移行　174

目次

第11章 精神機能評価Ⅰ：行動の側面 …………………………………177

精神機能評価とは何か？　177／一般的な様子と行動　178／気分　184／思路　188

第12章 精神機能評価Ⅱ：認知の側面 …………………………………197

正式な精神機能評価をすべきか？　197／思考の内容　199／認識　206／意識と認知　216／洞察と判断　228／正式な精神機能評価を省略できるのはどのような場合か？　230

第13章 臨床的に興味深い領域の兆候や症状 …………………………233

精神病　235／気分の障害：うつ病　238／気分の障害：躁病　242／物質使用障害　245／対人的問題とパーソナリティの問題　249／思考の問題（認知の問題）　254／不安，回避行動，覚醒度　258／身体的訴え　261

第14章 面接の終了 ………………………………………………………265

面接の終わり方　265／患者が予定より早く面接を止めようとする　268

第15章 情報提供者との面接 ……………………………………………273

最初に許可を得る　275／情報提供者を選ぶ　277／何について質問するか？　277／グループ面接　280／他の面接状況　282

第16章 抵抗に対処する …………………………………………………283

抵抗を認識する　283／なぜ患者は抵抗するのだろうか？　285／どのようにして抵抗に対処するか　287／予防　296／面接者の態度　298

第17章　特別で，困難な患者の行動と問題 …………………………301

曖昧さ　301／嘘　305／敵意　308／暴力の可能性　312／錯乱　315／高齢の患者　317／若い患者　319／その他の問題と行動　321／患者の質問にどのように応えるか…　336

第18章　診断と提案 …………………………………………………341

診断と鑑別診断　341／予後の評価　348／将来調査すべき点についての提案　352／紹介　353

第19章　面接の見立てを患者に伝える ……………………………359

患者と話し合う　359／家族と話し合う　369／治療計画が拒絶されたらどうするか？　371

第20章　知見を他者に伝える ………………………………………373

書面の報告　373／診断を記録する　381／定式化　382／口頭による提示　386

第21章　面接のトラブルシューティング …………………………387

問題のある面接を認識する　388／何が間違っているのかをどのように見定めるか　389／何を学ぶか(そしてそれにどう対処するか)　391

付録Ａ：初回面接の要約……………………………………………………399
付録Ｂ：特定の障害の特徴…………………………………………………411
付録Ｃ：面接，報告書，定式化の例………………………………………435
付録Ｄ：半構造化面接………………………………………………………471
付録Ｅ：面接の評価…………………………………………………………501
付録Ｆ：文献と推薦図書……………………………………………………507

目次

監訳者あとがき……………………………………………………………………513
索引……………………………………………………………………………………517

※本書では原書のイタリック書体部分をゴシック体として翻訳した.

装丁デザイン：糟谷一穂

はじめに：面接とは何か？
Introduction：What Is Interviewing?

　あなたはおそらく自分が行った最初の面接をこれからも決して忘れることはないだろう．私も自分の最初の面接をこれからもずっと覚えていることだろう．その患者は若い女性で，思考障害を呈していて，結局，初期の統合失調症であることが明らかになったのだが，当初は話の内容は漠然としていて，しばしば中心の話題から逸れた．彼女は時々性的なことをほのめかしたのだが，それは今よりも潔癖な時代の若い学生であった私がそれまでに耳にしたことがないようなものであった．私は何と声をかけてよいかわからず，これまでに患者が話したことが何を意味しているのかと考えるよりも，次に何を質問すべきかということばかりに時間を費やしていた．こんな状況であったが，幸い患者は私に好意を抱いてくれたようだった．しかし，患者の病歴の全体像を把握するためにその週末はさらに三度も病棟に足を運ばなければならなかった．
　私のこのような初期の経験はごく一般的な出来事であると今ではよく理解できる．初心者のほとんどが面接の際に質問を思いつくのが難しいとか，最初の数人の患者を面接するのに緊張するとか私に語る人はいなかった．誰かに私が今思っていることを語ってほしかった．すなわち，精神科面接というのは一般に難しいものでもなく，ほとんどの場合とても楽しいものであると述べてほしかった．
　たしかに，精神科面接というのは容易であり，かつ楽しいものである

べきなのだ．結局，臨床面接とは患者が自分自身について語るのを助けることであり，ほとんどの人は自分について語りたいと考えている．精神保健の領域では，患者にその感情や個人的な生活の一部を明らかにするように求める．経験を積んでいくにつれて，患者をもっともよく理解するのに役立つ情報を得るために，どのような質問をして，会話をどの方向に導いていくべきかが理解できるようになってくる．この能力を育むことは重要である．臨床家の研修に関するある研究では，精神保健領域の臨床家が必要とする32のスキルの中で，包括的面接はその最高位に位置していた．

もしも面接が単に患者が質問に答えるだけでよいのならば，臨床家はそのような仕事をコンピュータに任せて，コーヒーでも飲んでいればよい．しかし，コンピュータや質問紙では，患者が選んだ言葉のニュアンス，ためらい，涙ぐんだ眼などに気づくことができない．これこそが現実に臨床家が意味ある面接の際に気づくことができるサインである．よい面接者は，さまざまな人格や問題に取り組むことができなければならない．たとえば，患者に自由に語らせたり，まとまらない話に方向性を与えたり，押し黙っている患者に話すように働きかけたり，怒りに満ちた患者をなだめたりする必要がある．ほとんど誰もがこの技法を学ぶことができる．唯一絶対の面接法などはなく，さまざまな面接技法を用いなければならない．しかし，あなた自身に合ったスタイルを身につけるためにはある程度の指導と練習が必要である．

臨床面接は多くの目標を達成するために実施され，もちろん，多領域の専門家にはそれぞれに異なる課題がある．しかし，精神科医，臨床心理士，家族療法家，ソーシャルワーカー，看護師，職業訓練士，医師の助手，聖職者カウンセラー，薬物リハビリテーションの専門家（この他にも言及していない専門家がいたら，お詫びする）といったすべての面接者は，目の前にいるそれぞれの患者からまず基本的な情報を得なければならない．彼らが必要としているデータの類似点は，さまざまな専門や視点から期待される差よりもはるかに大きい．

適切な面接には次の3つの特徴がある．

はじめに：面接とは何か？

(1) 診断や治療に関連する正確な情報をできる限り多く得る
(2) 短時間で情報を得る
(3) 患者との間にラポールを築き，それを維持する

　これらの3要素のうちでも，(1)正確な情報収集と(3)ラポールがきわめて重要である．もし，時間の制限を無視してしまうと，良好なケアを提供できるかもしれないが，同時に面接者が対応できる患者の数がごく限られたものになってしまうだろう．

　面接者が患者と最初に出会う理由にはさまざまなものがあるだろう．たとえば，簡便なスクリーニング，外来での診断面接，救急部での診断，入院時の病歴聴取，薬物療法や心理療法についてのコンサルテーションなどである．いくつかの行動面での診断に基づいて，看護の臨床家は看護計画を立てなければならないかもしれない．法医学の報告書や研究の面接にはまったく異なる目標があるものの，その方法や内容は私が述べた他のタイプの面接と共通する点が多い．どの面接も基本的で包括的な初回面接を特別に利用している．面接の目標がどのようなものであれ，すべての患者から得ようとすべき情報を明らかにし，面接のさまざまな段階で役立つような技法を提示することが，本書の目標である．

　これまで数十年にわたり，私たち専門家は面接過程について多くを学んできた．しかし，私が日々，若い精神保健の専門家に接していると，このような知識が研修にほとんど生かされていないということにしばしば気づいて，驚く．臨床家がたびたび面接に十分な時間を費やしていなかったり，自殺願望について質問をしていなかったり，多くの精神科患者が違法薬物を使用しているという問題を忘れていたりする．要するに，面接や評価の過程について私たち専門家が知っている多くの事柄が無視されているのだ．**本書はこの欠点を修正することを目ざしている．**主に初心者を対象としているものの，すべての精神保健領域の臨床家が知っておくべき基本的な内容を強調している．経験豊富な臨床家にとっても本書が有用であることを私は祈っている．

3

包括的な情報の必要性

臨床家は患者に対して驚くほど多様な診かたができる．実際に，臨床家はそれぞれの患者を，精神力動的，行動学的，社会的，生物学的に診られなければならない．というのも，個々の患者はこれらの学説の視点のどれか，あるいはそのすべてに基づく治療が必要であるかもしれないからである．たとえば，多量飲酒を呈している，ある若い既婚女性の問題はこれらの要素を複合的に考える必要があるだろう．

精神力動的解釈：威圧的な夫が，やはり過度の飲酒をしていた彼女の父親に似ている．
行動学的解釈：彼女は飲酒によってこのような対人関係が引き起こす緊張を和らげ，救済が得られると考えている．
社会的解釈：彼女の友人も何人か飲酒する．彼女の周囲では飲酒が許容されていて，むしろ奨励すらされている．
生物学的解釈：父親から受け継いだアルコールの誤用についての遺伝的要因についても考えるべきである．

包括的評価によって，これらのそれぞれの視点がどのように関与しているのかが明らかになる．そして，各視点が治療計画の中に統合されていく．

包括的な面接を実施するにはこれらのすべての視点をとらえる必要があることを私は本書を通じて強調している．完全な評価をしないと，非常に重要なデータを見落としかねない．たとえば，「生活の問題」への助けを求めてきた患者が実際には精神病であったり，うつ病であったり，違法薬物を誤用していたりするのを，面接者が見落とすかもしれない．たとえ患者が実際には精神障害ではないことが明らかになったとしても，過去の経験がどのようにして現在の問題に関わっているのか理解する必要がある．完全な面接だけが，面接者にこの情報をもたらしてくれる．

はじめに：面接とは何か？

　治療が進むにつれて，さらに多くの情報が得られることは言うまでもない．その結果，初回面接で得たある意見を変更しなければならないこともあるだろう．しかし，初回面接で慎重に関連情報を収集した場合にのみ，合理的な治療を計画することができる．

　精神科面接を成功させるには，いくつかの異なるスキルが必要である．あなたはストーリーの全体像をどれほど巧みに引き出せるだろうか？　関連の情報をすべて得るために，十分に深く探っていくことができるだろうか？　どれくらい早く，患者が正確に関連の事実を語るように働きかけることができるだろうか？　どれほど適切に評価し，患者の感情に反応することができるだろうか？　もしも必要ならば，当惑するような経験を患者が打ち明けるように働きかけることができるだろうか？　これらのスキルはすべて精神科病歴を明らかにしようとする者にとって必要である．また，これらのスキルは研修の早い時期に身につけるべきである．非効率的で，おそらく不適切な面接の癖がついてしまってからでは，それを修正するには遅すぎる．初期研修で得た利点は一生続く．

　半世紀以上も前に，2冊の本が面接法についての基本を示した．Gill, Newman と Redlich 著『The Initial Interview in Psychiatric Practice』と Harry Stack Sullivan 著『The Psychiatric Interview』である．面接に関して他にも多くの本が出版されたが，そのほとんどはこの2冊が示した方法を踏襲していた．しかし，この数十年間に経験も必要性も変化してきたため，これらの貴重な著書はもはや精神科面接者の要求に十分に応えられないものとなっている．過去数十年間，いくつかの研究論文，なかでももっとも重要な Cox らによる論文は，現代の面接法に対して科学的根拠を与えるものであった．本書の多くの部分はこれらの研究に基づいている．私は過去60年間の入手可能なほとんどすべての著書や研究論文を検討した．これらの重要な文献については付録Fに掲げてある (p. 507)．

　Cannell と Kahn (1968) はその著書で，「面接に関する手引きや本を書く者は，自分自身あまり面接を経験していない」と述べている．少なく

とも，**本書**に関しては，この主張はまったく当たらない．本書の重要な部分は，長年にわたって15,000人以上の精神科患者を面接してきた私自身の経験に基づいている．本書で勧める面接法は，臨床研究，他者の経験，そして私自身の仕事から得た視点を統合したものである．公式的に思えるようなことがあるかもしれないが，それが効果的な公式であるからだ．基礎を身につけたら，それを応用し，拡張していき，自分自身の面接スタイルにしていくことができる．

臨床の重要性

　私が研修医だった頃，指導教授たちは「研修医にとっての最高の教科書は患者だ」とよく言っていた．精神科面接を学ぶことにもまさにこれが当てはまる．実際のところ，教科書は補助教材にもならず，経験を通じてのみ真の学習ができる．そこで，私はあなたが早い段階で精神科臨床を始めて，それも頻繁に行うことを勧める．

　まず，第1章から第5章をざっと読んでみてほしい．内容を暗記しようとする必要はない．量が多くて圧倒されるかもしれないが，少しずつ学んでいけるように示してある〔付録A(p.399)はあなたが必要とする情報と典型的な初回面接の各段階で用いることができる戦略についての概要を短く示してある〕．次に，あなたの学習を手助けしてくれる患者を見つける．

　面接の初心者にとっては，精神科病棟の入院患者を対象とするのがよいだろう．精神科入院患者の多くはすでに面接を受けたことがあり（中には経験豊富な人もいて），あなたが彼らに何を期待しているのかよく承知している．たとえ多くの活動が計画されている現在の精神科病棟であっても，患者には一般に多くの時間がある．多くの患者は気分を発散する機会を歓迎し，ほとんどが自らの窮状を考えると，何かよいこと（この場合は，精神保健の専門家の研修）が起きるという感情を楽しんでいる（1998年の研究では，ほとんどの患者が入院治療チームに参加して

はじめに：面接とは何か？

いる学生にとても満足していることを明らかにしている．また，学生が患者から「親切にされて，理解された」ことを経験し，ほとんどの学生がその経験を繰り返したいと述べたと報告した研究もある）．そして，たとえ研修生であっても，新鮮な目を持つ観察者による面接が，治療を立て直すような新たな洞察を明らかにすることもある．

そこで，協力してくれそうな患者のリストを作って，早速，仕事に取りかかることにしよう．「いろいろと教えてくれそうな患者」を探し出そうなどと心配しなくてもよい．あなたの目的には，どのような協力的な患者も手助けになってくれて，すべての患者の人生は本質的に興味深いものである．とくに取りかかりはじめには，あまり型にはまろうとする必要はない．リラックスして，あなた自身も患者もその経験を楽しむようにしたらよい．

あまりにも長時間にわたる面接はあなたにも患者にも負担が大きいので，1時間ほどしたら，後にまた再開しさらに続けるという約束をして，面接をいったん中断する．あなたが難しいと考えている面接の主導権をどのように握るかについて**本書を読み返してみる**．第8章(p.105)の助言〔これは付録A(p.399)にも示してある〕にある個人的かつ社会的情報を慎重に比較する．あなたが実施した精神状態評価(mental status examination)はどれほど完全なものであるだろうか？ あなたの観察を第11章(p.177)と第12章(p.197)の助言と比較してみよう．

「私はまだほとんど何も知らないのに，精神障害について面接などできるのだろうか？」と学生が疑問に感じたとしても当然である．完全な面接を実施するということは，多様な精神障害に特徴的な症状，兆候，経過を熟知していることを前提としているのだが，面接技法を学びながら，このような点について学んでいくことはできる．実際に，まさに精神障害を経験している患者自身から学んでいくことは，あなたの心の中にこれらの診断の特徴を永遠に刻みこむことになるだろう．第13章(p.233)では，面接の際に押さえておかなければならない診断の特徴を，患者が呈する臨床的特徴に従って分類してある．

多くの質問をしなければならないことを承知していても，最初は質問

をし忘れるかもしれないが，それは次の機会にまた患者に質問し直せばよい．私が医学部に入学して間もなく気づいたことは，見落としたことを週末に振り返ってみること以上に，何を質問すべきかを学ぶためのよい方法はないということであった．多くの患者に面接すればするほど，必要な質問をし忘れるということは少なくなる．面接を終えたら，いくつかの標準的な教科書〔付録 F(p. 507)にある注釈つきのリスト参照〕を読むと，あなたの患者の精神障害について鑑別診断を理解するのに役立つだろう．

　面接の経験豊富な人からフィードバックを受けると，あなたは比較的早く面接に熟練してくるだろう．その指導者が面接に同席してくれるならば，直接的な指導となる．面接を録音や録画しておくことが効果的であることを示す数多くの研究がある．あなたが何を見落としたか，効果を上げるのに使えた面接技法などについて，指導者と話し合う際に，録音や録画を再生することができる．自分が初心者の頃の面接をひとりで聴いてみるだけでも，おそらく多くのことを学ぶはずである．付録 E (p. 501)に，あなたの面接の内容や過程について評価するのを助けるための評価表を掲げた．

第1章

面接の開始と目的の説明

Openings and Introductions

　初回面接を終えるまでに，(1)患者から情報を得るとともに，(2)適切な治療関係の基礎を築いておかなければならない．得ておくべき情報とは，さまざまな種類の病歴(history)(**病歴**とは，現在の症状，過去に罹患した病気，服用している薬，対人関係，身体的健康に及ぼす危険に関する問題などの詳細な情報のことであり，要するに，患者の人生や精神保健の問題に関するすべての情報である)と**精神機能評価**(mental status examination : MSE)，(患者の現在の思考や行動についての評価)である．

　ほぼ時系列に沿って患者に面接していく際に活用できるように，本書を通じて病歴とMSEの各段階について解説していく．各々の章で，あなたが収集すべき情報とそれに最適な面接技法の内容について取り上げる．必要と思われれば，ラポールの問題についても解説する．

時間の要素

　初回面接の最初の時間で，あなたは次のようないくつかの課題を達成しなければならない．

- どのような面接を実施し，どれくらいの時間がかかり，どのような質問をするか患者に説明する．
- 患者（あるいは，他の情報）に関してあなたが期待している情報について何らかの考えを伝えておく．
- あなたはくつろいだ，安全な雰囲気を作り出し，患者にできるだけ面接を主導しているのは自分であるという感じを与える．

　表 1-1 は面接を終えるまでに収集しておくべき基本的情報を挙げたものである．経験を積んだ臨床家ならば平均的な患者の診察に 45 分間ほどかかるだろう．学生ならば，すべての関連情報を収集するのにおそらく数時間かかるだろう．あなたの経験がどれほどであろうとも，診断を下すまでの早期の治療関係のうちに，可能な限りほとんどの情報を集めることに集中すべきである．

　たとえ経験豊富な面接者でも初期評価のために 1 回では済まずに，複数回の面接が必要なこともあるし，ひどく口数が多く，話がまとまらず，敵意に満ち，猜疑的で，理解するのが難しく，複雑な内容を話す患者には誰でも多くの時間が必要である．長時間の面接に単に耐えられない患者もいるし，精神科入院患者であるならば他の検査などの予定もある．面接を繰り返すことによって，患者はあらためて考える機会を与えられ，当初は見逃していた情報を思い出すかもしれない．もちろん，家族や他の人々も面接するとなると，面接の回数は増え，すべての情報源からのデータを統合するための時間もかかるだろう．

　慌ただしい現代の治療環境では，使える時間がますます短くなっていることを私も承知している．そこで，平均的な初回面接の各部分にどの程度の時間を使うかを計画するうえでの割合を示しておく．

　15％：主訴が何かを見きわめることと，患者に自由に話すように働きかける

　30％：特定の診断を下すことを目指す．自殺，暴力の病歴，薬物の誤用について質問する

第 1 章　面接の開始と目的の説明

表 1-1　初回面接の概要

主訴
現病歴
・ストレッサー
・発症時点
・症状
・過去のエピソード
　治療
　結果
・経過
・治療
・入院歴
・患者や他の人への影響
個人的・社会的な関係
・小児期と発育
　どこで生まれたか？
　兄弟姉妹の数と順位
　片親か両親に育てられたのか？
　親との関係
　養子に出されていたならば：
　　どのような状況で？
　　親族外への養子？
　小児期の健康
　思春期の問題
　虐待（身体的，性的）
　教育
　　最終学齢
　　学業上の問題
　　過活動
　　登校拒否
　　行動上の問題
　　停学や放校
　友達は多かったか？
　趣味，興味
成人としての生活
・現在の生活状況
　同居人
　住所
　ホームレス経験
　サポートネットワーク
　頻回の転居
　経済状態
・結婚
　結婚時の年齢
　結婚の回数
　離婚時の年齢と状況

　子どもの数，年齢，性別
　養子
　結婚生活での問題
・性的志向，適応
　性交時の問題
　避妊法
　不倫相手
　身体的・性的虐待
・職歴
　現在の仕事
　これまでの仕事の数
　転職の理由
　　失業したことはあるか？
趣味
・クラブ，他の所属団体
・興味，趣味
軍歴
・所属部隊，階級
・軍歴年数
・規律の問題
・戦闘の経験
法的問題
・犯罪歴
・訴訟
宗教
・宗派
・信仰心の程度
身体医学的病歴
・主な疾患
・手術
・精神科以外の薬
・アレルギー
　環境
　食事
　薬
・精神科以外の入院歴
・身体的障害
・HIV/AIDS の危険因子
・成人期の身体的・性的虐待
症状の検討
・食欲の変化
・頭部外傷
・けいれん
・慢性疼痛
・意識喪失

（つづく）

表 1-1　初回面接の概要（つづき）

- ・月経前症候群
- ・身体化障害

家族歴
- ・家族について
- ・家族に精神障害はあるか？

物質の誤用
- ・物質の種類
- ・使用期間
- ・使用量
- ・結果
    - 身体的な問題
    - コントロールの喪失
    - 個人的・対人的な問題
    - 職業上の問題
    - 法的な問題
    - 経済的な問題
- ・薬物の誤用
    - 処方薬
    - 市販薬

性格傾向
- ・人生にわたる行動パターン
- ・暴力
- ・逮捕歴

自殺企図
- ・方法
- ・その結果
- ・薬物やアルコールとの関連
    - 重篤度
    - 心理的
    - 身体的

精神状態についての検査
- ・外観
    - 年齢
    - 人種
    - 姿勢
    - 栄養状態
    - 衛生状態
    - 髪型
    - 衣服
        - 整っているか？
        - 清潔か？
        - 服装のタイプ，ファッション？
- ・行動
    - 活動のレベル
    - 震え

- 癖や常同行為
- 笑顔
- 視線を合わせるか？
- ・会話ははっきりしているか？
- ・気分
    - どのような気分か？
    - 不安定さ
    - 適切さ
- ・思考の流れ
    - 単語の関連
    - 会話の速さやリズム
- ・思考の内容
    - 恐怖
    - 不安
    - 強迫
    - 自殺念慮
    - 妄想
    - 幻覚
- ・言語
    - 理解
    - 流暢さ
    - 言語新作
    - 反復
    - 読む能力
    - 書く能力
- ・認知
    - 見当識
        - 人
        - 場所
        - 時間
    - 記憶
        - 即時
        - 短期
        - 長期
    - 注意とその集中
        - 7桁の数字の順唱
        - 逆唱
    - 文化的情報
        - 大統領の名を5人挙げる
    - 抽象的思考
        - 類似点
        - 相違点
    - 洞察力と判断力

第1章　面接の開始と目的の説明

15％：身体疾患についての病歴を聴取する．全身の症状を検討する．家族歴を得る
25％：個人的および対人的な他の病歴を聴取する．性格の病的な面について評価する
10％：MSE を行う
 5％：診断と治療について患者と話し合う．次の予約を取る

　面接者の専門性によって，面接の焦点はいくらか変化するかもしれない．たとえば，ソーシャルワーカーは個人的および対人的な病歴の聴取により多くの時間をかけるだろう（かつては，対人関係に関する病歴のすべてを聴取することをソーシャルワーカーの責任であるとしていた組織や団体があった．しかし，今日では，全病歴のすべての側面を少なくともひとりの臨床家が聴取し，この情報を一貫した臨床像に統合できるようにすべきであると考えられている）．

　専門が何であれ，面接者は患者との関係が初期のうちに病歴の全体像を得るようにすることを私は勧める．初めの何回かの面接を終えると，経験豊富な臨床家であっても，患者をよく知っていると思いこみ，気づいていなかった重要な情報を無視してしまうといったことが起こり得る．

　もちろん，無限に時間がある者などいないので，評価が完全であることなどあり得ない．しかし，面接者が患者のケアを最優先し続けていれば，最初のデータベースに新たな情報や観察をその後も付け加えていくことができる．最初の仕事をうまくやっていれば，それはしっかりとした詳細な基礎となり，その後の診断や治療に本質的に影響を及ぼすようなことはない．

　多くの患者は，恐ろしくて，圧倒され，命の危険を感じるような深刻な問題を抱えて，助けを求めてくる．そこで，患者が完全に，公正に，専門家の診察を受けたと感じられるように，あなたは患者の話を聞き出さなければならない．もしも患者がひどく芝居がかっていたり，話が遅かったり，まとまらなかったりするならば，それは患者が経験している

ストレスや不安を表しているのだと考えるようにして，さらに時間を与えるようにする．

面接の場面

　専門家が新たな患者と過ごす最初の瞬間は，その後のやり取りのすべてに影響を及ぼす．面接についての説明とか，患者がくつろいでいて，自己支配感を抱くことができているかといった細かい点にまで慎重に注意を払っておくと，尊敬と協力に基づいた治療関係を築くのに役立つ．もしもあなたが自分自身の個人的な診察室を持っているならば，そこを自分の気に入ったように飾ることもできるが，公的な病院などの診察室では決められた内装以上に飾ることもできない．しかし，幸いなことに，面接の効率は診察室が優雅に飾り立てられていることと関係はない．プライバシーの確保はほとんどの情報を得るうえで重要ではあるのだが，ベッドサイドや病院の慌ただしいデイルームの片隅でも素晴らしい面接が実施されるのを私はこれまでに目撃してきた．

　あなたが利用できるものは最大限活用すべきである．あまりにも多くの従来の診察室では，机を挟んで面接者と患者が向きあうということになっていたが，これでは両者の間に堅苦しい壁を作ってしまう．これでは，猜疑的な患者により広いスペースを与えることもできないし，うつ病のために他者からの慰めを必要としている患者に近寄ることもできない．そうではなく，机やテーブルの角を挟んで，面接者と患者が顔を合わせることができるように椅子を配置する．こうすれば，その場の必要性に応じて，あなたは患者との距離を調整できる．もしもあなたが右利きならば，患者にあなたの左側に座ってもらうと，記録が取りやすい．もちろん，面接者と患者の2つの椅子の間に何も挟まずに直接向き合うというのがうまくいく場合もあるだろう．ところで，ポケットティッシュやティッシュペーパーの箱を用意しておこう．診察室にやってきた誰がそれを必要とするかわからない．

第1章 面接の開始と目的の説明

　同時に，あなたにはもうひとつしておかなければならないことがある．その重要性について私は常に強調しておかなければならない．それは，面接者自身の安全を保つという課題である．精神科で患者と出会う場面の大多数はごく安全なものであるのだが，ごく稀ではあるものの，不慮の出来事が起きて，臨床家や患者，あるいはその両者が傷を負うことがある（たとえば，2006 年にメリーランド州ベセスダの国立精神保健研究所の統合失調症の専門家である精神科医 Wayne Fenton が患者に撲殺されるという事件が起きて，重大ニュースとして全米に報じられた）．

　どの患者と面接を始めるにあたっても，あなたと他者の安全を確保することを習慣にしておく．実際のところ，これには次の 3 つの原則がある．(1)近くに他の人々がいる場所で面接を実施する．(2)警報のような，緊急事態をすぐに知らせるシステムを整備しておく．(3)閉鎖された診察室で面接を行う場合，あなたは患者よりもドアに近い位置に座り，緊急時にはすぐに部屋から出られるように，脱出の障害となるような机や他の家具を置いておかない．

　どこで面接を行おうが，あなたの外見は患者との関係に影響を及ぼす．何をもって専門家と見なされるかは，あなたの働く地域や，あなたの診療所や病院の雰囲気によってさまざまだろう．たしかにこのような点もあるのだが，あなたの服装，身だしなみ，仕草に気を配っておけば，あなたが専門家とみなされる可能性が高くなるだろうと繰り返しておこう．

　過去 10〜20 年の間に，基準はたしかに変わってきたのだが，それでも服装は今も影響を及ぼしている．一般的に言って，患者は控えめな従来の服装や髪形を受け入れやすい．あまりにもカジュアルな服装や仕草は，患者との出会いの重要性に無関心であるといった印象を与えかねない．実際のところ，多くの患者はきちんとした服装をした医師を好ましく思い，気楽な服装をしている医師よりも，白衣の医師に対してのほうが個人的な情報を多く伝える傾向があることを，2005 年の調査が明らかにしている．ほとんどの患者は，専門家にふさわしい服装をしている人の助言に従う傾向があるという．調査されたのは平均的な中年の患者

15

であったため，思春期や小児の患者ではこの傾向が当てはまらないかもしれないが，この調査結果を慎重に受け止めるべきである（これはおそらく他の医療従事者にも当てはまる点だろう）．

　ほとんどの精神保健の専門家は白衣を着ないので，きちんとして清潔でいて，あまりカジュアルでない服装があなたを専門家としてふさわしく見せるだろう．宝石を身につけるにしてもごく控えめにしておく．患者がとても手に入れられないような宝石を身につけて，富や地位を見せつけて，あなたが協力を必要としている患者に敵対しないようにすべきである．あなたが何らかの宗教との関わりを示すバッジやペンダントなどを身につけるならば，患者が効果的な治療関係を築く妨げとみなさないかどうかを考えておく必要がある．同じ領域の他の専門家がどのような服装をして，どう振る舞うかを観察すれば，何が適切かを判断する参考になる．

関係の始まり

　自己紹介をして，握手の手を差し伸べ，あなたが好んでいる座席位置を患者に提案する（患者のベッドサイドならば，たとえ数分間であったとしても，椅子に腰かける．たとえ，これから飛行機に乗らなければならない場合でも，慌ただしく患者に会ってはならない．もしもあなたがベッドに横たわっている患者であるならば，誰かが立って，見下ろしてきたら，居心地が悪いはずである）．もしもあなたが面接の時間に遅れたならば，それを認めて，謝罪する．患者はめずらしい名前であるだろうか？　患者の名前を正しく発音しているか確かめる．もしもこれが最初の出会いならば，あなたの身分（学生か？　研修生か？　コンサルタントか？）と面接の目的を伝える．あなたは何を知りたいのか，あなたはどのような情報をすでに持っているのか，どの程度の時間を患者とともに使うことができるのかも伝えるようにする．

　他の同僚による事例記録，病院の診療録，他の医師からの紹介状など

第 1 章　面接の開始と目的の説明

から，あなたはその患者についてすでに何かを知っている場合も多い．面接を始める前にこのような情報を検討しておくことによって，時間を節約し，評価をより正確なものにすることができる．しかし，本書のほとんどの部分では，面接者がこういった情報を入手できないことを前提に解説している．

　気楽な会話から始めて，面接に入っていこうとする者もいるが，私はそのようなやり方には一般的に反対である．ほとんどの場合，患者は悩みを抱えて，治療を求めて受診してくる．したがって，天候，野球，テレビの番組といったことを話題にすると，話を逸らそうとしていること，患者に対してあまり関心がないことを示してしまったりしかねない．事の本質にすぐに踏み込んでいくほうが賢明だろう．

　どうしても雑談から始めなければならないと感じたら，「はい」か「いいえ」では答えにくい質問をする．たとえば，

「ここに来るまでの道は混んでいませんでしたか？」
「夏をどのようにして楽しんでいましたか？」

　もしも他の質問を思いつかなければ，こういった質問によって，あなたが患者に積極的に面接に関わってほしいということを伝える．とくに面接の初めの部分では，あなたが主導権を握って，患者が単に「はい」か「いいえ」ではなく，より詳しく話すように働きかけていく〔第 4 章(p. 53)と第 10 章(p. 167)で，この点と面接を仕切る他の側面について詳しく解説する〕．

　家族や親友が患者に付き添って，面接室に入ってこようとすることがある．このような状況には次の 2 つのうちのどちらかで応えることができる．私は患者と他の人々を別々に面接するのを好む．というのも，こうすることによって私が得られる情報が最大になるからである．面接の主人公は患者自身であるという感じを強調するために，私はほとんどの場合，まず患者から面接を始めて，他の情報提供者から話を聞くのはその次にする．「あなたの話は次に伺います」と私は付き添ってきた人に

17

言うことにしている．しかし，時には他の方針をとって，患者と付き添ってきた人を一緒に面接することもある．たとえば，進行した認知症の症例のように，患者がひどく障害されているような場合である．このような場合には，面接室に身内を同席させると時間を節約できる．それ以外で患者と付き添い者を一緒に面接する場合としては，患者が極度の不安やうつ病のために他者の支えが必要であり，患者が付き添い者の同席を強く希望する時などがある．

記録を取る

　ほとんどの場合，あなたはメモを取りたいと思うだろう．たとえ短時間であったとしても，聞いたことをすべて記憶できる人はほとんどいないし，面接をすぐに書き留める機会はないかもしれない．そこで，メモを取るのだが，その許可をかならず患者に確認すべきである．

　しかし，メモは最小限にとどめるようにしなければならない．こうすることによって，あなたは患者の行動や表情を観察し，その感情の鍵を探るためにより多くの時間を使うことができる．すべてを紙に書きとめたり，完全な文章を書いたりはできない［せいぜい主訴に少し書き加えるくらいである．この点については次の章（p. 23）で解説する］．その代わりに，後に詳しく探るべき点や，レポートを書く時に思い出すためのキーワードを書き記しておく．ペンは握ったままにしておく．こうすれば，書くたびにペンを取り直して，注意が散漫となるのを防ぐことができる．患者が記録してほしくないと考えるかもしれないデリケートな問題について話している時には，ペンを置いておく．

　ここで電子カルテによる記録という難問が生じる．オンラインによる記録のシステムが増えていき，クラウドさえも利用されるようになって，私たち臨床家は患者と話すのと同じくらいキーボードによる情報入力にプレッシャーを感じている．正直に打ち明けると，私は新たな患者と面接して，良好なラポールを築きたいと思いながら，同時にキーボー

18

第1章 面接の開始と目的の説明

ドで情報を入力することができるというような効果的な方法を思いつかない．私の解決法はやはり鉛筆でメモを取って，あとで要約するというものである．このような立場は同僚たちの共感を得られているようだ．正確さを増しつつある書き取りプログラムが開発されたために，一つひとつキーを探しながらたどたどしくしかキーボードを打ち込めない私たちのような者でもデジタル情報を効率的に入力できると，ある同僚が述べている．

　さて，ここにまた別の問題がある．ある事柄について記録を残さないでほしいと依頼してくる患者がいる．もしもあなたが学生ならば，問題はない．しかし，あなたが責任ある臨床家で，患者との関係の初期にこのように依頼されたのならば，一般的には，面接のごく一部に限って，依頼に応じてもよいだろう．もしもあなたが記録していることに患者がひどく居心地が悪く感じているようならば，あとで再検討して，意味を探るために，いくらかの記録が必要であることを説明することもできる．ごく稀ではあるが，記録をとらないようにと患者が強く言うようならば，それに応じてペンを置き，あとで思い出せることをすべて書き出す．あなたに必要なのは，情報量に富む面接を完遂することなのであって，互いの主張を競い合うことではない．しかし，面接を終えようとしている時点ではないが，ある時点では，この問題がふたたび持ち上がるかもしれない．データベースに重要な空白があるということは問題になりかねない．とくにこの患者が他の臨床家の診察を受ける場合である．

　面接を録音したものを検討することは，あなたの面接スタイルの問題点を探し当てるのに役立つ．自分の会話を正確に記録していないと，見逃していたかもしれない欠点にしばしば気づく．しかし，日々の臨床では，これには短所がある．録音を検討するには時間がかかるし，書きとめることよりも録音のほうが気になってしまう患者もいる．あなたが面接を録音することを決める前に，その教育的目的を説明して，患者の許可を得ておく．

　他者の安全に関するある種の情報には通報の義務があるという州の法律や専門家としての倫理についても説明しておく必要があるだろう．

19

1974年のカリフォルニア州における**タラソフ判決**(Tarasoff decision)に示された原則では，医療従事者は，危害を加えられる恐れのある人を守る義務があると明示されている．すべての州にこのような規則があるわけではないのだが，どこで活動している臨床家もこの原則に沿って行動すべきである．もちろん，あなたが学生であるならば，独自でこのような行動をとってはならない．危害が生じる恐れや他の心配事に気づいたら，ただちにスーパーバイザーと話し合い，スーパーバイザーが主導権をとって，保護の義務を遂行する．

面接開始の見本

　面接を効果的に始めるにはさまざまな方法があるだろう．ここによい例がある．

> 面接者：ディーンさん，おはようございます．私は医学部3年のエミリー・ワッツです．1時間ほどあなたと話して，あなたのような問題を抱えている人についてできる限り学びたいと思っています．ところで，あなたは今，私と話す時間がありますか？
> 患者：ええ，いいですよ．
> 面接者：どうぞここに座ってください（椅子を示す動作をする）．メモを取っても構いませんか？
> 患者：どうぞ．誰もがそうするようですね．

　この始め方は，患者にとって重要な情報をすばやく伝えていて，うまくいっている．面接者の名前と身分，面接の目的，必要な時間などの情報である．面接者は椅子の位置を考えたり，記録についての許可を得ている．しかし，問題を抱えているといった考えに抵抗を示す患者もいる．ワッツさんは患者であることを自ら認めている人に面接していたので，とくに抵抗を受けなかった．新患は「あなたがなぜここにいるのか

第1章　面接の開始と目的の説明

話してください」といった単純な質問のほうが答えやすいかもしれない．
もうひとつの役立つ始め方を次に示そう．

>患者：あなたがスタッフの話していた学生ですか？
>面接者：いいえ，私はホールデンで，心理学の研修生です．今日の午後早くにあなたのセラピストと話しました．少し時間を使って，どうすればあなたの手助けができるか考えてみたいのです．この小さな部屋を使いましょう．
>患者：(うなずく)
>面接者：あなたの手助けをするために，すべての情報が必要です．もしもよろしければ，少しメモを取りたいのですが．
>患者：構いませんよ．

　情報収集の段階の面接が1回では終わらないことがある．次のように話して，追加の面接を始めることができるだろう．「あなたはこの前の話し合いに何か付け加えることを思いつきましたか？」または「前回の面接について，あなたの[夫や娘など]に何と言いましたか？」．あるいは，時間が来たので前回の面接では質問できなかった話題を取り上げてもよい．

第 2 章

主訴と自由な話
Chief Complaint and Free Speech

　主訴とは患者が治療を求めてきた理由であり，その後の自由な話とは患者にそのような理由のすべてについて思うままに話すように働きかけることである．情報を引き出すために面接者が使う言葉はその後の結果に影響を及ぼし，指示的，非指示的な2つの主な面接スタイルのどちらかに当てはまる．

指示的および非指示的な質問

　指示的な(directive)面接とは，多くの特定の質問をすることによって，どの種の情報を求めているか患者に伝える構造をとくに指している．非指示的な(nondirective)面接では，患者が差し出す情報が何であれ，面接者はより受け身な形でそれを得ようとする．非指示的な面接は一般的にラポールを築くとともに，信頼できる事実が得られる．しかし，過度に非指示的な面接スタイルでは得られる情報も少なくなってしまう．たとえば，説明をしなければ，患者は家族歴が重要であることが理解できなかったり，あまりにも個人的な情報を与えることを恥ずかしく感じたりするかもしれない．初回面接をできる限り効果的にするには，指示的な質問も非指示的な質問もどちらも使うことになるだろう．

面接の初期のほとんどの部分では，非指示的であるべきである．こうすることによって，効果的な治療関係を築き，どのような問題や感情が患者の心のうちでもっとも多くを占めているか理解するのに役立つ．しかし，面接者が最初に情報を求める際に，患者に何を求めているのかはっきりと伝えるべきである．

最初の質問

　最初の質問をする時には，理解しやすい質問をすべきである．面接者が患者から何を聞きたいのか患者がはっきりと理解できるようにする．非指示的な面接をして，話すことを患者に任せきりにしておくと(例：「あなたは何を話したいですか？」)，先週日曜日のフットボールの試合だとか患者の新しいスポーツカーについて多くの情報を得るだけで終わってしまいかねない．これでは最後に面接をもう一度軌道に乗せ直さなければならなくなり，時間を無駄にしてしまうし，面接者が本当は何を知りたいのだろうかと患者が考えて，患者との間のラポールも損なわれてしまうかもしれない．

　こういった問題を避けるには，まず次のような適切な質問をするとよいだろう．

「あなたにどのような問題があって，治療を求めてきたのか話してください」

　ほとんどの患者にとって，このような質問は効果がある．しかし，「問題がある」という言葉に腹を立てる患者に出会うことも時々ある．もちろん，「こちらにいらした理由を教えてください」とか「あなたはなぜ治療を求めてきたのですか？」などと質問して，この種の問題を回避できるかもしれない．しかし，このような質問がある種の人には不満の種となりかねない．たとえば，ティーンエイジャーはしばしば自らの意思

第2章 主訴と自由な話

で受診してくるわけではないし，治療を受ける目的が自分の人生の意義を見出すことであるといった人も時にはいるからである．結局，面接を始めるための完璧な質問などない．患者があなたの面接の切り出し方に反対するようならば(例:「私に悪いところなどありません！」)，「それでは，あなたがこちらにいらした理由を話してくださいませんか」などと反応することで一般的には状況を修正できるだろう．

質問の実際の内容が何であれ，最初の質問の例には，あなたが得る情報のタイプに影響を及ぼす次の2つの特徴がある．

- あなたが求めているのがどの種の情報かを患者に伝える．
- 「はい」か「いいえ」では答えられない，自由回答型の(open-ended)質問でもある．自由回答型の質問とは，1語や2語では容易に答えられない質問や陳述である．患者がしばらくの間，自分にとって重要であると思われることについて語るように働きかけるため，面接の初期にくつろいだ雰囲気を作り，ラポールを築くのに役立つ．

自由回答型の質問や陳述は2つの機能を果たすことができる．ある点について単により多くの情報を求めているだけのものもある．

「私はその点についてもう少し知りたいです」
「その点についてもう少し詳しく話してくださいませんか？」
「その他に何が起きましたか？」

話を現在に引き戻すようなものもある．

「その後何が起きましたか？」
「そして，それから何が？」
「あなたは次に何をしましたか？」

自由回答型の質問は，あなたが得られる情報の幅を広げるだろう．型

25

にはまらず自由に答えることで，患者にとって重要なことをあなたに伝えてくれる．その話があなたにとって重要であることを患者は理解するようになっていく．あなたが話す時間は減り，あなたが観察する時間が増えていく．この意味については，第11章でMSEについて解説する時に，さらに重要であることが明らかになるだろう（p. 177）．

　選択回答型の（closed-ended）質問は，どのような答えが期待されているかをより特定し，数語で答えることができる．「はい」か「いいえ」で答えられたり，答えの幅がごく限られたりするものである〔例：「あなたはどこで生まれましたか？」（選択回答型の質問），「あなたの子ども時代について話してください」（自由回答型の質問）〕．選択回答型の質問も有用であり，ごく短い時間でもっとも多くの情報を得られることがある．しかし，面接の初期の部分では，自由回答型の質問を用いて，症例の病歴の多くの部分と関連する話を患者がするように働きかけていく．

主訴

　主訴（chief complaint）とは，患者が述べる治療を求めてきた理由である．一般的には，あなたが面接を開始して，次のような質問をした場合に対する答えの最初の1つか2つの単語に表現される．

「こちらを受診することになった問題について私に話してください」

重要性
　主訴は以下の2つの理由のいずれかで重要である．

1. 主訴は患者の心の中で最重要の問題であることが一般的なので，最初に探るべき領域を示している．ほとんどの患者にはある種の特定の問題や要望がある．その例を以下に挙げておく．

第 2 章　主訴と自由な話

「私は自分の目標を達成できない」
「私は女性との関係を築くのに問題がある」
「私は声が聞こえる」
「私はひどく気分が落ちこんでいて，やっていけない」

　以上の例のどれもが，患者が救いを求めている何らかの不快感，人生の問題，恐怖などを表している．

2. 対照的に，何も問題はないとはっきりとした否認を表している主訴である場合もある．このような場合には，主訴が患者の病識，知能，協力的な態度などを示しているかもしれない．たとえば，

「私には何も悪いところなどありません．私がここにやって来たのは裁判官の命令だからです」
「何も覚えていません」
「まったく何も浮かんできませんし，この点になると，頭が真っ白になってしまう」

　この 3 つのような主訴は，特別な取り扱いをすべき病理や抵抗を示している．第 16 章で，面接に抵抗する患者について解説する (p. 283)．

反応
　患者が面接の目的を理解していないことを主訴が示している場合がある．時にはこういった漠然としていて，やや喧嘩腰の主訴に出会うことがあるので，適切な対応の仕方をいくつか身につけておくとよい．

> 面接者：あなたはなぜ治療を求めてきたのですか？
> 患者：私の記録を読めばよいでしょう．
> 面接者：たしかにそうすることはできます．しかし，あなた自身の言葉で話してくだされば，あなたを深く知るのに役立つでしょう．

以下に，患者が主訴ではなく，対処法を示したことに対して，ある面接者が反応した例を挙げておく．

> 患者：私はビタミンが少し必要なだけだと思います．
> 面接者：おそらくそうかもしれませんが，あなたの悩みが何かを私に話してくださった後に，何が必要であるかを決めることにしましょう．

別の患者は面接が始まるやいなや助けを求めた．

> 患者：私はどこから話し始めたらよいかわかりません．
> 面接者：ごく最近の問題がいつ始まったかという点から話し始めてみるのはどうでしょうか？

受診の真の理由を知ろうとする

患者の最初の言葉が，助けを求めてきた真の理由を常に表しているわけではない．真の理由を認識していない患者もいれば，面接者から何か言われることを恥ずかしく思ったり，恐れていたりする患者もいる．いずれにしても，患者が述べた主訴は，臨床家が患者に差し伸べることができる援助への「入場券」にすぎないかもしれない．

「私はとても痛みが強かったのです」(しかし，真の痛みは感情である)
「私は起きている間はほとんどいつも恐ろしく感じています」(過度の飲酒を避けている)
「私は対人関係について少し話したいのです」(患者は HIV や AIDS について話すことを恐れている)
「私は母について助言がほしい．母が認知症ではないかと心配です」(患者が本当に心配しているのは，「私は気が変になってしまうのではないか？」である)

これらの主訴のどれも，援助を求めてきた，より深くて，あまり明ら

かになっていない理由について触れていない．次のように質問することで，後に真の問題を探り当てることができる．

「他にも何か困っていることはありませんか？」

　あなたが初回の評価を終えたと思った後に，患者の心の奥にある動機を見定めることができる場合もある．
　どのような主訴が述べられたとしても，患者の言葉をそのまま書きとめておかなければならない．後に，それをあなたが考えた受診動機と比較してみるとよい．

自由な話

　主訴について述べた後，数分間，治療を求めようとした理由について自由に語る機会を患者に与える．幅広い情報について話すように働きかけるには，詳しい点まで語ることを許し，あなたが見落とした点はないかを探るようにする．この非指示的な情報の流れを**自由な話**（free speech）と呼び，後に行う臨床面接の比較的型通りな質疑応答とは異なる．

自由な話とは何か？
　自由な話とは，患者の話を遮ったり，何を話すか指示したりしないで，患者が自分の考えを思いのまま述べる機会を指している．自由な話とは正反対なのが，構造化面接であると述べた臨床家もいる．経験豊富な面接者はこの自由な話（1時間の面接のうちで8〜10分間）を以下のようないくつかの理由から推奨している．「はい」か「いいえ」で答えるのではない，自由回答型の質問となっているのも，その理由である．

●自由な話を許すことで，面接者が患者の心配について気にかけてお

り，それを傾聴しようとしていることを示す
- 治療を求めてきた理由についてまとめたり，探ったりする機会を患者に与える
- 患者の心の中で何が最大の関心事か面接者が探る機会を得る
- 患者のパーソナリティの特徴を知る
- 会話に方向性を持たせようとして患者が話を遮られずに，患者の気分，行動，思考の過程について観察を始められる
- 一連の質問に答えていく場合よりも，自発的に語る場合のほうが，パーソナリティ特徴が明らかになりやすいだろう
- 面接中に自由な話に何らかの方向性を面接者と患者のどちらもがつけなければならない場合には，患者が治療に積極的に関与することを面接者が期待していることを，面接の初期に示すことができる
- 面接者は患者の話の内容に強い関心を払うことができる．患者の全症状の約半分は初回面接の最初の3分間のうちに述べられていたことを明らかにした研究がある
- 患者が主訴では述べられなかった他の心配について語る機会を得られる

　自分の問題を話してほしいという面接者の依頼に対して，ほとんどの患者はただちに，適切に応じるだろう．面接者が知らなければならないことをすべて話してもらうように働きかけるうえで，面接者の側に変更しなければならない点はほとんどない．自分の話をすることに慣れていて，病気について完全に，時系列的に情報を与えてくれる患者さえいる．
　それとは正反対の患者もいるだろう．単に選択回答型の質問に答えることを強いてばかりいた多くの面接者に出会ってきた患者もいるかもしれない．こういった患者には，自分の感情や経験について幅広く語るように働きかける必要があるだろう．患者がいつまでも短い言葉で答えるばかりであるならば，さらに質問するのを控えて，面接者が期待していることが何かを以下の例のようにはっきりと伝える必要がある．

第2章　主訴と自由な話

「私があなたに本当にしてもらいたいのは，あなた自身の言葉で自分の問題について話してもらうことです．そのうえで，手短に答えられるようないくつかの特定の質問をしましょう」

　実際のところ，病歴を取っただけで，精神保健の問題について従来の教科書の記述のような内容を明らかにできる例はほとんどない．患者はそれぞれ何が重要であるかという点について自分の考えがあり，その情報の明らかな価値がどのようなものであれ，患者に自分の話をさせることが重要である．知能が低かったり，重症の精神病であったりするために，満足に話ができない患者も時にはいる．そのような場合には，より構造化された，質疑応答戦略を用いて病歴を聴取する．しかし，このような患者は稀であり，何とか話ができる患者は，面接者が実施するMSEという形式で，少なくともあなたに情報を与えてくれる．

　患者に十分な時間を与えて，自由に話をさせるというのは，少なくとも，従来と同様に今も重要であるのだが，昨今の健康保険制度のために臨床家の時間がこれまで以上に制限を加えられている．そのために，ほとんどの基礎的かつ臨床的なやり取りを排除してしまう恐れがあり，面接者は患者の最初の数語を直接取り上げ，そこに焦点を当てる誘惑に駆られる．というのも私自身がこのようなことをしてきたので，よく承知している．患者が自由に話す時間が長くなったとしても，それは重要であることを，私は時々自分自身に言い聞かせている．もしも私が最初のほうで自由な話にあまりにも短い時間しか割けなかったと気づいたら，後にその時間をとるようにしている．

臨床的に興味深い領域

　自由な話をしながら，患者はおそらくいくつかの問題を話すことだろう．それは感情，身体，対人関係についての何らかの問題であり，そのほとんどが臨床的に興味深いいくつかの主要領域のどれかに該当するだ

31

ろう．精神科患者の場合，おそらく以下の 7 つの領域の問題が原因である．

- 思考の問題(例：認知の問題，とくに DSM-5 の神経認知障害)
- 物質の使用
- 精神病
- 気分の障害(うつ病や躁病)
- 過度の不安，回避的行動，過覚醒
- 身体的問題
- 対人関係上の問題，パーソナリティの問題

　臨床的に興味深い各領域には，一般的な症状を伴う一連の診断が該当する．もちろん，これらの診断のいくつかは，複数の領域に該当する．現病歴を聴取できたら，今度は，あなたが発見した各領域に一般的に関連する症状について系統的に質問をしていく．この情報によって，関連の診断のうちのどれが患者にとって最適なものであるかを決定できる．しかし，自由な話をしている段階では，後にさらに探りを入れていく価値があると思われるいかなる件についてもメモを取っておく(これは記憶にとどめておいても，紙に書いてもよい)．

臨床的に興味深い注目すべき領域
　臨床的に興味深い各領域に特有な病歴の中のいくつかの症状や情報については，さらに検索を続けていかなければならない．あなたが面接中にこの点に気づいたならば，その領域について集中的に検討することを考えていく〔第 13 章(p. 233)参照〕．これらの「警戒すべき症状」について**表 2-1** にまとめておいた．

第 2 章　主訴と自由な話

表 2-1　臨床的に興味深い領域を示す問題

思考の問題（認知の問題） 感情の平板化/奇妙な行動/混乱/判断力の低下/妄想/幻覚/記憶の減退/毒物の服用 **物質の誤用** 一日に1～2杯以上の飲酒/逮捕などの法律的な問題/経済的な問題：必要な金を他のことに使ってしまう/健康問題：ブラックアウト，肝硬変，腹痛，嘔吐/違法な物質使用/失業，遅刻，降格/記憶の欠損/対人関係上の問題：喧嘩，友人を失う **精神病** 平板化した，不適切な感情/奇妙な行動/混乱/妄想/空想，非論理的思考/幻覚（いかなるタイプでも）/障害された洞察や判断力/緘黙/知覚の障害（空想，解釈の誤り）/他者から引きこもる/理解が難しい話し振り，滅裂な会話 **気分の障害：うつ病** 過度に増加あるいは低下した活動レベル/不安の症状/食欲の変化/注意集中困難/希死念慮/無価値感/いつも行っていること（セックスも含む）への興味の減退/睡眠不足，あるいは睡眠過多/物質の誤用が最近増加/自殺願望/涙もろさ/体重減少，体重増加	**気分の障害：躁病** 活動レベルの増加/注意散漫/自己価値の誇大化/判断力の低下/多幸感，イライラ感/多くの活動を計画する/睡眠減少（睡眠の必要性が減る）/早口で大声で話し，話を遮るのが難しい/物質の誤用が最近増加/観念奔逸 **不安およびそれに関連する障害** 不安/胸痛/強迫行為/めまい/発狂するのではないかとの恐怖/死や迫りくる運命への恐怖/対象や状況への恐怖/胸部重圧感/不規則な心拍/神経質/強迫思考/動悸/パニック発作/息苦しさ/発汗/トラウマ：重症の心身の問題の既往歴/震え/心配 **身体的訴え** 食欲の障害/けいれん/慢性の抑うつ感/頭痛/複雑な既往歴/複数の訴え/神経学的な訴え/繰り返す治療の失敗/小児期の性的，身体的虐待/物質の誤用/漠然とした病歴/倦怠感/体重の変化（増加，減少） **対人関係，パーソナリティの問題** 不安/奇妙な行動/演技的な振る舞い/薬物やアルコールの誤用/失業，遅刻，降格/法的な問題/結婚の問題

どの程度の時間を使うか？

　患者の話があまりとりとめのないものでなければ，主訴を述べるのに一般的にはほんの数秒しかかからない．しかし，自由に話すことに使う時間は患者によって非常に異なる．稀ではあるが，患者が支離滅裂であったり，黙りこんだままであったりすると，あなたはしばらくしてよ

33

り指示的な面接のスタイルにしようと考えるかもしれない．しかし，これまでにも精神科面接を受けたことがあり，話もまとまっていて，あなたにすべてを話そうとしている患者の場合には，あなたはまるで教科書でも読むかのように，ただ患者の語る病歴を聴き，面接時間のすべてを患者が自由に話すことに使うかもしれない．

ほとんどの患者はこのどちらにも当てはまらないだろう．最初の5〜10分間は口を挟まずに患者の話に耳を傾けるとよいだろう．しかし，この助言をあまりにも頑なに守る必要はない．患者が自由に話す時間にどの程度の時間を割り当てるかは，あなたが全面接にかけられる時間や病歴についてどの程度知っているかにかかっている．一般的に言って，あなたが得ている情報が重要で関連性があると思える限り，患者に自由に話させてよい．

面接を進めていく

患者の心の中にある最大の問題のほとんどについてほぼ概略がつかめたと感じたら，面接における患者に自由に話させる部分はそろそろ終わりに近づいたことになる．面接の次の部分に進む前に，これまでに語ったこと以外にも何か問題はないかと患者に質問する．こうすることによって，非常に重要な問題領域を見落とす危険を減らすことができる（何か重要なことを見落としても，後にまたそれが頭をもたげてくるだろう．しかし，初回面接の重要な点は，関連した情報をできる限り得ようとすることであるのだ）．

これは患者が抱えるすべての問題についてあなたが理解できたかどうかを確認する絶好の機会である．問題の一つひとつについてあなたの見立てをまとめてみて，その分析について患者がどう考えるのか意見を求めてみる．

面接者：私が正しく理解しているかみていきましょう．あなたは2週間

第2章　主訴と自由な話

> 前までは具合がよかった．ガールフレンドに結婚を申し込んで，彼女も同意してくれました．ところが，それ以来，不安の発作が増していって，気分が落ちこみ，勉強に集中できなくなりました．心臓がドキドキして，心臓病になったのではないかと恐れました．だいたいこれでよろしいですか？
> 患者：はい，ほとんどそんな具合です．
> 面接者：このことについてもっと深く知りたいのですが，まず，あなたを悩ましていることが何か他にもありますか？

　複数の問題を呈する患者に対しては，「あなたには問題がたくさんありますが，そのうちのどれが最大の悩みですか？」と質問するのが役立つことがある．こういった質問は少なくとも，後に治療についてまとめたり，話し合ったりするのに役立つ．

第 **3** 章

ラポールを築く

Developing Rapport

　ラポール（rapport）とは，患者と臨床家の間に存在する調和と信頼の感情である．適切な面接の目標のひとつとして，良好なラポールは現実的な結果をもたらす．初回面接に引き続いて患者の治療に当たる場合に，この点はとくに関連がある．初回面接を開始した数分間のうちにあなたが示した信頼や自信によって，その後の治療経過を主導するあなたの能力を大いに増すことができる．実際のところ，あなたが患者に対して関心を抱いていることを示すことは，患者が治療を受け続けることに影響を及ぼす．
　そして，良好なラポールは，情報の収集という点でも非常に重要である．患者との関係の評価段階において，良好なラポールが存在すると，患者は自発的に語り，重要な個人的情報を進んで明らかにしようとする．
　ラポールの基礎は一般的にすでに成立している．ほとんどの患者は援助を求めて受診し，臨床家からそれが得られると期待している．あなたは患者のこの期待のうえに，自分の言葉やボディランゲージによってラポールを築いていき，患者に対する真の関心を示すことができる．もちろん，相手を当惑させるようなことを誰もがうっかり言ってしまうこともあるだろうが，患者が今まさに経験していることについて関心を払い，敏感に対応している限り，修正できないようなことを言ったり，し

たりするようなことはほとんどない．

ラポールの基礎

　面接が始まると，ほとんどの患者はあなたが好ましい人物であってほしいと考える．しかし，ふたりの人間の間の真のラポールはすぐに湧き上がってくるものなどではない．それは，両者が長期にわたって知り合い，協力することによって，徐々に築き上げられていく．ただし，あなたが何らかの行為を通じて，ラポールを築き上げていくスピードを上げることはできる．

　あなたの物腰は重要な鍵となる．専門家というのは，何も頑ななまでに格式ばっていることではない．実際のところ，かつて映画，漫画，小説などでよく描かれていた無表情のセラピストのイメージを避けるようにしなければならない．あなたに余裕があり，患者に関心を示し，共感に富んでいるように見えると，患者は安心感を覚えて，くつろいだ気分になれる．表情にも注意を払っておく．眉をひそめたり，口を尖らせたり，失望と受け取られかねない否定的なサインを表さないようにする．患者の目をじっと見続けてはならない．こうすると，あなたが冷淡で，批判的に見えてしまう．しかし，あなたがメモを取っていたとしても，しばしば患者と視線を合わせるようにする．もちろん，不誠実に見えては困るのだが，適切に笑顔を浮かべたり，うなずくことによって，あなたが患者の言葉に注意を払い，共感を示していることを伝える．

　しかし，私は最初のうちは誉め言葉はやや控えめに使うようにするだろう．ある行動を強化するために誉め言葉は大きな力を発するのだが，どのような関係においても，どういった行為を強化しようとしているのか最初のうちはよくわかっていない．たとえば，患者がまだ事実をすべて語っていないのに，何でも話そうとしているといって患者を誉めようとは思わないだろう．

　患者自身の物腰は他の何よりもあなたとの交流に影響を及ぼすだろ

第3章 ラポールを築く

う．肩を落とす，落ち着きなく脚をゆする，涙を流す，拳を固く握るといったボディランゲージは，しばしば患者の感情をはっきりと表す．声の調子を観察すると，感情を探るもうひとつの鍵となる．あなたがキンブル氏という患者に妻との関係を質問したところ，「うまくいっています」と答えたとする．その声の調子が温かくて，明るいものであるならば，おそらく夫婦には対人関係の問題はほとんどないだろう．歯を食いしばって，物憂げで単調に，あるいは溜め息まじりに「うまくいっています」と答えたとするならば，キンブル氏は言葉には表すことのできない絶望感や怒りを覚えているのかもしれない．

　あなたと患者の間に壁ができないように，椅子の位置をあらかじめ考えて配置してあるので，感情のわずかな変化にも楽に，自然に注意を払って，ラポールを築いていくことができる．患者が抑うつ的であるならば，あなたは少し患者に近づいて，心配していることを示すことができる．こういった自然な感じで振る舞うとよい．患者に敵意を抱いたら，たとえほんの数インチであったとしても，身体的な距離を少しばかり離したいと感じるかもしれない．そうすることによって互いにわずかばかりでも余裕が生まれ，緊張が和らぐのに役立つだろう．同様に，患者が冗談を言ったらあなたが笑い，あるいは，患者がパニック発作に陥ったら，あなたが心配やサポートの気持ちを表すためにわずかに表情を変化させることもできるだろう．あなたが10人ほどの患者と面接の経験を積むようになるころには，患者が無意識に示している一つひとつの鍵に対して，あなたはこのような反応を自然に表すことができるようになる．

　同時に，話されたことに対して中立的な態度を慎重に保つ必要がある．患者が身内を非難したとしても，あなたは身内をかばったりしてはならない．しかし，あなたが一緒になって身内を非難したりすると，両価的な感情を抱いている患者の感情を攻撃する危険を冒してしまう．どちらの味方もしないといった共感的な言葉で反応するほうが安全である．

患者：母は本当にひどい人です！　いつも夫と私の間にあれこれと口を挟んでくるのです．
面接者：(少し前に身を乗り出して)それはあなたにとって深刻な問題でしょうね．

同情に満ちながらも，中立的な態度で，患者と家族に同様の敬意を払うという，この面接者の態度は，適切な治療者・患者関係を築くのに役立つだろう．

面接者自身の感情を評価する

面接者が患者に対してどのような感情を抱くかによって，重要な結果を生じる．たとえば，あなたが患者に対して，友人としてその人を選ぶかもしれないといった，肯定的な感情を抱いたとするならば，おそらく心温かで，相手を思いやるような態度を取るだろう．あなたの態度は，患者がデリケートな情報をさらに打ち明けるように働きかけるだろう．

一方，あなたが自分の出自や躾に強く影響を受けていると，あなたの感情は正確に評価する能力に影響を及ぼす可能性がある．とくに患者の何かがあなたに苦痛をもたらすような場合には，自分の感情の性質やその原因について面接中に注意を払っておく必要がある．それは，個人的な衛生状態，荒々しい言葉，人種偏見を示す言葉に現れるかもしれない．あるいは，その患者は，あなた自身が家族との間で抱えた問題を思い出させるだろうか？　いずれにしても，あなたは自分の反応を慎重に見守らなければならない．もしもあなたが顔をしかめたり，不快に見えたりすると，患者はあなたが反対していることを感じて，正確な情報を集めようとする努力に抵抗するようになるかもしれない．

あなたの目標は患者に対して**共感**を示すことである．すなわち，患者が感じていることをあなたが感じて，患者の立場に身を置くことができるということである．たとえ患者の行動が適切なものでなかったとして

第3章　ラポールを築く

も，共感とはその行動の動機を理解するという意味である．共感を示すことは，面接過程における自信を増し，あなたが診断に必要としている情報を患者が与えるように働きかける(精神保健の臨床家は，他の医療の専門家よりも，他者の視点を理解する能力ということについての評点が高いことを調査が明らかにしている)．「私が今話をしている患者の立場になったら，どのような感じだろうか？」という点を常に念頭に置いておくと，おそらく共感的な感情を患者に伝えられるだろう．

　患者がひどく怒ったり，不安気であったり，精神病の症状を呈していたりすると，面接が非常に難しく思えてくる．あなたは専門家としての生涯を通じて，この種の患者に関わらなければならない．他の人よりも協力的ではない人もいるが，ほとんどの患者にはあなたがどこかしら関わりを持つことができる．話された内容に対してあなたが肯定的に反応できないとしても，その背後の感情のどこかに共感を覚えることができるだろう．たとえば，やや反社会的な患者が前のセラピストについて次のように話した．

> 患者：その先生はまったく役立たずでした．1〜2度，撃ち殺してやろうかとさえ思いました！
> 面接者：あなたは相当な怒りを覚えていたようですね．

　この患者の発言の内容を直接取り上げようとすると，患者に同意するか，あるいは，暴力的になる可能性のある患者に直面化しなければならなかったかもしれない．患者の怒りに焦点を当てることによって，この面接者は両者が不安定に感じないで済むことを言ったのだ．
　すべての専門家は，自分が投影するイメージに影響を及ぼす可能性がある，感情，態度，経験を持っている．こういった個人的な問題が，患者との効率的な関係に影響を及ぼすことがないように私たちは皆常に注意しておかなければならない．たとえば，離婚などのようにごく普通に起きることの影響について考えてみよう．

ある臨床家は，自分が夫と別居している時期にひどく困惑していて，同じような問題を抱えた患者をうまく治療することができなかった．
別のセラピストは，前妻から電話があって，ひどく傷ついたため，冷静になって，患者の問題に焦点を当てられるようになるまで，次の面接を延期した．

面接の初心者の多くは，自分が学生であると患者に自己紹介すると，プレッシャーが和らぐことに気づく．しかし，研修や臨床の段階がどのようなものであっても，あなたの気性や経験は，自分の弱点をどのように扱うかという点に影響を及ぼす．どのような気性や経験であっても，自分自身の限界を常に意識しておくと，患者との効率的なやり取りを深めることができる．

自分の話し方について考える

適切なラポールを築くには，あなたが理解していることを患者がわかっていなければならない．「あなたが～についてどう感じているのか，私にはよくわかります」と直接言うというアプローチをしたくなるかもしれない．残念ながら，このように話しかけても，空しく響きかねない．多くの患者はあなたの診察を受けに来る前にも，本当はまったく理解していなかったり，理解していたとしても何の手助けもしてくれなかった人からしばしば同じような言葉を聞かされてきただろう．現実の，あるいは想像上の非常に難しい問題を抱えていて，自分が経験していることをおそらく誰もわかってはくれないと感じている患者もいる．あなたの同情や関心を伝える次のような言葉かけのほうがよいだろう．

「あなたはきっととても不幸だったのですね」
「私はそのような状況に置かれたことがないので，あなたがどのように感じているのか想像することしかできません」

第3章　ラポールを築く

「それはひどい経験でした．とても困惑していることが，私にはわかります」

　自分の感情を少し大げさに表す必要があると思う場面もあるだろう．このように助言するのは不誠実に響くかもしれないが，私はそのような意味で言っているのではない．たとえば，俳優は録音した自分の声を聞いてみると，それがあまりにも大袈裟で，表現しようとしている感情を伝えるのに，過度の演技をしていることを承知している．同様に，あなたが患者にどれほど深く共感しているかと印象づけるために，感情の表出を強める必要があるかもしれない．表情，あるいは声の大きさ，速さ，強さなどによって，感情を強められる．短く驚きの声を発するのも役立つだろう．適切なタイミングと調子で「おや，まあ」と言うと，洗練された同情の言葉よりも，効果的に理解と共感を伝えられるかもしれない．こういった独自の感情表出を，面接の初心者は忘れがちだが，患者にとって重要で，ラポールを築くのに役立つ．
　しかし，ややもすれば極端になりがちである．恋人に裏切られたり，戦場や大惨事で外傷を負ったりした患者について考えてみよう．あなたが支持を示したいと考えて当然であるのだが，もしもあなたが自分自身のショックや恐怖をあまりにも強く表したら，和らげようとしているトラウマの影響をかえって強めてしまう恐れがある．進んで同情を示し，ティッシュペーパーを差し出してもよいのだが，患者を犠牲者のように扱わないことに細心の注意を払う．
　面接の際にユーモアをどのように使うかについても考えてみよう．ユーモアは会話を大いに盛り上げ，話している人々はリラックスして，仲間であるという気分が強まる．しかし，臨床家として自分がどのようにユーモアを使っているかという点に慎重に目を配っておく．最近知り合ったばかりの人だと，状況を誤って判断して，何かを冗談めかして言ってしまい，誤解されてしまいかねない．精神科患者はとくにこのような不用意な言葉に傷つきやすい．あなたがよく知っている患者であっても，不用意にかけた言葉を誤解しかねない．常に患者の立場に身を置

いて，もしも担当医に笑われていると考えた時にあなたはどのように感じるか考えてみるとよい．

一般的に，患者と一緒に笑うのはよいが，患者を笑ってはならない．要するに，患者のほうが先に笑うようにする．面接の最初の数回は，どのようなユーモアもあまりどぎつくないものとしておき，患者が笑ってもよいと思っていることが明らかな場合だけにしておく．相手に敵対したり，蔑んだりしていると誤解されかねない冗談には注意すべきである．患者が冗談を言う場合にはいつでも，これが重要な件について話し合うことからあなたの注意を逸らそうとしているのではないかと考える必要がある．微笑んで，患者の目を見るというのが，ごく一般的な安全な反応である．

ある患者から別の患者へと移っていくと，まるでパーソナリティの変化を経験しているように感じることがあると，面接の経験が豊富な人が述べることがある．そのような人は，ある患者には形式ばった振る舞いをし，別の患者には気楽なペルソナを演じているのかもしれない．ある面接者は地方出身の患者と話す時には，常に，そしてほとんど無意識的に患者の訛と同じような口調で話した．このような態度はおそらくある程度は受け入れられるだろうが，相手の真似をしているように思われてしまうほどやりすぎないように注意すべきである．

あなたの経験の程度にかかわらず，患者に対してある時点で何らかの過ちを犯すことがある．広い視点で見ると，それはおそらくどちらかといえばあまり大きな意義を持たないものだろう．たとえば，同じ質問を繰り返してしまう，患者の妻の職業を忘れてしまう，注意が散漫になっていることに突然気づく，患者がたった今した質問（あるいはあなたがした質問）を覚えていないといったものである．しかし，あなたも患者もあなたが過ちを犯したことに気づく．あなたはすぐに状況を正す手を打つべきである．私ならば「おや，歳のせいで度忘れをしてしまいました」と申し訳なさそうに微笑みながら，言うだろう．もしもあなたが幸いまだ若くて，年齢を言い訳にできないのであれば，何か他のことにほんの一瞬注意が逸れていたとか，過ちを正すのに必要なことを何でもす

べきである(例：患者にもう一度質問を繰り返してもらうように頼む)．たいていの場合，会話はとくに問題なく前に進んでいく．重要な点は，過ちの責任はあなたにあり，それに気遣っていることを患者に知っておいてもらうことである．

患者が理解できる言葉で話す

　面接者は患者が理解できる言葉で話すように努力すべきである．患者の言葉に耳を傾けて，ごく自然にできるならば，患者の言葉を使うようにする．ティーンエイジャーや若年成人の患者は年配者に不信感を抱いていることが多いので，その年代の人が使う言葉を話すと，肯定的に反応するかもしれない．しかし，あなたが「クール」だと思っている言葉が今でも若者にとって流行りの言葉であるかに注意しておかないと，単に若ぶっている野暮な奴だとみなされる危険を冒すことになる(この点については別の意見もある．思春期の患者の中には，大人が若者のような言葉で話しかけようとすると，かえって不信感を強める者もいるかもしれない)．いかなる患者に対してもあなたがどのように話すかというのは，内容を明らかにするとともに，ラポールを築く目的で決まるものであるので，患者の反応をよく見て，それに沿って話し方を修正していく．

　ある特定の言葉に困惑する患者もいる．病気，失敗，性格の弱さといった意味合いを含む言葉であり，そのような言葉を使わないようにする．たとえば，**妊娠中絶，ひどい，脳障害，癌，発狂，欠陥，空想，不感症，ヒステリー，インポテンス，神経質，卑猥，倒錯，犠牲者**などである．面接の経験を積んでいくと，これ以外にも多くの言葉に気づくだろう．こういった言葉の代わりに，同じ意味で，判断を含めない言葉を使うようにするか，患者がすでに使ったのと同じ単語を使うほうがよいだろう．

　心理学の専門用語も控える．**精神病**といった単純な専門用語でさえ誤解されかねないので，患者はあなたのことを自分よりも学歴の低い人に

対する思いやりがないと考えるかもしれない．また，あなた自身も患者の話し方を理解しているかどうか確認すべきであり，自分と同じように言葉を使っていると思いこんではならない．たとえば，「機会飲酒」があなたにとっては月に1度の意味であっても，患者にとっては「一日のうちで時々」という意味であるかもしれない．思春期の患者が**コーク**（街中では「コーク」がコカ・コーラではなく，コカインを意味することがある）を飲むだろうか？　あるいは，"I was really paranoid"という表現が街中では被害妄想があるという意味ではなく，単に怖いという意味だけで使われる場合がある．

　教育程度の低い患者は性的機能や排泄機能について面接者が「上品すぎる」言葉を使っていると感じるかもしれないので，平易な言葉を使うほうが治療者・患者間の関係を築くのには望ましい．私自身は隠語を使うのは躊躇する．一方，隠語を用いるほうが得られる情報量が多いという調査結果もある．しかし，そのような方法が，正確な情報を得たいとしている相手にとって不愉快にとらえられることもある．結局，あなた自身と患者が自然に感じるレベルを保つことを基準にして決めることになる．

　患者が外国生まれであったり，同じ国でも遠く離れた土地で育っていたりすると，互いに理解しがたく感じることもあるだろう．「おかしな話し方をしている」のは患者のほうだといった意味合いの態度をとってはならない．むしろ，異なる訛で話していることを認め合って，時には意味を正確にとらえるために繰り返し言ってもらう必要もあるだろう．話をためらったり，どのように進めてよいかわからないように見えたりする患者には，「あなたのペースで話してくださって構いません．そのほうがあなたが今何を経験しているか，私には本当に理解できます」などと話しかけて，安心させて，プレッシャーをいくらか和らげることもできるだろう．一方，あなたがたしかに理解していることを確認しなければならず，患者が話した華々しい内容を単純な言葉に置き換えたいと思うかもしれない．おそらく患者は臨床家が心理学的な術語を聞きたいのだと考えて，あえてわかりにくい言葉になっていることがあるからである．

患者：私は常に猫の恐怖症でした．今も4匹飼っています．
面接者：あなたは本当に猫好きなのですね！

おそらく，後に，互いをよく知るようになってから，恐怖症について正確な定義を患者に伝えることができるだろう．

境界を維持する

　臨床家が患者に対してどのように関係を保つかという問題は，長年にわたって議論されてきた．患者の代わりに決定を下して権威的に指示を与えるという伝統的なイメージは，患者とともに問題を探り，解決を目指すという非公式的な協力者というイメージに置き換えられてきた．私は個人的には後者の立場をはるかに好ましく思う．そのほうが私にとって自然であり（傲慢でもなく），治療の決定に患者が参加することをより強く働きかけることになる．実際のところ，すべての責任を臨床家に負わせるのではなく，両者が協力することを強調する．患者が自分自身の治療計画について話し合い，関わることになると，治療を受けようという動機づけが高まり，改善に向けた過程に現れる問題について不平を述べることも減る．

　しかし，親しげに協力するように働きかける臨床家であっても，患者との間に境界を維持する必要がある．私がカリフォルニア州で働いていた時には，患者をファーストネームで呼ぶのがごく普通であった．思春期の患者にはこれで問題ないと思われる．しかし，孫くらいの年齢の精神保健の専門家から高齢の患者がこのように馴れ馴れしく呼ばれるのを，私は耳にしたことがある．もしも患者が入院していて，すでに多くの自己決定権を失っているとすると，こういった態度は患者をひどく子ども扱いすることになりかねない．さらに，こういった態度の結果，専門家が患者にとって親のように振る舞うようになり，患者自身が下さなければならない決定を，患者に代わって専門家が下すという責任を負わ

されることになりかねない.

　しかし，この点を**あまりに**強調する前に，時代が変わり，今では多くの専門家は患者を親しげに呼び合いながらも，うまく治療を行っていることも指摘しておこう．私は今も入院患者や医師をファーストネームで呼ばずに，敬称をつけて姓で呼ぶことにしている（例：ミス，ミズ，ミセス，ミスター，ドクター・グリーン）．こうすることで，たとえ自己決定権を失うような場面であっても，個人の尊厳を保ち，立派な大人であるという感覚を高めるようにする．患者も私をモリソン先生と呼ぶことで，ある程度の感情的な距離を保つことができる．この距離は，不適切な性的で非専門家的な関係の試みを防ぐ．

　私がファーストネームで呼び合うことに同意しないために，患者が気分を損なうように見えるならば，姓と敬称を使うのがいつもの私の習慣であり，私がそれを変えるのは難しいと伝える（もしもあなたがまだ学生ならば，そうするのがその組織の決まりであると伝えるとよいだろう）．稀ではあるが，どうしても私にファーストネームを使うようにと頑固に主張する患者もいる．私が自分の習慣を貫くと患者との関係に支障をきたすかもしれないと判断する場合は，ファーストネームとセカンドネーム，あるいはファーストネームと姓に敬称を付ける．たとえば，そのような患者を診察室から呼ぶ時には，「ジョアン・クリーマーさん」と親しげな笑顔とともに声をかける．今までのところ，このように妥協することでいつもうまくいっている．しかし，他の臨床家（そしてその患者）は私とは意見が異なるかもしれないので，名前をどのように呼ぶかという決まりにおそらく大きな問題は生じないだろう．

　一般的に，あなた自身について患者にあまり明かさないほうがよい．互いによく知らない初回面接ではこの点がとくに当てはまる．

> ある精神科の研修医が新患に対して，自分が予備役の保安官であると話した．その患者は重度のパーソナリティ障害があり，長年にわたり警察を憎悪してきたことを後に知って，研修医は残念がった．

第3章　ラポールを築く

　情報収集が難しくなると，あなたと患者の共通点を見つけることで，患者の協力的な態度を増そうとするかもしれない．たとえば，あなたが患者と同じくヨットが好きだとか，インディアナ州生まれだとか言いたくなるかもしれない．ヨットファンだとかインディアナ出身だとかいうことが，あなたが目指しているラポールを築くうえで役立つこともあるだろう．しかし，このような技法は控えめに使うべきであって，ある患者に何度も使うべきではない．そうしないと，あまりにも馴れ馴れしく響くようになってしまう．雑談が長くなりすぎて，面接の本来の目的から逸れてしまわないことにも注意を払うべきである．

　患者はなぜ個人的な質問をするのだろうか？　単に好奇心から質問をする人もいれば，面接者の専門家としての背景や治療の技能を心配して質問する人もいる．開業している臨床家が診察室の壁に博士号や免許証などをたくさん飾っておく理由のひとつは，研修や治療能力についての患者の安心感を増すということにある．研修生には免許証もなければ診察室の壁もないという利点がある．それでも，もしも質問されたら，可能な限りどのような学位を持っているのか口頭で伝える．ひどく不安な患者を安心させるためには，あなたのスーパーバイザーの名前と肩書を伝えてもよい．

　面接者と患者が平等であるという感覚を得ようという無意識的な願望から個人的な情報を求めてくる患者もいる．デリケートな問題を話し合うのを避けようとする者もいるので，断固とした態度で巧みに扱う必要がある．

> 患者：ところで，先生は何歳ですか？
> 面接者：なぜあなたは私の年齢を知りたいのですか？
> 患者：あなたがこのような仕事をするにはあまりにも若く見えるからです．
> 面接者：誉めてくださってありがとう．でも，私の年齢が面接ととくに関連するとは思いません．あなた自身に焦点を当てましょう．私が先ほどした質問に戻って…

個人的な情報が面接と関連すると思われる状況もあるだろう．あなたがそう判断したならば，あなた自身について何かを患者に打ち明けることができる．

> 患者：あなたはこの町で育ったのですか？
> 面接者：なぜそのような質問をするのですか？
> 患者：この町で育ったセラピストに診察を受けるようにと母が言うのです．そうでなければ，貧民街で育つということがどんなことかよくわからないだろうと言うのです．
> 面接者：そうですか．実際のところ，私はここで育ったわけではありませんが，研修期間のほとんどをこの町で過ごしました．8年近く住んでいるので，あなたの経験がどのようなものであったかかなりよく理解できると思います．そして，あなたがさらに多くのことを話してくださるでしょう．

　このようにすることでラポールが築かれると私は信じているのだが，治療者・患者関係を複雑なものにしそうもない限り，悪意のない質問には率直に答えることにしている．

専門性を示す

　患者が呈している症状や，それにはどのような意味があるかについて面接者が何かを知っているということを示すことによっても，ラポールを築くことができる．話し合ってきたことから十分な情報を得て，面接の最後にこのような評価に達する．そして，あなたは患者に対しておそらく次のように言うだろう．

　「あなたの状態は実際にとてもよくあることで，精神保健の専門家に相談が持ちかけられるもっとも頻度の多い問題のひとつです．私はこ

第3章　ラポールを築く

の数か月間でも同じようないくつかの症例を診てきました．いくつかのとてもよい治療法がありますので，あなたの場合もよい結果を期待できます」

稀な状態に出会ったとしても，どこに助けを求めればよいかわかっていることを示して患者を安心させることができる．

「私たちは一緒にこの問題に向き合っていくことができます」

もしもあなたが学生ならば，患者の状態について個人的にはあまり経験がないだろう．しかし，あなたは研修プログラムに参加しているのだから，同じような状態を呈した多くの患者に出会ったことがある経験豊富な教官たちがいるはずである．

専門性を示すことについて私はいくつか警告を発したい．第1に，自然に共感を示すことは大切であり，それはあなたが患者の痛みを受け止め，**権威的**に響くのを避けようとしていることを意味する．もしもそれが正確なものであるならば，**権威を示す**ように響くのはよいのだが，何か権威的に振る舞うことは，古い，父権的な臨床スタイルであって，21世紀の今では非礼な感じがする．そのように振る舞っても決してうまくいかない．第2に，患者を安心させようと必死になって，患者が情報や助言を求めてくることにあまりにも早い段階で屈してはならない．援助を与えるのに十分な事実を把握して初めて，専門家としての態度を取ることができる．診断や治療の助言をあまりにも早い段階で行おうとすると，後にすっかり困惑したり，前言を撤回することにもなりかねない．最後に，知識をあまりひけらかさないようにする．あなたの意見を述べる時に，「私の考えでは～」とか「私の経験では～」と付け加える．そのように言ったとしても，患者はあなたの意見を尊重するだろうし，誰もが達成できない完全無欠といったオーラを発する必要もなくなるだろう．

必然的に，あなたが決して治療できないような患者に出会うこともあ

るだろう．これはあなた自身の感情が原因であるかもしれない．たとえば，極悪非道な犯罪行為とか，あなたの前妻を思い出させる人といった患者などである．あるいは，患者が「キリスト教徒のセラピスト」のほうがよいと言ったり，あなたとは異なる治療方針を求めてきて，面接者が困惑することもあるだろう．

　そのような患者はおそらくほとんどいないだろうが，面接者はそういった患者にも正直に向き合う義務がある．もちろん，第一印象が正しいことを確認するには，それが正しいと決めつける前に評価を完了させる必要がある．そのうえで，次のように言うことができるかもしれない．

「率直に言って，あなたの問題を取り扱うのに，私が最適な治療者であるという確信が持てません」

　さらにこの結論に至った理由を説明し（決してあからさまに述べない），次にどこに受診すべきかを提案する．

「あなたの問題について私はあまり経験がありません．しかし，この同じビルに，あなたと同じような問題を抱えている人について研究してきた人を知っています．よろしければ，面接で私が気づいたことを紹介状に書くことができます」

第 **4** 章

面接を方向づける

Managing the Early Patient Interview

　典型的な初回面接では，最初の数分間が経過すると，患者は次第にくつろいできて，あなたが必要としている情報を述べるようになる．この段階であなたがしなければならないのは，ただ患者が話し続けるようにすることである．ほとんどの患者は進んで話そうとしているので，あなたは患者が話し続けるように働きかける方法を選ぶだけである〔もしもこのような例に当てはまらないならば，第 16 章 (p. 283) と第 17 章 (p. 301) の内容を検討して対策を考える〕．

　話が自然に進んでいくようにするには，できる限り話を遮らないようにする．質問，意見，そして咳払いでさえ，患者の話を遮る可能性がある．患者がなぜ治療を求めてきたのかを探ろうとしている限り，話を遮ってはならない．実際のところ，最初の数分間あなたは患者の言葉にじっと耳を傾ける．情報の流れが緩やかになったり，誤った方向に流れたりしたら，初めてあなたが言葉を挟む．あなたがどのような形で話に入っていくかは，面接の全般的な成功を左右するものとなるだろう．

非言語的な激励

　きわめてよく出会う問題として，沈黙にどのように向きあうかという

ことがある．経験の少ない者は沈黙に耐えるのが難しく感じることが多い．面接中のわずかな沈黙も何らかの言葉で埋めなければならないと感じる．10〜15秒間以上の沈黙があると面接者は居心地が悪く感じ，そのために落胆してしまう患者もいる．ほんの短い間言葉が途切れるというのは，単に患者が次に何を話そうかと思って，考えをまとめようとしているだけのことがしばしばある．不安のあまりに，患者の思考の流れを妨げるようなことがあってはならない．

　患者が考えをまとめようとしている短い沈黙と，あなたが居心地が悪くて，興味を失いそうになる長い沈黙の差をとらえられるようにしなければならない．視線がこちらに向いていれば，会話がまだ続いていることをあなたに伝えていると考えられる．患者の息つぎや，唇を湿らすといった行動の他のサインにも注意を払う．

　あなた自身も非言語的なサインを使って，患者にさらに話すように働きかけることができる．視線を逸らさないようにして，微笑んだり，うなずいたりしながら，「あなたはうまくやっていますよ．あなたのペースで続けてください」と話しかけてもよいだろう．経験豊富な面接者が時々使う他の方法としては，自然に患者に少し近づき，患者の話に興味を持っていることを示すというものである．このような非言語的なサインはしばしば患者を励ますのに有効に用いられる．こういったサインは，患者の話を妨げずに，あなたが一生懸命に耳を傾けていて，興味を持っていると明らかに示すことができるし，患者に話し続けてほしいと働きかけるために広く使われているボディランゲージの一部である．しかし，このような身振りを強調しすぎてはならない．うなずく回数が多すぎたり，大げさな笑顔を振りまくような臨床家は，患者の注意を妨げてしまい，いったいこのような行為が何を意味しているのだろうかと迷わせてしまう．

第4章 面接を方向づける

言語的な激励

　ボディランゲージは役に立つが，言葉を用いて励ますことも忘れてはならない．どのような言葉を選ぶかは重要であり，患者の話を遮らずに，さらに話すように励ます．したがって，あなたの意図を伝えながらも，あなたはできる限り短く話すことにする．

　せいぜい1～2音節で十分である．「ええ」とか「ああ」とか言うだけでも，あなたが伝えようとする意味をはっきりと伝えることができる．指示的にならないようにして，ごく短く話を遮り，このような言葉を挟んで，さらに話し続けるように患者に働きかける．非言語的な激励も時々挟みながら，このように患者にしばしば語りかける．1～2分ごとにこのように励ましていくと，患者を話し続けさせることに役立つ．

　さらに情報を提供してもらうために使える他のいくつかの言語的な技法がある．これは先ほど述べた方法よりも侵襲的であるので，有効と思われる時に控えめに使わなければならない．その一つひとつを短い例とともに紹介しよう．それらのいくつかは**リフレクティブ・リスニング**と呼ばれている．

●患者の最後の1～2語を，語尾を上げて繰り返して，それについて質問する．

> 患者：私はとても困りました．数時間も聞こえていたのです，声が．（**沈黙**）
> 面接者：「声」ですか？
> 患者：私の頭の中にです．母が私の名を呼んでいる声が聞こえたと思いました．

●患者がこれまでに使った単語を詳しく言ってみる．この技法によって，最後に話されたのではない考えにもう一度戻ることができる．

> 患者：私が大げさに振る舞い過ぎたのはわかっています．でも，とても絶望的になっていたのです．眠れないし，食べられないし，私は子どもたちを怒鳴りつけていました．
> 面接者：絶望的になっていたとおっしゃいましたね．（**沈黙**）
> 患者：はい．自殺さえ考えました．

●さらに多くの情報を提供するように依頼する．

「それについてもう少し話してください」
「それはどのような意味ですか？」

●あなたの元の質問を患者が誤解したと思えるような場合には，情報をもう一度要求する．

> 面接者：あなたの仕事は何ですか？
> 患者：エルム街の鋳物工場です．
> 面接者：そこでどのような仕事をしているのですか？

●患者が話したことを短くまとめてみる．「それではあなたは〜と感じているのですね」とか「それは〜という意味ですか？」などと始めることができる場合が多い．まとめによって，次の話題に円滑に移ることができたり，あなたが患者の話を理解していることを明らかに伝えることができる．

> 面接者：それでは，あなたはこれまでに約6か月間，気分が沈んで，不安だったのですね．
> 患者：その通りです．最近は恐ろしいことを考えるようになりました．自殺を考えてしまうのです．

あなたが実際には必要としていない情報を得ることもあるだろう．た

第 4 章　面接を方向づける

とえば，最近の休暇，子どもが話した面白いこと，恋人との口論といったことは興味深くないし，あなたが探ろうとしていることに費やす時間を浪費してしまいかねない．あえてそのような振る舞いを強化しないようにすることでこういった無用のやり取りを防ぐことができるかもしれないが，次のように患者に直接話して，話の方向を正す方がよいことが多い．

「それは興味深いですね．後にそのことについて話しましょう．でも，私は今は〜について知りたいのです」

あるいは，もっと直接的に言ってもよいだろう．

「いいえ，あなたを助けてくれるような情報に焦点を当て続けることにしましょう」

あらためて保証を与える

　患者にあらためて保証を与えることによって，あなたは患者の自信や幸福感を増すことができる．それによってあなたが他者を好ましく思っているとか，興味を抱いていることを示して，ラポールを強めることもできる．初回面接では控えめに使ったほうがよいのだが，「私はあなたの側に立っています．一緒にこの問題を取り上げていきましょう」といった支持的なことを言うこともできる．
　すべての面接は治療的である．研究によれば，単に他者（コンピュータが相手でも！）と問題を共有するだけの行為であっても，問題に新たな視点を得たり，他者の考えを新たな方法に取り入れるのに役立つ．しかし，新患に対して，ただちに助言を与えたり，分析したり，他の行動を直ちに起こす治療を始めたりすることはできない．むしろ，初回面接の目的は，治療を計画するのに必要な情報を集めることである．しか

し，面接の主な目標を妨げない限り，患者に保証を与える機会を逃してはならない．あなたが患者の自信を増した結果，そうしなければ得られなかったかもしれない，とくにデリケートな情報を患者が打ち明けるかもしれない．

微笑んだり，うなずいたりといったボディランゲージも保証を与えることができるが，ほとんどは言葉による保証だろう．真の保証にするには，あなたの言葉が事実に基づいていなければならない．45年間も働き続けてきたのに，引退後の生活のためにまったく貯蓄をしてこなかった人に向かって，「あなたには経済の才がある」などとは言えないはずだ．慎重に言葉を選ぶ．心から言っているのではなく，単に機械的に反応しているだけのように響きかねないので，陳腐な言い回しや決まりきった表現を避ける．

要するに，支持的な保証というのは，事実に基づき，誠実で，その状況に合ったものでなければならない．以下に2つの例を挙げる．

> 患者：私は昨年は2回も昇進できました．
> 面接者：ということは，あなたが本当によい仕事をしたということですね！

> 患者：彼がナイフを持って私に向かってきたので，私は2階の窓からガレージの屋根の上に飛び降りました．心が凍りつく感じでした．彼にずたずたに切り裂かれずに済んだと思いました．
> 面接者：あなたの命が助かったのですね！ おそらくそれはあなたができる唯一のことだったでしょう．

面接のあまりにも早い時期で誤った一般化や，ほとんど事実ではない情報に基づいた話をするのは控える．「それはきっとうまくいくと思います」とか「そういった恐れには根拠がありません」などと言うと，ほとんどの患者，とくに妄想や重症のうつ病の患者には空ろに響くだろう．このような患者はそれがうまくいかないことを知っているのだ！ そこ

第4章　面接を方向づける

まで重症ではない人の中には，あなたがとても信じられないような上辺だけの保証をあまりにも早く口にすると，それに疑問を呈する人さえいるだろう．

　心身の現象について誤解に基づいた不安を述べる患者が時々いる．そのような場合には，病歴聴取の妨げにならないようにしながら，あなたの専門家としての意見を伝えて，誤解を解くようにする．

> 患者：私はこれまでにカリフォルニアに行ったことがなかったのですが，突然，「私は前にもこの同じサンフランシスコの通りを歩いたことがある」と思いました．私は気が変になったのかと思いました．
> 面接者：その感覚は**既視感**と呼ばれています．よくあることで，何か問題があるということではまったくありません．それから何が起きたか話してください．

　しかし，この面接者は無条件に保証してしまうという過ちを犯していた点に注目してほしい．既視感は良性の現象であることがほとんどなのだが，時に側頭葉てんかんなどの神経学的病態と関連していることがある．しかし，それを支持する客観的な根拠がないのに，何らかの病的な意味があると示唆することもまた深刻な過ちとなり得る．そこで，「それは一般的に問題であるという意味ではありません」などと妥協した言い方をすることになる．

　面接者が患者を不安にさせるような意見を無造作に述べないように注意する．ある患者が従兄との性的な行為について語り，それが性的ないたずらとみなされるかどうかわからないと言った．「私にはそれはたしかに性的ないたずらと思えます」と若い面接者は応えた．この反応は，患者がどのように扱ってよいかわからないような不安をかきたてかねなかった（「**あなたはそれをどのように考えますか？**」と尋ねるほうがより安全な反応であっただろう）．

　何とか保証や激励を与えようとする努力はほとんどの場合うまくいくだろう．しかし，このような技法が期待に反する結果をもたらすことが

59

ある．被害妄想を呈している患者は，あなたが親しげに微笑んだり，うなずいたりしたことを，嘲られたと誤解するかもしれない．あなたが怒りを覚えている人に対して身を乗り出したとすると，その人から情報が得られるどころか，敵意をむき出しにされるか，まったく押し黙ってしまうかもしれない．患者が面接者を受け入れようとしない場合には，判断が難しくなる可能性がある．ゆっくりと始めるとよい．親しげで，気分よく振る舞うべきであるが，あまり大袈裟にしない．

　何かの鍵となるサインを探していく．あなたがあまりにも熱心に面接を進めようとしていると，患者は次のようなサインを示すかもしれない．

・視線を合わさなくなる
・表情が強張る
・話の量が減る
・神経質そうに姿勢を変える

　このような明らかなサインに気づいたら，より控えめな態度にただちに戻るようにすべきである．

第 5 章

現病歴

History of the Present Illness

　これ以上主要な問題について探る必要がないと感じたら，自由に話す段階を終えて，現病歴へと進んでいく（しかし，病歴聴取のバランスを取るために，さらに探る必要があることを示すような他のヒントについて慎重に耳を傾ける）．

　そして，面接者は患者が治療を求めてきた問題をさらに徹底的に調べていく．これは症状の特徴，出現時期，発見した各問題を引き起こしたストレッサーなどのいわば初回面接の主要な点についてである．この過程を進めるのに役立てるには，患者が自由に話した際に同定された臨床的に興味深いと考えられる領域について検討するとよいだろう．これらの領域は第2章ですでに取り上げた(p. 23)．これには MSE の情報を含むので，第13章(p. 233)まではあらためて解説はしない．

　診断可能な障害がない患者もいるのだが，臨床評価を求めてきた原因が何であれ，何らかの「病気」に分類することになる．このように広い意味で，結婚の問題や他の生活上の問題，あるいは自分自身を深く知りたいといったことでさえも，全員とは言えないまでも，大多数の人が病気とはみなさないが，ここでは現在の「病気」ととらえておく．しかし，これらの件のすべてには，契機，症状，経過，他の特徴があり，それに基づいて，効果的な行動計画を立てていかなければならない．

現在のエピソード

あなたが最終的に病気の全体像をとらえたいと考えているとしても，まず現在の病状に焦点を当てなければならない．患者はまさにその点をもっとも心配しているし，それについて詳しい情報は患者の心の中で非常に鮮明である．もちろん，その病状の中に具体的にどのような症状を見つければよいかということを面接者は知っておく必要がある．そのためには，この点について取り上げている教科書や他の情報源に当たっておく（私自身も1～2冊の本を書いている）．本書の付録D（p. 471）には，精神科患者によく認められる症状に焦点を当てた半構造化面接を提示してある．また，付録B（p. 411）には，臨床家がよく出会う一般的な精神障害のいくつかについて非常に基本的な情報を挙げてある．あなたの初めの面接の経験が私のものと似たようなものであるならば〔本書の「はじめに」の冒頭（p. 1）を参照〕，最初に，あるいは2番目にするのを忘れた質問をあらためて患者にすることは有益だろう．

症状を描写する

患者が述べる各症状についてできる限り多くを知っておく（**症状**とは患者が報告するすべての主観的な感覚を指すことを忘れてはならない．それは不快である必要はない．苦痛，幻覚，不安はすべて症状であるが，躁病における恍惚感や自己効力感もまた症状であり得る）．患者が用いた表現の意味を明らかにする．たとえば，**神経質**とは患者にとってどのような意味があるのだろうか？

各症状をできる限り明らかにしておく．それは常に存在するのか，それとも**挿間的**に起きるのだろうか？　不安発作や多くのうつ病のように，時折起きるのであれば，どの程度の頻度で起きるのだろうか？　その強さはどれくらいだろうか？　強さはいつも同じか，それとも時に

よって異なるのだろうか？ 症状は時と場合によって満ち引きがあることを忘れてはならない．何らかの要因(たとえば，ある活動や一日のうちの特定の時間)が症状に関連していると患者は気づいているだろうか？ 症状の強度や頻度が増えてきているか，同じか，減ってきているだろうか？ 症状が出現すると，それはどれくらいの時間続くだろうか？ どのような状況でその症状は生じるだろうか(夜だけ，ひとりでいる時だけ，それとも常にだろうか？)？

患者はその症状をどのように述べるだろうか？ 痛みとは，鋭い痛みか，燃えるような痛みか，潰されるような痛みか，激痛か，鈍痛か？ 幻聴はその内容(例：音，つぶやき，単語，完全な文章)，場所(例：患者の頭の中で，空中で，部屋の中で)，強度(例：大きな叫び声，遠くの囁き)で描写できる．幻視，幻触，幻嗅，幻味といった他のタイプの幻覚も同様に描写できる．この点については第12章(p. 197)でさらに詳述する．

自律神経症状

不安発作，うつ病，精神病といった深刻な問題がある患者の多くが**自律神経症状**(vegetative symptoms)を呈する．この古くからある術語は，健康や活力を維持するのに関連した身体機能を指している．自律神経症状とは，睡眠，食欲，体重の変化，エネルギーのレベル，性的関心などの問題を含む．

すべての患者が自律神経症状を自発的に訴えるわけではないのだが，これらの症状は重度の精神障害の多くにも認められるので，有用な診断の指標となり得る．したがって，自律神経症状についてかならず質問すべきである．とくに以前の正常な機能が**変化している**客観的な証拠を探るようにする．以下のような反応のひとつかふたつを見つけ出すだろう．

●睡眠：患者はあまりにも長時間の睡眠(過眠)あるいは眠れない(不眠)と訴えるかもしれない．不眠の場合，正常の睡眠のどの部分が障害されているかを探る．すなわち，初期か(入眠障害)，中期か(中途覚醒)，後期か(早朝覚醒)を見定める．早朝覚醒は，メランコリーを伴ううつ病のような重症の精神医学的問題と関連していることが一般的である．入眠障害は，たとえば，日常生活で問題を抱えた成人によく認められる．中途覚醒や，悪夢で夜間覚醒してしまうというタイプの不眠は，過度の飲酒をする患者や，心的外傷後ストレス障害(PTSD)の患者に現れる可能性がある．睡眠の問題について次のように調べていくことができるだろう．

　面接者：あなたには睡眠に何か問題がありますか？
　患者：ええ，ひどいものです．
　面接者：それはどのような問題ですか？
　患者：どういう意味ですか？
　面接者：そうですね，夜のうちでいつよく眠れないのですか？
　患者：ああ，ほとんどの場合，寝つきが悪いのです．
　面接者：いつもの起床時間よりも早く目が覚めてしまって，もう一度寝ようと思っても，寝つけないですか？
　患者：ええ，そうです．そんなことがよくあります．
　面接者：あなたは普通何時間くらい眠りますか？
　患者：最近は，そうですね…，おそらく4～5時間でしょう．
　面接者：目が覚めた時に，ゆっくり休んだと感じますか？
　患者：一晩中，レンガを引きずっていたような感じです！
　面接者：睡眠は以前と比べて，どのくらい変わってしまいましたか？

●食欲と体重：食欲や体重も病状とともに変化する．どの程度の変化が生じたかを確認する(どの程度の体重の増減が，どの程度の期間で起きたのか？)．また，計画的に体重を変化させたのかどうかも質問する．最近体重を測っていないという患者もいるが，服が緩くなった

か，きつくなったかと質問して，判断することもできる．
- エネルギーのレベル：患者はいつも疲れているように感じると訴えないだろうか？ これは患者の通常の状態とは異なるだろうか？ そのために，仕事の能率，学業，家事などに支障をきたしていないだろうか？ 便通などの他の身体的機能が変化したという訴えがあるかもしれない．たとえば，重症のうつ病患者の中には便秘を訴える者もいる．
- 気分の日内変動：この術語は，一日のある時間には気分がよいと感じる傾向を表している．重症のうつ病患者はしばしば起床時に気分が最悪で，時間が経つにつれて気分は改善してくる．就寝時までにはほとんど正常の気分に戻る人さえいる．うつ病の重症度がより軽度な人は，一日のうちで初めの部分で気分がよく，夜になるほど気分が沈み，無気力になる傾向がある．
- 性的関心や性行動：一般的に，性機能は個人の幸福感と密接に関連している．したがって，セックスへの関心が低下するということはしばしば，精神障害の初期兆候であり得る．頻度，能力，快感といった点で患者の性生活がどのように変化したかもとらえる．特定の精神保健上の問題によって，パートナーの人数や好みも変化する．性的症状やパターンについては第9章(p. 137)で詳しく述べている．

病気の影響

精神障害は広範囲の対人関係に影響を及ぼしかねない．何らかの原因で社会，学校，職業，家庭生活といったすべての分野にわたって，患者の病気が日常機能や対人関係にどのような影響を及ぼしているのかを知ることが重要である．

1. これによって信頼できる重症度の指標が得られる．ここまでのところ，あなたが聴取した病歴のほとんどはきわめて主観的である．意見

と事実を整理する患者の能力が頼りであった．他の情報提供者と話すことによって，患者の話の妥当性を確かめることも部分的には可能であるのだが，患者が1週間出勤していないということは，たとえば，ウオッカをどれくらい飲んでいたのかというよりも情報に偏りが少ないともいえるのだ．

2. 現在米国や他の国々で広く使われている主要な診断の手引きである，『**DSM-5 精神疾患の診断・統計マニュアル**』(Diagnostic and Statistical Manual of Mental Disorders, Fifth Edition ; DSM-5)に記載されている多くの精神障害の定義では，対人関係に現れた結果を大いに参考にして診断を下すようになっている．障害の結果，患者自身や他者にどのような影響が出たのだろうか？ 物質使用障害や反社会性パーソナリティ障害は，法律，経済，健康，対人関係の問題を引き起こす状態の例である．しかし，ほとんどの障害の診断基準では，症状がいかに機能に影響を及ぼしているかを知る必要がある．

3. 失業，離婚，別居などといった理由で，家族が患者を非難していることに面接者は気づくかもしれない．しかし，このような破綻した対人関係が実際には精神障害の**結果**である場合もある．こういった視点は，患者にとっても，家族にとっても有益であるかもしれない．病気の結果について家族や友人に教育することによって，患者の負担を軽くすることができるだろう．

患者の病気が引き起こした対人的な問題について知るために，まず自由回答型の質問をする．面接者が求めている情報だけに限るような質問であってはならない．患者が質問の意味を尋ねてきたら，面接者が関心を持っている事実を探る次のような質問で応える．

面接者：この問題がどのような困った状況をもたらしたのですか？
患者：「困った状況」とはどんな意味ですか？
面接者：たとえば，あなたが抱えた問題のために，家族や友人とうまくやっていけなくなったとか，仕事や趣味に影響が出てきたといったこと

第5章　現病歴

|　を知ると役立つでしょう．

積極的な答えを詳しく得るようにする．次のような領域について調べていく．

● **結婚/同棲**：たとえ中等度に重症の精神障害を持つ患者であっても一般的に結婚や他の愛情関係で問題を抱えていることは稀ではない．しばしば，精神障害の結果，離婚や関係の終わりが起きる．
● **対人関係**：患者は家族から疎外されていたり，友人から避けられていると感じていないだろうか？　これは単に患者がそう思いこんでいるだけだろうか，それとも，患者の行動が長いこと問題であって，他者が実際に患者を避けているのだろうか？　次のように質問する．

「あなたがしたことが，自分自身や，友人や，家族に何らかの問題を引き起こしましたか？」

● **法的問題**：患者は法律上の問題を抱えたことがあるだろうか？　アルコールや他の物質使用のために複雑な病歴を有していると，この可能性はとくに大きい．そこで，次のような質問をする．

「あなたはこれまでに警察沙汰になったり，法律上の問題を抱えたことがありますか？」
「あなたは逮捕されたことがありますか？　何回ありますか？　どのような理由でしたか？」
「刑務所に入ったことがありますか？　刑期はどれくらいでしたか？」
「あなたはこれまでに施設に収容させられたり，後見人や，保護司や，資産運用受託者の管理下に置かれたことがありますか？」

精神障害の状態が悪化した最中にこのような法的処置をとられたことがあるならば，患者の障害はかなり重度である可能性がある．法的な処

置に至った出来事，その期間，法的責任を負う人の氏名とその責任の範囲，法的処置が精神障害の経過に及ぼした影響，といった点について詳しく情報を得る．

- **職業や学業**：情緒的な問題の結果，患者は仕事を休んだり，仕事を辞めたり，失業したことはないだろうか？　このようなことが何回起きただろうか？　職業上の問題は，家族が気づく前に上司や同僚が気づく場合もある．若い患者に対しては，学校への出席や成績について同様の質問をする．
- **障害年金**：復員軍人局，社会保障庁，州の年金局，私的な保険などから年金を支給されたことはないだろうか？　どのような障害があったのだろうか？　障害の程度は何級か？　年金の額はどのくらいか？　年金は何年間支給されるのか？
- **興味**：趣味，読書，テレビなどに対する患者の興味は変化しただろうか？　性的な関心は増しただろうか，減っただろうか？　性的な活動はどの程度だろうか？　インポテンス，性交時の疼痛，絶頂感を覚えないといった訴えはないだろうか？　この点については第9章(p. 137)でより詳しく解説する．
- **症状**：患者は症状のためにどれほどの苦痛が生じているだろうか？　患者は症状の意味についてどういった恐れを抱いているだろうか？　それは死や永続的な障害を意味するものだろうか？　狂気か？　この情報によって，患者の病識や健全な判断力の程度を判断するのに役立つ．この点については第12章(p. 197)でより詳しく解説する．

症状の始まりとその結果

症状を完全かつ正確に描写することに加えて，それがどのようにして始まり，どのような結果をもたらしたのかについてもとらえておかなければならない．第1に，このような問題はいつ始まったのだろうか？

第 5 章　現病歴

「私はこの間の大晦日にまた飲み始めました」とか「私は先週の木曜日の朝に目が覚めると気分が沈んでいました」などと，質問に非常に正確に答える患者もいるだろう．しかし，患者の話が曖昧だったり，症状が徐々に始まっていて患者も面接者もそれがいつ起きたのかはっきりと見きわめられないために，答えがあまり明確でないこともしばしばある．

　とくに顕著な症状がいつ始まったのか正確に把握するように努める（最初のパニック発作とかPTSDの契機となった恐ろしい出来事などといった，詳細な点を明らかにすることが非常に重要な場合もある）．死の願望とかセックスへの関心の喪失といった重要な問題を最初に経験したのがいつであるか患者はしばしば記憶している．あなたは発症と特定の日付や出来事と関連させておくことができるだろう．

> 面接者：あなたは昨年の独立記念日には気分が沈み始めたと感じていましたか？
> 患者：いいえ，そうは思いません．
> 面接者：それでは，秋頃，あなたの誕生日の頃はどうでしたか？

　面接者がどのように働きかけても，だいたいの日付や出来事を答えられない患者もいるだろう．「その症状をずいぶん長い間抱えているということしかわかりません．ずいぶん長い間です」などと患者は答えるかもしれない．より正確な答えを求めようとすると，おそらく患者も面接者も欲求不満に陥るだろう．そのような場合には，患者がしばしば考えついた何かについて焦点を当てる．

「あなたが気分がよいと感じたのはいつが最後でしたか？」

　このような働きかけがうまくいかなかったとしたら，少なくとも，患者のいくつかの問題のどれが最初に始まったのかをとらえるようにする．たとえば，最初に始まったのが，うつ病のエピソードか，あるいは多量飲酒かを知ることは，診断や治療にとってしばしば重要である．そ

こで，次のように質問する．

「あなたはどちらに先に気づきましたか？　飲酒ですか，それともうつ病ですか？」
「他の問題が始まる前に，その問題はどのくらいの期間続いていましたか？」

症状が変動する場合には，次の質問をする．

「その症状は強まったり，弱まったりしますか？」

ストレッサー

精神症状そのものが非常にストレスに満ちているのは当然だが，ストレスを少し異なる視点でとらえてみよう．**ストレッサー**(stressor)とは，患者の精神的健康上の問題の原因となり，引き金となり，悪化させると考えられる条件や出来事である．ストレッサーは時に**契機**(precipitant)と呼ばれる．

「夫は秘書と駆け落ちしました」
「私は落第しました」
「飼っている猫が死にました」

ストレッサーとなる可能性のあるものはきわめて多様であり，ある人が軽度のストレスと感じるものが，他の人にとっては世の終わりのように思えるかもしれない．（DSM-5 が発表されるまで）長年にわたって，DSM には，多くの個々のストレッサーを含めた，9 種の心理社会的かつ環境的な問題が挙げられていた．表 5-1 にこれらの多くのストレッサーを短く解説してある．このようなストレッサーが面接前の 1

第 5 章　現病歴

表 5-1　心理社会的かつ環境的問題

これらのストレッサーは，精神障害によって引き起こされたか，あるいは独立した出来事であるかもしれない．

- 医療へのアクセス：健康保険の不足，受診の際の交通手段を欠く
- 経済状態：極度の貧困，不十分な経済状態，福祉の受給
- 教育：成績の問題，同級生や教師との口論，無教育，不十分な学習環境
- 住居：ホームレス，不十分な住居，危険な近隣，家主や隣人との口論
- 法律的問題や犯罪：逮捕，投獄，訴訟，犯罪被害
- 職業：ストレスに満ちた労働環境やスケジュール，転職，不満足な仕事，上司や同僚との口論，引退，失業，失業の恐れ
- 社会環境：友人の死，友人を失う，文化適応の問題，差別，独居，社会的孤立
- 周囲から得られる援助：身内の病気や死，別居や離婚による家族との別離，親の再婚，身体的あるいは性的虐待，親戚との不仲
- その他：家族ではない人（例：カウンセラー，ソーシャルワーカー，医師）との口論，福祉サービスを受けられない，災害の経験，戦争，その他の敵対行為

年間に起きていたことを確認する．診断評価の一部分としてこれらのストレッサーを挙げる際には〔第 18 章（p. 341）参照〕，できる限り詳しくとらえておく．

　患者は自由に話している時や，主訴について述べている時に，しばしばストレッサーを話題にする．もしも患者がストレッサーについて話さない時には，面接者のほうから質問しなければならない．そのように質問するのに適した時とは，病気のおおよその始まりについて知った直後である．ストレッサーを見つけたら，それが患者の問題にどのように影響を及ぼしているのかを探るために，次のような質問をする．

「何が起きたために，あなたの症状が引き起こされたのですか？」
「それはあなたにどのような影響を及ぼしましたか？」

　もしも患者がストレッサーを思いつかないならば，あなたが可能性のあるものをいくつか挙げてみて，少し時間を置いて，患者に考える時間を与える．

「自宅で何かが起きたのですか？　職場では？　友人とは？　何か法的な問題はありませんでしたか？　病気は？　子どもたちとの問題は？　奥さんとは？」

まったくストレッサーが見当たらない病気のエピソードもあるのだが，患者にとってはほとんどすべてが情緒的障害の原因に思われる場合もある．したがって，ストレッサーとして挙げられる出来事には，誕生，死，結婚，離婚，失業，失恋，健康の問題，その他の心的外傷と考えられるおよそすべてのことやごくあたりまえの人生の経験の多くが含まれる．

もちろん，患者がストレッサーとして挙げたことが，実際に精神障害を引き起こしたということを意味するわけではない．ふたつのことがたまたま偶然に起きることがしばしばあるのだが，人間というものは，直前の出来事に原因を求めがちである．たとえば，面接者がアルバートソン夫人のうつ病の経過を慎重に検討していったところ，不眠や泣き出すといったことが，夫が彼女を捨てる前にもあったと気づくかもしれない．

姪が妊娠したと知って，ある女性がひどいうつ病になったというような症例のように，患者が述べる「ストレッサー」がおよそ病気の原因とは思えないこともあるかもしれない．そのストレッサーが精神障害に関連しているように思えても，思えなくても，それを記録しておく．後に患者についてすべてを把握したことを踏まえて，それについて評価を下す．

精神障害の発症の契機として何も発見できなかったとしたら，面接者は次の疑問の答えを見つけるべきである．患者はなぜ今診察を求めてきたのだろうか？　それは患者の意思による選択ではなく，銃を購入したり，家庭生活から距離を置いたり，急性の中毒といった理由で他の誰かが診察が必要だと考えたのかもしれない．答えがそれほど明らかでないならば，次のような質問が役立つ．

第5章　現病歴

「あなたはこの問題について悩み続けてきました．どうして今，助けを求めてきたのですか？」

患者が自発的に診察を求めてきた場合，心配している家族や，大切な仕事を失う恐れや，症状が悪化することを患者自身が恐れていたりすることなども，あなたは耳にするだろう．

これまでの病状

同様の病状がこれまでにどのような経過をたどってきたかを知ることができると，診断や予後を確定するのに役立つ．この時点までに，あなたはこれまでの病状についてすでに詳しい情報を得ているかもしれない．もしもそうでなければ，次のような質問をする．

「あなたがこのように最初に感じたのはいつでしたか？」
「あなたはその時に治療を受けようとしましたか，それとも後にですか？」
「あなたはなぜ治療をすぐに受けようとしなかったのですか？」
「どのような診断を受けましたか？」(複数の診断を受けていたかもしれない)

発症から今までに，患者は完全に回復したか，ある程度の残遺症状が続いたか，それとも明らかなパーソナリティの変化があっただろうか？完全に回復したかという点は非常に重要である．たとえば，この点が確認されると，統合失調症(一般的にほとんどの患者は完全な回復を認めない)と精神病症状を伴う気分障害(一般的に完全な寛解を認める)を識別するのに役立つ．

患者は以前に認めた症状や病相にどのように反応しただろうか？　単にそれを無視しようとした患者もいるかもしれないし，仕事を辞めた

り，家出したり，自殺を図ったり，アルコールや他の薬物を乱用したりして，病気から逃避しようとした患者もいるかもしれない．幻聴のある患者はその声を打ち消そうとするあまりにラジオを大きな音で鳴らすことがある．あるいは，友人や聖職カウンセラーなどに話す人もいる．どのような対処行動であれ，このような情報をこれまでの病状と比較することによって，現在の病状の重症度を評価するのに役立つだろう．病気が治療されないままであると，患者がどのような行動に及ぶかを予測することにも役立つだろう．

以前に受けた治療

　患者はこれまでに治療を受けたことがあるだろうか？　もしも治療を受けたことがあるならば，これからの治療計画の参考にするために，どのような治療を受けたのかという点について詳しい情報を得るようにする．

　患者が心理療法を受けたことがあるならば，どのような心理療法だっただろうか？　認知行動療法が最近では盛んに行われているが，そのほかにも多くの可能性がある．個人療法か，集団療法か，カップル療法だったか？　以前の治療者の氏名や専門分野についても情報を得る．その治療はどの程度の期間続いたのだろうか？　どうしてそれを止めてしまったのだろうか？

　薬を処方されたことはあるだろうか？　もしも薬を処方されていたならば，どの薬が，どの程度の量，処方されていただろうか？　患者が以前服用していた薬の名前を覚えていなければ，その錠剤の外観から，あるいは薬剤師に相談することで，ある程度の手掛かりは得られる．副作用について知ることで，どのような薬を服用していたかがわかる場合もある．注射薬がこれまでに使われたことがなかっただろうか？　とくにフルフェナジン（商品名：フルデカシン），ハロペリドール（商品名：ハロマンス），リスペリドン（商品名：リスパダール），オランザピン（商品

名：ジプレキサ），パリペリドン（商品名：ゼプリオン）などといった長時間作用性の抗精神病薬が使われていただろうか？

　患者が治療をどの程度忠実に受けたかという点についても評価する．もしもあなたが単刀直入に質問すると，患者の自尊心や自責感を刺激してしまって，患者はその質問に率直に答えるのが難しくなってしまうかもしれない．そのような場合には，次のように質問するとよいだろう．

「あなたは治療者の方針にだいたい沿うことができましたか？」

　もしもこの質問に対する答えが「いいえ」ならば，次のように質問する．

「あなたはどのような問題を抱えていたのですか？」

　以前に受けた治療はどのような効果をもたらしたのだろうか，多少なりとも役立ったのだろうか？　もしもそうならば，どの治療（セラピストと話すことか，行動療法か，電気けいれん療法か，薬物療法か）がもっとも効果があったかという点について患者の意見を聞く．あなたが驚くような答えが戻ってくるかもしれない．現在では抗精神病薬による治療が主流であるが，患者は炭酸リチウムがもっとも効果的であったと答え，また処方してほしいと頼んでくるかもしれない．
　患者はこれまでに入院したことがあっただろうか？　入院歴があるならば，何回入院しただろうか？　どの病院に，どの程度の期間入院しただろうか？　もしも時間が十分にない場合には，患者の理解度が高くて協力的であるならば，これまでの入院歴と治療について書きとめておいて，次の面接の時にそれを渡してくれるように頼むこともできるだろう．

第 **6** 章

現在の病気に関する事実をとらえる
Getting the Facts about the Present Illness

　精神科初回面接の全体の中で，おそらく現病歴がもっとも重要であるだろう（しかし，しばしば過小評価されてもいる）．ここで，ほとんどの情報を総合し，診断の基礎となる仮説を検証する．この過程には，高度に妥当な情報を得ることが必要であり，患者の現病歴の真実に可能な限り迫らなければならない．患者の現病歴を記録するうえで，情報の妥当性を高めるためにいくつかの段階を経ることができる．

面接の目標を明確にしておく

　面接の冒頭から正確な情報を面接者が期待していることを患者が理解できていることが理想的である．しかし，面接の最中に，いかにも誠実そうに見える患者が面接者に何かを隠そうとしているように思えることがある．言葉に詰まったり，面接者の目を見ようとしなかったりといった，患者の態度から何かを感じることがある．もちろん，面接者の最初の課題は，そのような態度を理解しようとすることであり，この点については第 16 章（p. 283）で詳述する．些細な見落としについては，面接の目標を単に次のように再確認すればよい．

「こういった話題は話しにくいことを私は承知しています．でも，あなたを助けるためには，私はできる限り詳しい情報が必要なのです」

もしもあなたが学生であるならば，協力を求めるほどの権威に欠けるかもしれないので，次のように言うことができるかもしれない．

「このような質問をしてあなたを苦しめていたら大変申し訳ありませんが，あなたは面接で私を大いに助けてくださっています．話をするのは苦しいかもしれませんが，こういった記憶や感情に向きあうことは，あなた自身が問題を理解するのに役立つでしょう」

ティーンエイジャーの患者から確かな事実を得るのはとくに難しいことがある．面接者が親に何か言うのではないかとひどく心配している子どももいるし，自分より5歳以上年上の人は誰も信用できないというような子どももいる．あるいは，理由が何であれ，真実を語るのが難しいティーンエイジャーもいる．守秘義務について繰り返し保証することが役立つかもしれない．私は次のように言う．

「あなたがそう思っているように，面接の後に，私はあなたの両親と話をしなければなりません．しかし，ご両親に話すことはすべて，まずあなたと相談します．あなたが危険でない限り，あなたが誰かに話してほしくないという点に関して，秘密を守ることを尊重します」

若者が重要な健康問題について責任ある大人に相談できるようにするために，親の同意なしで，ティーンエイジャーが性病や避妊について相談したり治療したりできる地域もある．そのような場合には，あなたは患者とよく話し合って，どのように親に伝えるのが最善であるか見きわめる必要があるが，自分だけの判断で親に伝えてはならない．ティーンエイジャーが親に連れられてきたのであれば，一般的には，親に何を伝えるかを患者に話したうえで，親に伝える．

第6章　現在の病気に関する事実をとらえる

とくに初回面接では，漠然とした情報が混乱をきたしがちであるので，誤った情報に関しては黙っていてもよいことをティーンエイジャーの患者に伝えてから，面接を始めることもできる．たとえば，次のように話しかける面接者もいるだろう．

「質問の多くはあなたの個人的な点に関わるものです．恥ずかしかったり，恐ろしい質問もあるでしょう．しかし，あなたを助けるためには，事実ではないことで私が混乱しないということが大切です．ですから，質問に我慢できないように感じたら，決して答えを無理やり作り出さないでください．今はそのことについて話したくないとだけ言って，それ以外の話題を取り上げていきましょう．わかりましたか？」

注意が散漫になっていないか気をつける

ある話題を完全に取り上げてから，次の話題に移るといった具合に，面接を円滑に，そして論理的に進めることは非常に難しい．実際のところ，経験豊富な面接者であっても時には，予想外のことで注意が散漫になることもある．新たな情報が面接の流れを妨げたら，直ちにそれを取り上げるか，あるいは，元の話題のほうが重要度が高いと判断したら，後にその話題に戻るとメモに書きとめておいてもよい．後者を選んだのであれば，患者が重要なことを言ったことをあなたは認めて，元の話題にまたすぐに戻ると約束する．

　患者：昨日自分自身にとてもうんざりして，スーツケースを取り出して，それを手に取ったらどんな感じか確かめてみようと思いました．
　面接者：家出をしようとまで考えたということは，相当ひどい気分だったのですね．まず飲酒についての話を終えてから，数分後にその気持ちについて，さらに質問しましょう．

臨床面接では，ふたつの相反する原則の間で常に和解を図る必要が出てくる．すなわち，必要な情報をすべて収集するとともに，詳しすぎる情報の泥沼に嵌りこまないことである．たとえば，あなたは先月に患者が重症のうつ病になった際に起きた家族の問題について知りたいと思うが，確定診断を下すのに十分なうつ病の症状を明らかにすることを犠牲にしたくないとも思うだろう．このジレンマを解決するには，たとえこの答えをとても知りたいと思っていたとしても，しばらくその質問を先延ばしにしておいて，まずは優先すべき課題に集中するということが，しばしば役立つ．将来あらためて質問するとメモしておくのがよい．

自由回答型の質問をする

　何よりも，面接者は妥当な情報を手に入れたい．患者が自由に，自分の言葉で，自分の思うように答えられる時に，最も妥当な情報を与えることを，さまざまな研究が明らかにしてきた．そのためには，自由回答型の質問をする必要がある．すなわち，「はい」「いいえ」で答えられない質問や，特定の情報(例：年齢，場所，身体的な特徴)を求めない質問をする．できる限り，自由に答えられる形式の質問をして，幅の広い反応を得られるようにする．以下にその例を挙げる．
　「うつ病が最も重かった時に，あなたは眠れませんでしたか？」と質問する代わりに，「その時のあなたの睡眠はどうでしたか？」と質問する(患者は不眠ではなく，過眠を呈していたかもしれない)．
　「あなたはこれまでに何回入院しましたか？」と質問する代わりに，「これまでの入院について話してください」と質問する(患者の詳しい話から，自殺企図や過剰飲酒発作が明らかになるかもしれない)．
　「食欲がなくなりましたか？」と質問する代わりに，「あなたの食欲はどの程度変化しましたか？」と質問する(「どの程度〜」という言葉は，ほぼすべての選択回答型の質問をより自由に答えられる質問へと変えるのにほとんどの場合役に立つ)．

第6章　現在の病気に関する事実をとらえる

患者の言葉で話す

　たとえ非常に経験豊富な面接者であっても，患者が理解できないような専門用語を使わないように注意すべきである．

　「あなたのリビドーは以前と変わりませんか？」とある精神科教授（！）が病棟回診の際に質問したところ，高校中退のがっちりした体格の患者は途方に暮れた様子だった

　あなたが耳慣れない単語を使って，その定義を逆に質問されたならば，すぐにそれに答えなければならない．しかし，無知を曝け出すのをためらって，何も言おうとしない患者もいる．実際にわかっていないのに，わかっている振りをする患者もいる．患者が面接者の質問を十分に理解しないまま答えてしまうと，得られた情報は正しいものではないかもしれない．
　患者が理解できるレベルで質問しているかどうか，面接者は常に注意を払っていなければならない．そのように努力していたとしても，きわめて意味が明らかだと面接者が思っている単語を，患者が異なる意味で理解していることに気づくことがあるだろう．たとえば，「anxious」という単語を耳にして，「不安だ」という意味にとる人もいれば，「ぜひ〜したい」という意味にとる人もいるだろう．同様に，「paranoid」と聞いて，「妄想的」と理解する人もいれば，単に「怖がっている」と理解する人もいる．
　また，患者を言い負かすようなことをしないように注意を払う．

　面接者が，心理学の修士号を持つ患者に「あなたの脳の具合はいかがですか？」と質問した．患者は最初は理解できなかった．面接者が質問しようとしたことの意味を説明すると，患者は侮辱されたと感じて，面接を終えずに席を立ってしまった．

81

ほとんどの患者はそれほど極端な反応を示すことはないが，患者の知能や感情に敬意を払いながら，すべての成人患者(そして同様に子どもの患者)に働きかけることを忘れてはならない．

　礼儀を重んじる社会では，誰もが時に婉曲表現を用いる．たとえば，「〜と寝る」とは一般的には「〜と性的関係を持つ」という意味であり，実際に眠るというのは二義的な意味しかない．もちろん，ある程度の上品さを保とうとすべきであるが，最初にすべきことは正確な意味を伝えることである．「結婚前にセックスをしたことがありますか？」と患者に質問するのは思慮深いが，不正確である．というのも，たとえそれが単なるマスターベーションであったとしても，ほとんど全員にセックスの経験があるからである．もしもあなたが性交について真に質問しなければならないのならば，多くの単語を使ってその質問をすべきである．セックス，自殺，物質使用といったデリケートな問題について質問するのに役立ついくつかの技法については第9章(p. 137)で解説する．

　あなたは患者が言おうとしていることを正しく理解しているかどうかという点に十分に配慮しなければならない．たとえば，患者が「私は気が狂っていた」(I was off the wall)と言ったら，それにはどんな意味があるのだろうか？　正確な意味を探るために，あなたは次の2つのうちどちらかを言うことができる．

1. その表現をあなたがどのように解釈したかを伝える．例：「あなたがとても困惑したという意味ですか？」
2. その意味を単に質問する．例：「あなたの表現が，今話していることとどのような関連があるのか，私には理解できません」

　良好なコミュニケーションを保つには，常に注意を払っておかなければならない．実際には，両者が異なる言葉で話し合っているのに，あなたが患者の言葉を理解していると思いこんでしまうのは，あまりにも軽率である．

　同様に，あなた自身の行動で他者の行動を判断しないように注意すべ

きである．よくある例として，睡眠時間がある．ある患者が毎晩6時間しか眠っていないのを見て，不眠を呈しているとあなたは思いこむかもしれないが，6時間は他の人には長い時間かもしれない（トーマス・エジソンは4時間しか眠らなかった）．人間の好みや習慣にはほとんど無限の多様性があることを忘れてはならず，あなた自身の基準を他人に押しつける傾向には注意を払っておかなければならない．

詳しく探るための適切な質問を選ぶ

　もしもあなたが何かを知りたければ，ただ質問すればよい．単に情報を求めることによって，しばしば，最小の努力で必要としている情報が手に入る．患者はあなたの率直な態度を理解するだろう．もしもあなたが自由回答型の質問を使えば，おそらく詳しい情報が得られるだろう．

　患者が現在抱えている問題を深く探る時が来たら，以下の2つの原則を念頭に置きながら詳しく探るための質問を選んでいく．

1. まだ答えられていない質問を探るような質問をする．今まで調べてこなかった領域に注意を集中するとより効果的である．
2. 質問をすることによって，あなたがその病気についてよく知っていると示すことができれば，あなたは経験豊富であると思われるだろう．その結果，ラポールや信頼感が増し，患者はより多くの情報を打ち明けるようになる．

　面接のこの時点では，あなたは事実に関心があるので，「なぜ〜」で始まる質問は控えたほうがよいことが多い．これがとくに当てはまるのは，患者の意見や他者の行動に関する質問をする時にである．「なぜ〜」という質問は，洞察に欠ける患者の欲求不満を増してしまい，そのためにラポールを築くことができなくなってしまいかねない．

「なぜあなたは今その問題を抱えていると考えますか？」
「なぜあなたの上司はそう言ったのですか？」
「なぜあなたの息子は家を出ていったのですか？」

　このような質問は事実よりも，むしろ推測を求めている．後に，あなたは可能な解釈について質問したいと思うかもしれないが，最初は意見を求めようとするのではなく，あなた自身の結論を下すための情報に集中すべきである．むしろ，詳細な点やいくつかの典型例について探ろうとすべきである（ただし，この規則を破って，「なぜ〜」で始まる質問をしてよい効果をもたらすいくつか特定の状況について後に解説しよう）．
　適切な病歴を聴取するには，患者の症状や問題に関する事実を理解するのに役立つどのような質問をすべきか理解していることにある程度かかっている．一つひとつの症状には探っていかなければならない独特の一連の事実があるのだが，いかなる行動や出来事でも完全な全体像を得るためには，ある種の情報が常に必要である．たとえば，患者の症状の以下のような側面について詳しい情報が必要である．

・タイプ
・重症度
・頻度
・持続
・症状が起きる状況

　特定の詳細な情報を探っているので，選択回答型の質問を使うことになる．すなわち，数語で答えられて，患者からそれ以上の意見を求めないような質問である．詳しい情報を探っている時であって，時には自由回答型の質問も挟むことによって，あなたが質問を思いつかなかった追加の情報についても患者が話すように働きかける．以下の例では，臨床家は選択回答型の質問と自由回答型の質問を交えて用い，患者の不安発作について調べている．

第6章　現在の病気に関する事実をとらえる

> 面接者：あなたが最初にこのような不安の発作に気づいたのはいつですか？［選択回答型の質問］
> 患者：2か月前からだったと思います．新しく郡の仕事を始めた時です．
> 面接者：どのような状態だったか話してくださいますか？［自由回答型の質問］
> 患者：いつもほとんど同じです．とくに何の理由もなく，不安になります．息ができなくなるように思えます．本当に恐ろしい．
> 面接者：どのくらいの頻度で起きましたか？［選択回答型の質問］
> 患者：だんだん頻度が増していきました．どのくらいの頻度かわかりません．
> 面接者：そうですね，日に数回ですか，日に1回ですか，週に1回ですか？［選択回答型の質問，複数の選択肢］
> 患者：今は，日に1～2回だと思います．
> 面接者：そうなった場合，あなたは何をしますか？［自由回答型の質問］
> 患者：普通は座ります．いずれにしても，震えが強くて立っていられません．15分も経つと，それはおさまります．
> 面接者：あなたはこれまでにどのような助けを求めましたか？［自由回答型の質問］

　面接の決まりが明らかなものもあるが，完全な答えを求めるためにその決まりを説明しておく．

- **否定的な形で質問しない**（「あなたは深酒をしませんでしたね？」）：このような質問は，期待している答えが何であるか伝えてしまい，「もちろん，していません」といった答えが返ってくるだろう．
- **複数の質問を一度にしない**（「睡眠や食欲に問題がありましたか？」）：複数の事柄を問う質問は一見効果的に思われるが，しばしば混乱を招く．あなたは気づかないかもしれないが，患者は質問のある部分だけに答えて，他の部分は無視するかもしれない．
- **明らかに相手を軽蔑するような質問をしない**（「飲酒のためにあなたの

判断力が明らかに支障をきたしたことがありますか？」）：ここでも，患者の抵抗を無用に増してしまう危険を冒している．患者が飲酒のために抱えた問題について単なる質問をするほうがよほど受け入れられやすいだろう．

●誘導尋問をしない（「奥様があなたのもとを去っていったので，飲酒が始まったのですか？」）：誘導尋問とは，（しばしば広い意味で）期待している答えを示唆するような質問である．テレビの犯罪番組で判事が誘導尋問を却下するように，あなたもそうすべきである．このような質問は，あなたが目指している率直で，自由回答型の質問とは正反対のものである．その代わりに，「あなたが飲酒を始める前に，人生で何が起きていましたか？」と質問する．

●正確に答えるように働きかける：適切だと判断したら，日付，時間，数字について質問する．患者が，めったに，ある程度，時々，たくさん，ほとんど，といった漠然とした単語を使ったら，その正確な意味を尋ねる（ところで，面接者自身も自分の言葉が可能な限り正確であるように努める）．

●短い質問をし続ける：説明が詳しすぎる長々しい質問は患者を混乱させる可能性があるし，情報を得るための時間が浪費されてしまう．

●新たな展開に注意を払う：重要な情報について熱心に耳を傾けている最中であっても，後に探らなければならない新たな方向を示唆するヒントに注意を払っておく．

> 患者：これは私が最初に自殺を図った時の話です．母親はすっかり取り乱して，神経衰弱になってしまいました．他の自殺未遂についても話しましょうか？
> 面接者：（「母の神経衰弱」と紙に書きとめて）ええ，お願いします．

第6章　現在の病気に関する事実をとらえる

直面化

　もちろん，**直面化**(confrontation)するというのは，怒りをあらわにしたり，ましてや癇癪を破裂させることではない．精神科面接という状況では，何かを指摘して，それを明らかにすることを単に意味している．病歴のある2点の間や，患者の話と実際に患者が感じていることとの間に不一致を認めることがあり得る．直面化によって，面接者と患者との間のコミュニケーションをさらに改善させるというのがその目的である．

> 面接者：私があなたのお父さんについて質問すると，いつもあなたが目を逸らすことに気づきました．あなたはそれに気づいていますか？
> 患者：いいえ．
> 面接者：あなたはそれにどんな意味があると思いますか？

　一般の初回面接では，私がここで示したようなごく軽度の直面化以上のことは控えておくべきである．最初の1〜2回の面接では，面接者と患者は互いによく知らない．患者は，あまりよく知らない人から不一致を指摘されて，罠にかけられたように感じるかもしれない．その結果，病歴の聴取に対する協力的な態度が減じたり，極端な場合には，両者の間のコミュニケーションが絶たれたりしかねない．しかし，重要な点について矛盾した情報を得たと思うならば，その意味を明らかにするように患者に頼んで，情報の妥当性を高めるようにすべきである．

　質問をする時には，優しく尋ねる．尋問されるような経験は不快であり，そのような目に遭った人は攻撃されたと感じ，防衛的になる．共感に富んだ態度で和らいだ感じで直面化すると，拒絶された感じは減る．患者が面接者のことを自分に関心を持ってくれていて，心配してくれているととらえるならば，直面化をすることによって，自分について探っていこうとする態度が強まる．

　言葉を慎重に選んで，患者を攻撃しているように思わせないような直

87

面化をすることができる．面接者は自らが困惑していることを表して，助けを求める．

「私にはよくわからない点があります．ご主人があなたを病院に連れて来たと，あなたはおっしゃいましたが，少し前には，ご主人は秘書と一緒に駆け落ちしたと話していたと，私は思いました」

「私は思いました」という言い方に注目してほしい．これは，あなた，すなわち面接者が間違っているかもしれないということを示唆している．ここに挙げた直面化の全体的な影響とは，真実を探るために，面接者と患者が互いに協力する役割を果たすようになるという点である．別の例を挙げると，面接者にとって非論理的な（おそらく妄想的な）関連づけと思えるようなことを言う患者に対して，「私はその点についてよく理解できません」などと言って，調べていくことができるだろう．

患者の外観と思考内容が一致していないようにあなたには思えたとしよう．次のように直面化することによって，さらに意味を明らかにする．

「義理のお母さんについてあなたが話したことはとても悲しいですが，その時に，あなたは笑顔を浮かべているように見えます．これには別の話があることに違いないと思いますが」

どのような話題であれ，直面化はひとつかふたつの重要な問題に限るようにする．そうしないと，新患との間のラポールを危ういものにしかねない．この方法をもっとも重要な件のためにとっておくには，面接の最後のほうまで直面化を控えておくとよいだろう．面接の最後に近づくと，患者との関係は強まっていき（関係が破綻する危険が減っていき），ほとんどすべての情報を手にしているだろう（したがって，面接者が失うものは少ない）．あなたが冒す危険は，重要な問題の解決のためであるのだ．

第 7 章

感情について面接する

Interviewing about Feelings

　日付，出来事，その他の事実は，単に患者の問題の大まかな骨格を示すだけである．問題の本質に迫るには，患者の感情や反応についても調べていく必要がある．たとえ精神病の患者で，現在の問題の性質がどのようなものであったとしても，病気や面接自体についての感情は，全面接を通じてもっとも重要なデータをもたらすだろう．しかし，さまざまな研究によって，初回面接で取り上げるべき話題の中でも，面接の初心者がきわめてしばしば無視しがちであるのが感情についてであることが明らかになっている．

否定的感情と肯定的感情

　人は非常に幅広い感情を経験する．私はなるべくその多くを含めようとして，**表 7-1** にそのうちのいくつかを挙げた．気分や感情もあれば，その変形したものやいくつかが結合したものもある．表中にはごく一般的に使われる語で表している．ほとんどの場合，単語で示してあるが，(いくつかの同意語や関連の単語とともに)形容詞も挙げてある．というのも，自分に関連する考えを表現するのにしばしば形容詞が用いられるからである．たとえば，「私は不安を持っている」と言うよりは「私は不

表 7-1　否定的感情と肯定的感情

否定的感情	肯定的感情
恐ろしい	自信に満ちた
怒り	
不安	満足した，平穏な，穏やかな
無関心，冷淡，よそよそしい，孤立した	意欲に満ちた, 熱狂的, 興味がある, 魅了された
恥ずかしい	プライドが高い
混乱した	確かな
失望した	満足した
嫌悪	嬉しい
不満足な	満足した
困惑	
羨ましい，妬み	
馬鹿な	賢い
欲求不満な	激励された
罪深い	
憎しみ	愛情に満ちた
無力な，頼る	独立した
絶望的な，罠にはまった	希望に満ちた
凍りつく	
我慢ならない	忍耐強い
憤る	喜びにあふれた
劣等感を抱く	優越感を抱く
孤独な	人好きな
厭世的	楽天的
後悔した	
拒絶された	受け入れられる
憤った	
悲しい，気分がふさぐ，抑うつ的	陽気な，幸せ，多幸的
内気な	自信に満ちた
驚いた	準備万端
猜疑的	信用している
緊張した	リラックスしている
不確かな	決意が固まった
感謝しない	感謝している
共感できない，無情	共感的
無用な	有用な
弱々しい	安心感
油断なく	人を疑わない
あれこれ悩む	無頓着

注：「油断なく」(wary)とか「人を疑わない」(trusting)といった言葉は状況に応じて時には肯定的にも否定的にも用いることができる．私は一般的に優勢な意味でこのリストに含めようとした．

安である」と言うことのほうが多い．

　ほとんどの場合，互いに正反対の意味の対語を**表 7-1** に挙げた（否定的感情を表す単語のほうが，肯定的感情よりも多いことに注目してほしい）．なお，「非〜」「否〜」といった明らかな反意語や，「よい」(good)，「悪い」(bad)，「神経質」(nervous)，「居心地が悪い」(uncomfortable) といったあまりにも漠然とした単語は**表 7-1** に挙げていない．というのも，人が自分の感情を表現するのに使う言葉だけを挙げたのであって，反意語を挙げていない場合もある．また，「罪深い」(guilty) の反意語として「罪のない」(innocent) を挙げていない．その理由は，一般的に，「私は無実と感じている」(I feel innocent〜.) とは言わず，「私は〜無実である」(I am innocent〜.) と言うのは，感情ではなく，主張を意味するからである．

　もちろん，患者を注意深く観察し，その言葉に耳を傾けることによって，ごく普通に表現できるほとんどの人から感情に関する情報を入手できる．しかし，自分の感情を面接者に述べることをためらう患者もいて，進んで話そうとしてはいるのだが，深い感情を心の奥底に抑えこんでしまう．そのような場合には，面接者は感情を明らかにするためにさらに努力する必要が出てくる．

感情を引き出す

　あなたが質問しさえすれば，多くの，おそらくほとんどの患者は感情を適切に表現するだろう．患者はこのような働きかけを気にしないように思われる．実際のところ，面接者が温かく，思いやるような態度で，熱心に耳を傾け，丁寧で，重要なほのめかしに注意を払っているならば，この直接的なアプローチはほとんどの患者や他の情報提供者は望ましいと思うことを，さまざまな研究が明らかにしている．

　面接が巧みな者は，感情を引き出すのにとくに有効なふたつの方法を効果的に用いる．すでに述べた直接的な依頼と，自由回答型の質問である．

感情について直接聞き出す

　これまでに話し合ってきた事実に関連する感情について質問する機会を慎重に探し出す．直接質問するというのがおそらく，感情を引き出すためにもっとも有効な方法であるが，気分や同意語を慎重に使うようにする．たとえば，口が滑って「あなたは何を考えていますか？」と言うと，とくに患者の教育程度が高かったり，知的に理解しようとする傾向が強かったりする場合には，多くの事実や認知を求めるという危険を冒してしまう可能性がある．以下に，気分について尋ねるうえで有用な質問の例を挙げておく．

「あなたが引っ越しをしなければならないとわかった時に，どのように感じましたか？」
「法廷への召喚状を受け取った時のあなたの心の状態はどのようなものでしたか？」

　患者は一般に質問に答えることに慣れていて，あなたが質問したいと思っているほとんどすべての感情状態についての情報を与えてくれる．

自由回答型の質問

　患者がどのように感じているのか直接質問するのでなければ，自由回答型の質問で感情を率直に表明するように働きかける．この方法が効果的であるのは，患者が比較的自由に詳しく話すことができるからである．人は長く話すことができるほど，感情のこもった情報を話す傾向がある．

　この技法は，実際のところ自由な話の延長であるのだが，これがなぜ効果的かというと，患者がその状況全体をどのようにとらえているのかという点について，面接者が関心を抱いていることを示唆するからである．一方，選択回答型の短い質問は，面接者が何が重要であるかをすでに定めていて，全容を話そうとしている患者の動機づけを弱めてしまうかもしれない．さらに，面接者が質問にかける時間が短ければ短いほ

ど，明らかに患者が気分を表出しなければならない時間が多くなるだろう．

　自由回答型の質問は，考えを整理したり，相反する感情を受け入れたりするのが難しい患者を手助けできる．相反する感情を，しばしば**両価性**(ambivalence)という術語で表現するが，ほとんどの人は両価的な感情をわずかな言葉で表現するのが難しく感じる．しかし，邪魔が入らずにゆったりと話すことができると，患者がこのような感情について考えて，それを表現するのに必要な時間を与えることができるだろう．以下は，ひどく混乱した感情を明らかにした自由回答型の質問の一例である．

> 面接者：奥様が離婚を話題にしたと，あなたは数分前におっしゃいました．その点についてもう少し話してくださいませんか．
> 患者：私にとってひどい経験でした…わかっています…そうですね，結婚に失敗したら，人生に失敗したことだといつも感じていました．少なくとも，母はいつもそう言っていました．
> 面接者：**（話し続けるように励まして，うなずく）**
> 患者：でも，そのことを考えると…先生にはおわかりでしょう，あまりにも多くの問題があって，私たちはうまくいかなったのです．ほとんどあの頃から…そうです，子どもが生まれた頃から，うまくいかなかったのです．おそらく，この結婚は実際にはほとんどうまくいっていなかったのです．きっと，離婚よりもひどいこともあるのでしょう．

その他の技法

　患者から感情を引き出すのが難しい状況がいくつかある．以下はそのいくつかの例である．

● とくに男性に当てはまるのだが，子どもの頃から，自分の気分や感情

を表に出さないように躾けられてきた人がいる．大人になると，この「男らしい」適切な行動という規範のために，自分の感情を否認しがちになる．もっとも典型的な例としては，「男の子は泣いてはいけない」という子どもの頃の躾が，成人した後には「男は何事にもどっしり構えるべきだ」になってしまう．同じような悲運は女性にも降りかかってくる．

● 自分自身の感情に気づいていなかったり，感情と経験の関係を理解するのが難しかったりする患者もいる．おそらく，これも小児期の経験から生じるものかもしれない．極端な例では，大人になって，自分がどのような感情を抱いているのか認識できなかったり，それを表現できなかったりする．この状態は**失感情症**(alexithymia)と呼ばれる．

● 自分を曝け出すことをためらう人もいるだろう．自分の弱さが曝け出されるように感じて，特によく知らない人に対して自分を曝け出すのが難しく感じる．「強い外面だけを人に見せておけば，誰にも傷つけられることはない」というのがそのような人の本音だろう．失感情症とは対照的に，自分の感情を認識していて，それを言葉に表すこともできるのだが，自分を守ろうとすることのほうが強くなっている．

このような状況で感情を引き出すには，以下に挙げる技法のひとつを使う必要があるだろう．

関心や同情を示す

臨床家が関心や同情を示すと，患者は気分を曝け出すということを明らかにした対照研究がある．患者がすでに気分をある程度表している場合に，これはとくに効果的であるようだ．同情を示す表現は，言語的にも，あるいは，表情や他のボディランゲージを用いて，非言語的に伝えることもできる．

> 患者：私はその会社で15年間働いてきました．しかし，監督者の席が空いたのに，上司は，私ではなく，自分の甥をその地位に就けてしまいま

第7章　感情について面接する

　　した．私はとてもつらかったのです！
　面接者：（同情するようにして，顔をしかめて）その話を聞いていると，私もつらくなります！　同じ立場にいたら，誰もが傷ついて，腹が立つことでしょう．
　患者：私はそれ以上でした．堪忍袋の緒が切れました．この世から消え去りたいと思いました！　今でも時々そんな感じになります．

患者が述べた気分を面接者が繰り返す

　患者が述べた気分を面接者が繰り返すとは，ある状況で患者が抱いたと思われる気分を，面接者がはっきりと言葉に出して患者に返すことである．

　患者：私の娘はいつも自由奔放でしたが，昨日は夜明け近くになるまで帰宅しなかったのです．
　面接者：あなたはきっとひどく心配したでしょうね．

　もちろん，この技法を用いたために，あなたの解釈が誤っていることを明らかにしてしまう危険を冒すかもしれない．しかし，たとえそうであったとしても，気分について話し合うことを進めるという目的は少なくとも達したことになる．

気分の鍵となるヒントを拾う

　これは，心配のあまり感情的になっていることを示すヒントに常に注意を払っておくことを意味する．これは非言語的なヒントであることが多い．わずかに眉をひそめる，涙ぐむ，他のボディランゲージなどである．あなたは言葉に出して，たとえば以下のように，それに反応する．

　「お母さんの話をすると，あなたは少し悲しそうに見えます．あなたはどんな気分ですか？」

泣き出した人に対してティッシュペーパーの箱を差し出すといった具合に，あなたの穏やかな振る舞いで関心や支持を示すこともできるだろう．

解釈
何らかの解釈をすることによって，現在と過去における状況間の感情内容の関係を引き出すこともできるだろう．

> 患者：夫はいろいろなことについて私の意見を聞こうとしません．
> 面接者：これまでに話してくださったことから，ご主人の態度は，あなたがティーンエイジャーだった頃のお父さんのあなたに対する振る舞いに似ているように思えますが．

解釈の技法は気をつけて使う必要がある．面接者は患者の行動の説明を受け入れるような態度で接する必要がある．理想的には，その関係を話すのは患者本人であるべきである．そうでないと，面接者が解釈を述べても，単に一時的に受け入れられるだけか，あるいは，すぐに拒まれてしまうかもしれない．一般的に，私は初回面接の間は解釈はしないようにしている．経験豊富な臨床家が面接が進んだ段階で解釈をもっとも有効に使うことができる．

すでに述べた技法の一つひとつは，ためらいがちな患者や情報提供者に働きかけて，感情を引き出し，それを深く検討する手助けとなることを，研究結果が明らかにしている．しかし，これらの技法のどれも，普通に話をする人が感情を表すことの妨げにはならない．患者の必要性に応じない技法よりも，これまで述べてきた技法は詳しくて，より深い調査に役立つ．

「気分に名前をつける」
患者が抱いていると思われる感情について質問する．

「あなたは気分が落ちこんでいますか？」

第 7 章　感情について面接する

「[あなたが話してきたことのどれかについて]自分に責任がある[あるいは後悔している]と感じてきましたか？」

　これは選択回答型の質問であるので，自由回答型の質問ですでに気分を引き出そうとしてきた状況だけに用いるようにする．

類推
　最後に，ある状況に関連する気分をまったく見つけられない患者には，同じような気分を覚えた過去の状況について質問するとよいだろう．

「お母さんが亡くなった時に，同じような感じがしましたか？」
「上司が全スタッフの前であなたを悪い例として使った時に，同じように感じましたか？」

詳細についてさらに探っていく

　何らかの感情を探り当てたら，さらに詳しく質問することで面接を深めていく．具体的な例を引き出し，詳細について評価していく．

> 面接者：突然の怒りの爆発についてもう少しお尋ねします．あなたはどのような時にそう感じますか？
> 患者：たとえば，義父を訪ねる時にはいつでもそうなります．
> 面接者：これまでに彼との間で何か不快な経験がありましたか？
> 患者：もちろん！　義父はあれこれと悪だくみをして，私の結婚を壊しかけたのです．
> 面接者：あなたがその時にどう感じたのか，具体的な例を聞かせてください．

患者が機会を与えてくれた時にはいつでも，さらに探るための質問をしていく．面接の初心者も重要な出来事や病理の証拠を探り当てることがあるのだが，引き続き質問していく機会を逃してしまう．以下はそのような残念な例である．

> 面接者：あなたが子どもの時に何らかの方法でセックスを迫られたことがありましたか？
> 患者：ええ，そうですね，ありました．
> 面接者：(「**はい**」と記録する)今の勤め先はどこですか？

　面接者はおそらくそれ以上質問しにくいと感じたのだろうが，患者は投げかけられた質問によって引き起こされた欲求不満に単独で取り組まざるを得ない．誰が，何を，いつ，どこで，なぜ，どうしたについてわかるまで，積極的に情報を求めるべきである．

防衛機制

　引き続き質問していく際に，患者がその気分に対処するために何をしているのかについて把握しておくべきである．気分や行動に対処するこの戦略は，**防衛機制**(defense mechanism)と呼ばれる．防衛機制の数も多様性もほぼ無限といってもよいので，詳しくは成書を参考にしてほしい．以下に挙げるのはいくつかのごく一般的な例である．単に定義を挙げるのではなく，市議会議員選挙に落選したことについて不安と怒りを抱いているある野心的な政治家が用いた防衛機制の例を挙げて，その意味を解説しよう．

有害となりかねない防衛機制

　害をもたらしかねない一群として，気分や感情の影響に直面するのを一般的に避ける防衛機制を挙げておいた．ストレスが高まると私たちの

第7章　感情について面接する

ほとんどは，自我を支えるためにこれらの防衛機制のひとつを使う誘惑にかられることがある．

行動化（acting out）：［その政治家は写真を撮ろうとしたカメラマンのカメラを叩き壊す］

否認（denial）：「再集計をすれば，実際には私が勝ったことが明らかになるだろう」

脱価値化（devaluation）：「政治家なんてくだらない仕事だ．ひどい長時間労働だし，納税者から文句ばかりが寄せられる」

置き換え（displacement）：［政治家は自宅に戻り，猫を蹴飛ばす］

解離（dissociation）：［政治家はある朝，見知らぬ所で目を覚まし，過去3日間の出来事を思い出せない］

空想（fantasy）：「私は来年の下院議員選挙に出て，当選する！」

知性化（intellectualization）：「私はこの経験を単に『民主主義が正常に機能している』ことの一例とみなす」

投影（projection）：［無意識的な思考：「あいつを殺してやりたい」］「あいつは私を亡き者にしようという陰謀をたくらんでいる」

反動形成（reaction formation）：［思考：「あいつはみじめな人間の屑だ」］「栄誉ある市議会議員を支持することは私にとって誇りである」

抑圧（repression）：［その政治家は当選者の祝賀会に出席するのを『忘れて』しまう］

身体化（somatization）：［その政治家は原因不明の持続性の胸痛に襲われた］「…いずれにしても市議会議員の仕事はできなかっただろう」

分裂（splitting）：「よい政治家もいれば，悪い政治家もいる．私の対立候補は悪い政治家のひとりだ」

効果的な防衛機制

より人格が成熟した大人は，成熟した防衛機制のうちのいくつかを示す．

利他的態度（altruism）：「私は彼を支持する．彼には私よりも優れた資

質がある」
予期(anticipation)：［投票が始まる前に］「もちろん，私は敗れるかもしれない．しかし，私にはすでに他の計画がある」
ユーモア(humor)：「選挙中に私は対立候補が素晴らしい人だと言った．彼は私のことを世間知らずだと言った．おそらく，私たちはふたりとも間違っていたのだろう」
昇華(sublimation)：「私は選挙について本を書こうと考えている」
抑制(suppression)：「私は選挙結果を棚に上げて，今しなければいけない仕事に集中するつもりである」［これは意識的な行為であって，すでに取り上げた抑圧との差に注目してほしい］

過度に感情的な患者に対処する

　一般には感情を表現するように働きかけるのだが，セラピストとばかりではなく，他者とのコミュニケーションが妨げられるほどに感情的になる患者もいる．以下のような理由で，過度に感情的になる人がいる．

- 時にはとくに理由もなく怒る人がいる
- 何らかのパーソナリティ障害のある人のように，感情を過度に表すことによって自分の言い分を通すことを身につけてしまった人もいるのかもしれない．芝居がかった振る舞いが人生の一法となっている
- 重度の精神症状を持っていない人であっても，家族や友人を思いのままに操ろうとして極端に強い感情を表す人もいるだろう
- 激しい感情をしばしば表すのが普通である家族の中で育った人もいる．他者の行為を模倣することによって，このような行為は習慣的なものになっている
- 不安のためにこのように振る舞う人もいる
- 沈黙がもたらす孤独に耐えられない人もいる
- 他の臨床家との経験を思い出して，あなたが興味を持たないとか，全

第 7 章　感情について面接する

体のストーリーを話すだけの時間を与えてくれないのではないかと，患者は恐れているのかもしれない

　原因が何であれ，患者が過度に感情を表出すると，面接者の注意は主に感情に注がれてしまい，情報を収集するための十分な時間がなくなってしまう．そのような状況では，面接の流れを手短に，しかし，断固とした態度で面接の主導権を握るべきである．この目的を達成するには，以下のようないくつかの方法が役立つだろう．

1. 感情を認識する．その感情に単にラベルを貼ることで，冷静になれるかもしれない．すると，患者は面接者がその気分を認識したことに気づいて，面接者の注意を引く必要がなくなるだろう．

> 患者：(叫びながら)彼女にもう私を振り回すようなことはさせない．絶対に！
> 面接者：あなたは本当にひどく怒っていますね．不満で，怒りに満ちています．
> 患者：(少し鎮まって)はい，そうです．腹を立てない人なんているでしょうか？　彼女が先週何と言ったか，聞いてください．

　この技法は，患者がどのように感じているかを面接者が理解していることを伝えるので，おそらくもっともよいものであるだろう．まずこの技法を試みる．

2. 静かに話す．もしも患者が叫んだら，あなた自身の声を小さくする．面接者がようやく聞こえるような小さな声で話しかけると，ほとんどの人は大声で話し続けるのが難しく感じる．
3. あなたがどのような情報を集めようとしているのかもう一度説明する．

「今，私がもっとも知りたいのはあなたの家族歴についてです．ご主人の愛人については後で詳しく話すことができるでしょう」

4. 話題を変えた患者の質問や意見をもう一度元の話題に戻す．

> 面接者：それでは，あなたの息子さんについて教えてください．彼は母親と同居しているとおっしゃいましたね．
> 患者：そうです．この3か月間というもの，彼女は私が電話で息子と話すのを許してくれません．私は法廷の命令を得る必要があると思いますか？
> 面接者：その点についてはまた後で話すことができるでしょう．今は，あなたと息子さんの関係について知りたいのです．あなたは息子さんと親密な関係でしたか？

5. 選択回答型の質問に変える．この種の質問は，面接者がどのような特定の答えを期待しているかを示し，患者がそれ以上他の話題について意見を述べるのを止める．

> 面接者：あなたの最初の結婚について話してください．
> 患者：それは悲惨なものでした！　私はあの男を絶対に許さない！　本当の人でなしでした！　私は1か月間泣き続けたことがありました．私はとても…
> 面接者：(自由回答型の質問が適していないことに気づいて，患者の話を止める)その男性はお酒を飲みましたか？
> 患者：ええ，大酒呑みでした．彼は…
> 面接者：(話を止めて)その結婚はどれくらい続きましたか？
> 患者：26歳までですから，約4年間でした．あの男は絶対に…
> 面接者：離婚はあなたが言い出したのですか，それともその男性からですか？

第 7 章　感情について面接する

この面接者は，患者が主題に留まることに気づくまで，患者の話を遮り続けるつもりであった．

6. それでも問題が起きるようであれば，患者があなたが何を必要としているのか理解しているかどうか再確認する．以下のようにして，この直面化をすることができるだろう．

「私たちのコミュニケーションには何らかの問題があるようです．私が何について知らなければならないか，はっきり説明できていましたか？」

その他の有効な直面化と同様に，このように直面化したのも，患者だけに責めを負わせようとしているわけではない．
これらのすべての技法の目的は，患者が言語や行動で過度に表現することを減らそうとしている．ラポールを犠牲にせずに，あなたが診断に必要な情報を得ることに患者は手助けをしなければならない．しかし，これらの技法では十分でないこともある．患者が泣き叫んだり，他の感情が噴出してきたりして，面接者が入院患者から必要な情報が得られない場合には，患者が落ち着くまで面接を中断する必要があるかもしれない．次のように患者に話しかける．

「あなたがとても困惑していて，今日は面接を続けられないように，思います．ここで休憩を取りましょう．少し眠って，明日の朝，私が戻ってきて，もう一度面接することにしましょう」

第 **8** 章

個人および対人関係についての病歴

Personal and Social History

　医療の専門家は病気ではなく，人を治療する．したがって，あなたは患者の問題が起きた状況について知る必要がある．すなわち，家族的背景や病歴の他の側面についてもできる限り多くを知っておく必要がある．このようにして，あなたは患者について知るようになるばかりでなく，精神障害の原因やそれが起きた状況について理解する手がかりも得る．中には，病気の原因や治療に直接関連するものもあるかもしれない．患者は生涯にわたりこのような経験を積み重ねてきたため，入手すべき情報は限りなくあるかもしれない．あなたが何について知るべきかは，面接の目的や面接にかけられる時間によって決まってくるだろう．

　病歴についての情報を収集している際には，その妥当性について健全な懐疑的態度を保つようにする．何を記憶しておくべきかということについて個人的な関心が強すぎると，とくに人間の記憶は誤りやすい．誕生，死，結婚などの大きな歴史的出来事や，現病歴に関連する最近の出来事についての記憶はより正確である．

　その反対に，とくに歪曲されやすい情報もある．たとえば，小児期の出来事，対人関係の問題，伝聞の情報すべて，解釈を必要とする他の事柄についての情報が歪曲されやすい．あなた自身の基準と比較して，面接から得たすべての情報の妥当性を常に評価しなければならない（例：「これはあり得るだろうか？」「これは可能だろうか？」）．可能な限り，

過去の病歴や家族や友人との面接といった外部の情報源と比較して，情報の正確さを確認する〔第 15 章(p. 273)参照〕．

ところで，1 回の面接だけですべての情報が得られるわけではなく，それ以後にも情報が増えていくというのは人生に関する臨床的事実であることを，私は十分に承知している．

本章とそれに続く章において，解説する情報についての可能な解釈はゴシック体で示している．

小児期と思春期

元の家族

まず患者の誕生から始めるのが論理的である．どの国，州，市で生まれただろうか？　患者は一人っ子だっただろうか？　兄弟姉妹がいたならば，それぞれ何人いただろうか？　患者は兄弟姉妹の中で何番目の子どもだっただろうか(最初，2 番目，中，末っ子，あるいは一人っ子)？　患者と兄弟姉妹の仲はどのようなものであったか？　他の兄弟姉妹よりも特定の誰かと仲がよかっただろうか？　幼い時には，同胞の中で年長の子どもが注目を浴びがちだが，中の子どもが比較的無視されがちで，末っ子は子ども扱いされたり，甘やかされる傾向がある．誕生直後や比較的早い時期に明らかになる遺伝的障害(例：ダウン症候群)は同胞の中でも後になるほど出現する傾向がある．

患者が双生児ならば，一卵性双生児か，二卵性双生児か？　一卵性双生児は同一の遺伝子を持ち，二卵性双生児は双生児ではない同胞と同様に遺伝的に同じでない．一卵性双生児のひとりが，統合失調症や双極性障害などの精神障害に罹患している場合には，もうひとりもこういった障害を持つ可能性が高い．

患者は望まれて生まれてきた子どもであると感じていただろうか？　両親との間はどれほど親密だっただろうか？　これは思春期に変化しただろうか？　患者は両親によって養育されただろうか？　もしも片親に

第8章　個人および対人関係についての病歴

よって育てられたのならば，それは親の死，離婚，軍務，服役によるものだっただろうか？　親(とくに父親)の不在は，反社会性パーソナリティ障害に関連する．小児早期に親の死を経験すると，成人期に発症するうつ病に関連していることを明らかにした研究もある．

　患者が「私は父親をまったく知らない」と言うことがある．両親が結婚していたかどうかを穏やかな口調で尋ねるべきである(「〜ということはあり得ますか？」という言い方はこの種の質問の調子をずいぶんと和らげる)．寛容な現代であっても，正式な結婚ではなく生まれたことが生涯にわたる不快と困惑の原因になっている人もいる．

　患者の元の家族がどのようなものであったとしても，親(あるいは親の代理者)同士がどのような関係であったかについて知っておくようにする．互いのコミュニケーションは良好だったか？　愛情を示していたか？　しばしば口論していたか？　喧嘩をしていただろうか？　誰かが他の家族に暴力をふるっていただろうか？　患者が育った家庭における雰囲気に両親の関係はどのような影響を及ぼしただろうか？　人は小児期に親を「基準」にして，大人の関係をしばしば学習していく．一方，両親の行動を望ましくないとか，魅力的でないとみなして，それとは正反対になろうとする人もいる．

　患者が養子に出されていたとしたら，それは何歳の時だっただろうか？　生物学的な親(生みの親)や養子に至った状況について質問する．養子に出されたのは親戚(すなわち，里親は患者と血縁関係にある)か，それとも親戚以外か？　養子に出された人の多く，とくに思春期や若年成人期の人の多くは，自分が生みの親を知らないからといって，不全感を覚えている．その結果，自分のルーツを求め，自分を捨てた生みの親を長いこと探そうとすることがあり，実際に出会う場合もある．

成育歴

　患者が生まれた時に，父親と母親は何歳だっただろうか？　両親は十分に大人で，責任ある子育てができただろうか？　両親は自宅外で定期的な仕事を得ていただろうか？　何の仕事をしていただろうか？　生計

107

を支えるのに十分な収入があっただろうか？　子どもたちと一緒に過ごす十分な時間があっただろうか？　どのような躾をしただろうか？　躾は厳しすぎなかったか，頑固だったか，気楽だったか，一貫性のないものだっただろうか？

もしもどちらかの親が長期間にわたって家にいなかったならば，その理由を質問しておく（病気か？　自宅から遠く離れた土地での仕事か？　服役していたのか？　親が軍人で，外国に駐留していたのか？）．一家は同じ土地で暮らしていたのか，それともしばしば転居していたのだろうか？　一家はどこかの土地に実際に根を下ろしたことがあったのだろうか？

兄弟姉妹，祖父母，他の近親者の死などといった喪失体験はなかっただろうか？

趣味，クラブ活動，他の課外活動などについても尋ねておく．親は人付き合いがよかっただろうか？　それとも，孤独な人だっただろうか？　統合失調症の患者の多くは，人生のほとんどで他者との交際がなく，孤独である．

小児期の環境とその中での患者の占めていた位置について一般的な様子をとらえておく．この点について情報を得るのに役立ついくつかの質問を以下に挙げる．

「あなたの子どもの頃について話してくださいますか？」
「その頃のあなたの生活はどのようなものでしたか？」
「あなたは兄弟姉妹とどのような関係でしたか？」
「あなたが子どもの頃，誰が友達でしたか？」
「あなたは他の子どもたちと比べて自分がどこか異なっていると感じていましたか？」
「あなたは自由時間をどのように過ごしていましたか？」
「あなたはボーイスカウトやYMCAなどの団体に所属していましたか？」
「あなたは何か団体スポーツをしていましたか？」

第8章 個人および対人関係についての病歴

「あなたの家族は休暇中にどこに行きましたか？」
「あなたの家ではペットを飼っていましたか？」
「あなたは自宅でどのような仕事をしていましたか？」
「あなたは夏休みや放課後にどのようなアルバイトをしていましたか？」
「あなたは大人になったら，何になりたいと思っていましたか？」
「あなたは誰に憧れていましたか？」
「自宅でセックスが話題になることがありましたか？」
「あなたの両親はセックスに対してどのような態度でしたか？」
「あなたが恋愛関係に初めて興味を抱いたのはいつですか？」

虐待について質問する

　子どもの時に身体的な虐待の経験がある患者は多く，これは成人になってからの生活やパーソナリティに深刻な影響を及ぼしかねない経験となり得る．虐待の情報を得るのは難しいことがあり，患者自身が小児期に何らかの虐待を受けていたことを認識していない場合さえある．そこで，面接者は患者の小児期に虐待経験が含まれていた可能性について努力して調べるようにすべきである．こういったデリケートな話題については次のように徐々に質問していく．

「あなたは両親の子育てが適切であったと思いますか？」
「あなたの両親はどのような躾をしましたか？」
「あなたは虐待されていると感じていましたか？」

　虐待についての質問に対して，肯定するような答えが返ってきたら，慎重にではあるが，さらに詳しく尋ねていく必要がある．以下のような領域の情報を聞き出すようにする．

・虐待はどのくらいの頻度で起きていたのか？
・誰が虐待をしていたのか？　両親ともに虐待をしていたのか？

109

- どちらかの親が子どもを守ろうとしていたとするならば，それは父親か，母親か？
- どのような虐待が起きていたか？（例：殴る？　もしもそうならば，その理由は何だったか？）
- それはどのくらいの頻度で起きていたのか？
- きっかけがあったとするならば，それは何か？
- 当時，患者は虐待を当然の行為と考えていたのか？　今はどうか？
- このような経験は，子どもだった患者にどのような影響を及ぼしたか？
- 患者は今大人として，このような経験についてどのように感じているのだろうか？

　面接者は性的虐待についても質問する必要があるが，この点については第9章(p. 137)で解説する．

小児期の健康
　成人の患者にとっては，人生の早期の発育史(例：座った，立った，歩いた，単語を話した，文章を話した年齢)についての情報を得ることに一般的にはそれほど大きな価値はない．子どもの頃にどのように育ってきたかということについて患者が知っていることのほとんどは，まるで家族の神話のように語り継がれていて，事実とは異なり，歪められていることもしばしばである(母乳による授乳とか用便の躾について誰が覚えているだろうか？)．しかし，あなたが患者の知的障害や他の発達上の問題(例：特定の学習障害)を疑ったら，患者の子どもの頃についてよく知っている人からこの種の情報を得ておくことは重要であるかもしれない．
　小児期の全般的な健康状態について情報を得ておく．入院した，手術を受けた，頻繁に病院を受診した，健康上の理由で長期にわたり学校を休んだといったことはなかっただろうか？　家族は病気をどのように取り扱っただろうか(過保護か？　病気を無視しようとしたか？)？　患者

第 8 章　個人および対人関係についての病歴

が子どもの頃に病気がちだったとすると，両親や家族は患者に多くの関心を払うことで病気に対して「報酬」を与えただろうか？　過保護や病気に対する報酬が，DSM-5 の身体症状症(somatic symptom)や関連の障害〔DSM-IV の身体表現性障害(somatoform disorder)〕に先行して認められるかもしれない．

とくに 5～10 歳頃の患者の気性や活動水準はどのようなものであっただろうか？　大人しくて引きこもりがちだったか，あるいは，外向的で積極的だったろうか？　気性の特徴は生後最初の数か月で明らかになり，小児期を通じて持続し，成人期にまで至ることもある．これは成人期の精神障害とも関連しているかもしれない．

患者は以下に挙げるような小児期に比較的よく認められる問題を呈していただろうか？

夜尿
チック
吃音
肥満
悪夢
恐怖症

このどれかに該当していて，もしも何らかの治療を受けていたならば，どのような治療を受けただろうか？　それは効果があっただろうか？　その問題が，兄弟姉妹や同級生との関係に影響を及ぼしただろうか？　こういった問題のどれも，患者が子どもとしてストレスを経験していたことを示唆している．肥満は徐々に増えてきているため，近年ではこれがある程度受け入れられるようになってきたのだが，やはり小児期の問題の原因となる可能性を示唆している．

マスターベーションについての悩みはあっただろうか？　思春期は何歳で始まっただろうか？　女性の患者の場合，初潮に対する準備はできていただろうか？　もしも準備ができていたとするならば，誰が初潮に

111

ついて説明したのだろうか？　月経は何歳の時に始まったのだろうか？　胸が膨らみ始めたことについて心配したり，からかわれたりしたことがあっただろうか？　男女にかかわらず，ティーンエイジャーは人から注目されることにとくに敏感である．発達の遅れ(あるいは早過ぎる発達)のために，恥ずかしい思いをした患者もいるだろう．

　デートを始めたのは何歳の時だっただろうか？　これに関連するのはどんな気分だっただろうか？　繰り返しになるが，セックスについての病歴聴取は第9章(p.137)で解説する．

教育歴

　患者の成績はどのようなものであり，最終学歴は何であるだろうか？　患者は学校が好きだったか？　学業に問題があったとすると，どの科目がもっとも苦手であっただろうか？　読むことに特定の問題があっただろうか(失読症)？　他の科目に問題はなかっただろうか？　学校で行動上の問題はあっただろうか？　無断欠席はあったか？　その結果(例：校長から叱責される，尻を叩かれる，停学や放校)はどうだっただろうか？

　患者は留年を繰り返したり，学業への集中に問題があったりしただろうか？　短時間しか注意が持続せず，学業成績が不良であることは，注意欠如・多動症(attention deficit/hyperactive disorder)を示唆している．この患者(とくに男子)は子どもの頃にとくに多動的で，歩き始めるのも早かったかもしれない．

　患者は長期にわたって学校を休んだことがあるだろうか？　もしもそうならば，その理由は何だろうか？　登校拒否(school refusal)を認めただろうか？　それが起きた時に，患者は何歳だっただろうか？　登校拒否(かつては「学校恐怖症」と誤って呼ばれていた)は幼い子どもでは比較的よく起きていて，かならずしも後年の精神病理を予測するものではない．

　もしもあなたの患者が義務教育を修了する前にドロップアウトしていたのならば，その理由は何であったのだろうか？　それから患者は何を

したのだろうか？　仕事をしたのか，従軍したのか？　GED〔GED とは，General Equivalency Degree（あるいは Diploma）の略語であり，一般教育修了検定の意味である〕を受けようとしたのか，それに合格したのか？

　最後に，両親や他者に頼る生活から，自活する生活へと移行していったのは，患者が何歳の時だったのだろうか？

成人期

職歴

　職歴は，患者の潜在的な能力と，現在の病気が能力に及ぼしている影響を判定するのに役立つ．この情報は比較的客観的でもあり，個人的な情報よりも歪曲される面が少ない．後者の情報は対人関係を含み，おそらくより困惑するような側面があるように思われる．したがって，患者の職歴について，ある程度の時間を費やして調べる必要がある．

　患者は現在どのような仕事に就いているだろうか？　それは刺激的で，満足のいく仕事だろうか？　その仕事は患者の希望に沿ったものだろうか？　患者は今の職場でどれくらいの期間働いてきたのだろうか？　失業したことがあるならば，何が理由で，どの程度の期間だっただろうか？　短期間しか働けなかったとしたら，過去 5 年間に何度転職しただろうか？　転職するたびに，前よりもよい仕事に就いただろうか？　何時間働いているだろうか？　仕事と仕事の間の失業期間，仕事の方向性の変化，昇進できなかった点などについても調べる．

　患者が解雇されたことがあるとするならば，それはどのような状況で起きたのだろうか？　患者が現在失業中であるならば，その理由は何だったのだろうか？　患者が規則的に働いていたのはいつが最後だったか？　患者が現在失業中であるならば，何が収入源か？　反社会性パーソナリティ障害の患者は短期間のうちに転職することが多い．まったく仕事をしていなかったり，長年にわたって就職していなかったりする場

合には，慢性の統合失調症が疑われる．
　また，成人してからの余暇活動についても調べておく．患者には何か趣味があるだろうか？　何かのクラブや団体に加わっているだろうか？　何らかの生涯教育を受けようとしてきただろうか？　才能はあるだろうか？　さらに調べるには，次のように質問するとよいだろう．

「あなたは何が得意だと思いますか？」

軍歴

　患者は軍務に服したことがあるだろうか（男女にかかわらず，この質問をする）？　答えが「はい」ならば，次の点について尋ねる．

「どの部門か？」
「志願したのか，それとも徴兵されたのか？」
「どのくらいの期間軍隊に所属していたのか？」
「軍隊での仕事は何だったか？」
「もっとも高い階級は何だったか？」
「何か服務上の問題はあったか？」（これには，軍法会議，懲罰，懲罰審議会，下級懲罰審理などが含まれる）
「どのような形で除隊したか？」（名誉除隊か，一般除隊か，不名誉除隊か，健康上の問題による除隊か？）
「戦闘を目撃したか？　もしもそうならば，どの程度の期間か？　その中での役割は何であったか？」
「負傷したことはあるか？」
「軍務に関連した障害はあるか？」（これは負傷の結果，あるいは戦闘には関連しない事故や病気によるものかもしれない）
「捕虜になったことはあるか？」
「経験が蘇ってきたり，悪夢を見たり，記念日反応を呈したりするか？」

第 8 章　個人および対人関係についての病歴

　戦闘（あるいは軍務に関連する重度のトラウマ）後に持続または反復する症状は PTSD を示唆する．この状態は，ベトナム戦争の復員兵の 10% 以上に報告されていて，イラク戦争やアフガニスタン戦争の復員兵にも多数の PTSD の報告がある．自動車事故や自然災害といった日常的な災害においても PTSD が起こり得る．

法的問題

　法的問題についても質問する．これには保険や障害（とくに慢性の疾病，外傷，疼痛），立ち退き，隣人との諍いに関する訴訟などが含まれる．こういった訴訟の原因として，さまざまな問題が想定される．法的問題に関する情報は，パーソナリティ障害とともに，双極性障害や物質乱用のような精神障害を探る重要なヒントとなり得る．

　患者は逮捕されたことがあるだろうか？　逮捕歴があるならば，それは何歳の時か？　どのような状況であったか？　これは何度起きたか？　どのような結果（有罪，執行猶予，服役）が生じたか？　留置所か，あるいは刑務所に収容されたのか？　刑期の合計はどのくらいの期間か？

　思春期から成人期にかけて，違法な行動には持続するパターンがあっただろうか？　もしそうならば，犯罪行為は，物質乱用の状況で起きていたのか，あるいは，物質乱用とは関係なく起きていたのか？　逮捕されてはいないが他の違法行為はなかったか？　窃盗は小児や若年成人には比較的多い問題であるので，この点についてとくに質問する価値があるだろう．なお，反社会性パーソナリティ障害では，ティーンエイジャーの頃（あるいはより若年）から持続する違法行為のパターンを認める．反社会性パーソナリティ障害の予後は不良であるので，薬物やアルコールの影響下で違法行為が起きた場合は，この診断を下すべきではない．

宗教

　患者は（何かの信仰があるとするならば）どのような宗教を信じているだろうか？　これは子どもの頃に信じていた宗教とは異なるだろうか？

患者はどの程度の頻度で宗教の集会に参加しているだろうか？　宗教（あるいは何らかの霊的確信）は患者の人生にどのような影響を及ぼしているだろうか？　いくつかの理由で，臨床家は患者の霊的確信や崇高な存在に対する信念について質問することが多くなってきている．それは，支持や安心感の源となり得るし，患者の価値観や倫理観を明らかにするかもしれない．これはまた，両親との関係の破綻や，家族外の地域からの支持を得ている可能性を示唆しているかもしれない．実際のところ，患者の価値観がラポールを育むうえで重要な何かを示しているかもしれない．

生活の現状

　患者は今どこで生活しているだろうか(自宅か，アパートか，移動住宅か，賃貸の部屋か，下宿か，ホームレスか)？　どのような地域に住んでいるだろうか？

　患者はひとり暮らしか，あるいは誰かと一緒に生活しているだろうか？　後者であれば，誰と暮らしているのだろうか？　自分の身の回りの世話はどの程度できているだろうか？　患者が定住せず，あちこちと放浪しているならば，患者から詳しい情報を得ることはできないだろう．これは他の情報提供者から得ることができる情報である．放浪は，神経認知障害を持つ患者にしばしば認められる．

　患者の話から，あなたはその自宅や環境について想像できるだろうか？　そこに住んでいる人はそれぞれのプライバシーを保つことができるだろうか？　ペットは飼っているか？　電話，郵便，電子メールといった十分な通信手段があるだろうか？　患者にはどのような交通手段があるだろうか(自動車か，バスか，電車か，徒歩か)？

　患者はホームレスになったことがあるだろうか？　もしもそうならば，どの程度の期間か？　どのような状況だったか？

　患者の経済状態はどのようなものだろうか？　何が収入源だろうか？　それは安定しているだろうか？　仕事，障害年金，社会保障，各種の年金，離婚手当，投資などについて尋ねる．次のように質問する．

第8章　個人および対人関係についての病歴

「あなたにはお金の問題がありましたか？」

対人的なネットワーク

　次のような質問をすることによって対人的なネットワークの質を評価する．

「あなたは家族の中で誰と親密ですか？」
「あなたの親友は誰ですか？」
「あなたはどのくらいの頻度で，こういった人たちと会いますか？」

　患者が，親，他の家族，友人といった，他の成人を世話する責任があるならば，そのような責任についてどのように感じているのか尋ねる．この機能がどの程度うまく果たされているのだろうか？
　患者にはどの程度の対人的なサポートネットワークがあるのだろうか？　それは個人的な接触によるものだろうか，それとも主に電子的なソーシャルネットワークを通じて受け取るサポートだろうか？　家族，友人，同僚との関係の質を探る．患者はクラブやサポートグループのメンバーだろうか？　公的な機関や私的な機関からの援助を受けたことがあるだろうか？　患者は給食宅配サービスを受けたことがあるだろうか？　成人した子どもがいるならば，患者との関係はどの程度親密だろうか？
　患者は余暇の活動を主にひとりで，それとも他の人々とともに行っているのだろうか？

結婚状態

　最近では，結婚せずに同棲することが一般的になってきている．私は性別とか法的状態にかかわらず，**配偶者**とか**パートナー**という単語を用いて，親密なふたりの関係を指している．
　次のように質問して，始めることができる．

「あなたの配偶者について話してください」(患者から聞いた話と，面接者の観察はどの程度一致するだろうか？)
「あなたたちの関係の強さはどの程度だと考えますか？」(すべての自由回答型の質問と同様に，この質問でも重要と思われることならば何でも十分に話し合う機会を設ける．好ましいものであろうとなかろうと，患者の答えは関係の全体像を示す)

以下に挙げるのは，面接者が調べておくべき特定の情報である．

・患者は今結婚しているだろうか？
・患者と配偶者は現在一緒に暮らしているだろうか？
・合法な結婚なのだろうか，それとも他の長期にわたる関係なのだろうか？
・患者と配偶者の年齢差はどれくらいだろうか？
・どのくらいの期間一緒に生活してきただろうか？
・結婚しているならば，結婚前にどの程度の期間交際していたのだろうか？
・それぞれがこれまでに何回結婚していただろうか？
・これまでにも結婚の経験があるならば，その時に患者は何歳だっただろうか？
・なぜ以前の結婚や他の長期的な関係が終わったのだろうか？
・情緒的な問題が患者の現在の関係にどのような影響を及ぼしたのだろうか？
・病気や障害の最中に，パートナーはどの程度患者を支えることができたのだろうか？
・患者が離婚しているならば，別れの状況はどのようなものだったのか？　それを言い出したのは誰か？　どのような状況だったのか？
・前のパートナーとは今でも関係があるのか？　もしもそうならば，どの程度親密か？

第8章　個人および対人関係についての病歴

　経済的な問題，セックス，子ども，家族といった問題が，現代の結婚の問題の原因となっていることが多い．これが患者と家族の間の大きな問題に発展しかねない．そして，精神障害の重荷が，口論，喧嘩，不倫，別居，離婚といったさまざまな問題へと拡大しかねない．多くの時間を費やし，さまざまな情報を引き出し，患者の結婚や他の愛情関係の質について調べていく．以下の質問は，いかなる関係においても葛藤を生じかねない一般的な問題を明らかにするためのものである．

「あなたと配偶者との間のコミュニケーションはどの程度うまくいっていますか？」(深刻な話をまったくしないカップルもいれば，不満，好み，考えを自由に話し合ってうまくいっているカップルもいる)
「ふたりとも相手のことを親しい仲だと考えていますか？」
「あなたたちは口論をしますか？」(古い事柄が常に蒸し返されるのか，あるいは，そういった問題はとりあえず脇に置いておくのか？　パートナーは後悔するようなことをしばしば言ってしまうのか？)
「あなたたちは何について口論になりますか？」

　子どもがいれば，次の点についても明らかにすべきである．

・これまでの結婚で，何人の子どもがいるか？
・養子はいるか？
・子どもの年齢と性別は？
・非嫡出子はいるか？
・患者と子どもの関係はどのようなものか？
・患者と配偶者は子育ての責任について合意しているか？

　性的な適応や志向に関する問題もここに含まれるべきである．しかし，取り上げるのが難しい話題でもあるので，デリケートな話題については別の章で詳しく解説する〔第9章(p. 137)参照〕．

趣味と関心

　さて，統合失調症とか双極性障害といった診断を下すか否かはさておき，面接者は患者が余暇の時間をどのように使っているのか(あるいは，多くの多忙な人にとって，自由な時間が手に入ったら，それをどのように使うか)知りたいと思うだろう．面接者は趣味(たとえば，切手の収集や写真撮影といったひとりで時間を潰すことや，バードウォッチングといった戸外での活動)や関心(テレビ，映画，読書，買物)から何を思い浮かべるだろうか？　成人の約 5% は自分のことを買物依存症と考えているのだが，このような病歴は，うつ病，ギャンブル，過食といった他の精神症状を示唆している可能性がある．ダンス，テニス，ゴルフといったスポーツ活動に自らも参加するだろうか，あるいは，主にスタンド(または，自宅のソファー)から観戦するだけだろうか？　余暇の過ごし方や，楽しい活動をする際に患者が注意を払う能力が，最近になって変化してきただろうか？　もしもそうならば，その原因を探る．

身体医学的病歴

　あなたが医師でないとしても，身体医学的病歴の聴取を省いてはならない．この点と，次の話題(症状を検討する)について知っておくことは，すべての臨床家にとって重要であり，どちらも診断，治療，予後に臨床的な意味合いがある．たとえば，精神疾患を持つ患者は一般人口に比べて平均寿命が 25 年短いと，2007 年のある報告が指摘している．自殺(もちろんこれは主要な死因ではあるが)だけでなく，心疾患や肺疾患，糖尿病，HIV/AIDS のような感染症も，精神疾患患者の寿命を短くしている．どの疾患も治療可能ではあるのだが，まず診断をつける必要がある．さらに，精神疾患の症状の中には，甲状腺疾患やライム病といったごく普通に認められる治療可能な医学的状態に類似しているものもある．本節と次節(p. 124)で解説する内容は，これまでに取り上げてきた他の領域に比べて，決して難しいものではないことを私は保証しておく．

第8章　個人および対人関係についての病歴

　患者はこれまでに何らかの主要な疾患にかかったことがあるだろうか？　もしもそうならば，どのような病気か？　そのために入院しただろうか？　手術は受けただろうか？　もしもそうならば，どのような手術だったか？　手術を受けたのはいつか？　輸血されたことはあるだろうか？　もしもそうならば，HIV感染の危険がある．重症の病気や手術が小児期に起きていたならば，患者はそれをどのように受け止めていただろうか？　花粉，粉塵，動物に対するアレルギーはどうだっただろうか？

　病歴を聴取している際に，医師や他の治療者の助言を患者がどの程度守ったのかという点についても確かめておくとよいだろう．多くの人は，とくにまだ面接者のことをあまりよく知らない人は，医師の助言を守らなかったことを素直に認めたがらないことがある〔ところで，これを治療応諾（treatment compliance）とかつては呼んでいた〕．次のように質問する．

「あなたは主治医の助言に従うことがいつも簡単でしたか？」
「あなたはいつ難しいと思いましたか？」

　第16章（p. 283）と第17章（p. 301）で，患者の困難な行動に対処するための助言を詳しく取り上げていく．

　明らかな身体的問題についてはどのようなものであっても質問する．慎重に言葉を選んで，何についても質問する．吃音，眼帯，四肢の一部の欠損，激しい跛行などを話題にするのを避けてはならない．これらの問題のいずれかが現在の問題に影響を及ぼしている可能性がある．こういった問題のために，子ども時代にからかわれたかもしれない．身体的欠陥が現在の情緒的問題を引き起こしていなかったとしても，過去のいずれかの時点で問題を引き起こしていたかもしれない．そこで，次のように質問する．

「話の最中に，あなたが1～2度，口ごもることに私は気づきました．

あなたが子どもの時に，このことが原因でどのような問題が起きましたか？」
「子どもというのは母斑についてひどく残酷なものです．あなたの母斑について話してくださいませんか？」

あなたが初診の患者を今後も引き続き治療するのであれば，治療やその進展について報告するために，患者が現在受診している医療関係者の名前を聞いておく．

薬物
現病歴を聴取している際に，あなたはすでに情緒障害のために処方されている薬について知っているかもしれない．次に，患者が他の薬物を定期的に服用しているかどうかについて質問する．患者の抱える問題がうつ病，精神病，不安などである場合には，この情報はとくに重要である．このような病態のいずれも，よく処方されている薬物によって引き起こされたり，増悪させられたりする．避妊薬，他のホルモン薬（甲状腺薬，ステロイド薬），鎮痛薬，降圧薬にはとくに注意を払う．それぞれの処方量，服薬の頻度，患者がどのくらいの期間薬を服用してきたかについて調べておく．患者は最近他の薬を中断していないだろうか？もちろん，薬の離脱や副作用によって症状が説明できないかを検討する．さらに以下も参考にしてほしい．

副作用
これまでに副作用（望ましくない作用）や薬物反応があっただろうか？面接の初心者はこの話題をしばしば見落としがちであるのだが，これは治療の選択に影響を及ぼしかねない．副作用や薬物反応についての情報を得ておく．

・何が起きたか？
・最初に服薬してどのくらい経ってから副作用が生じたか？

第8章 個人および対人関係についての病歴

・治療が必要だったか？

　患者が同じ薬をもう一度服用しようとしたところ，同じ反応が起きただろうか？　単に2つの出来事が偶然重なっただけであったのに，患者は薬が身体的あるいは精神的症状を引き起こしたと思いこんでいるかもしれない．同一の薬を再開して，症状が再燃するか否かを確かめて，初めて原因と結果の疑問を解決することができることもある．
　サルファ剤やペニシリンによって発疹が生じたといった訴えをよく耳にするが，向精神薬による不都合な反応について知っておくほうがさらに重要である．このような薬に対する真のアレルギーは稀であるが，副作用はしばしば生じる．以下は，よくある副作用である．

・抗うつ薬：眠気，口渇，皮疹，めまい，嘔気，体重増加，目のかすみ，便秘
・抗不安薬：眠気，めまい，物忘れ，混乱
・炭酸リチウム：皮疹，振戦，頻尿，口渇
・抗精神病薬：低血圧，錐体外路系の副作用

　錐体外路系の副作用(extrapyramidal side effect)とは，とくに以前からある抗精神病薬の服用によって起きる神経学的症状である．精神保健の専門家ならば，時々遭遇する，4種の錐体外路系の副作用がある．最初の3種は薬物療法を開始して間もなく出現し，トリヘキシフェニジル(商品名：アーテン)やdiphenhydramine(商品名：Benadryl)といった抗パーキンソン病薬によって治療可能である．

1. **急性ジストニア**(acute dystonia)は，抗精神病薬を最初に服用後数時間以内に出現する．頸部に激痛が生じ，頭部が片側に曲がる．時に眼球上転を伴う．この副作用は痛みとともに恐怖感を伴い，緊急事態となり得る．
2. **アカシジア**(akathisia)は，古くからある抗精神病薬を開始して数日

後に現れることが一般的である．患者はひどく落ち着きがなく，じっと座っていられず，歩き回る．
3. 偽パーキンソン症状(pseudoparkinsonism)も，薬物療法を開始して間もなく生じる．患者は表情の減少(仮面様顔貌)，小股歩行，すくみ脚歩行，くつろいでいる時に手を膝の上に置いておくと前後に震えたりする．この振戦は，昔の薬剤師が丸薬を作る時の動作に似ていることから，丸薬丸め振戦(pill-rolling tremor)と呼ばれることがある．
4. 遅発性ジスキネジア(tardive dyskinesia)は，患者が古いタイプの抗精神病薬を数か月〜数年間使っていないと一般には生じない．典型的な遅発性ジスキネジアを呈している患者は，舌，顎，口唇を尖らせたり，噛んだり，舐めたりといった不随意運動が生じる．患者自身もこういった症状にまったく気づいていないこともしばしばである．これは消耗性の疾患ではないものの，見かけがよくない．遅発性ジスキネジアが深刻であるのは，とくに治療法がないからである．抗精神病薬をただちに中止しなければ，この副作用は持続性のものとなりかねないし，薬を中止したとしても相当長期間持続する．

症状を検討する

症状の検討にあたって，面接者が述べるリストの中の症状のどれが認められるかを患者に質問する．このリストには，身体のすべての臓器の症状が含まれている．この方法を使う根拠というのは，患者が自発的に記憶を呼び起こして面接者に話すよりも，面接者から質問されてから答えるほうが，患者がより多くの症状に気づくからである．

医学的症状を完全に検討するには時間がかかるし，精神科初回面接にはとくに関連があるとは言い難い．しかし，以下の点については質問する必要がある．

・食欲の変化：(重症のうつ病，神経性無食欲症，神経性大食症におい

第8章　個人および対人関係についての病歴

て認められる．過食や少食は早期小児期に始まるかもしれない）
- 習慣：喫煙などの日常的な習慣について質問するのを忘れがちである．
- 頭部外傷：交通事故，戦闘中の爆発，反復するスポーツ外傷など幅広い原因で起きる．その結果としての認知障害は，比較的短時間の脳震盪から，重症の神経認知障害（認知症）など多岐に及ぶ．
- 意識消失歴：意識消失，めまい，失神などは，認知障害や身体症状症を示唆する．
- けいれん：生物学的なけいれんもあれば，心理的なけいれんもある．症状について質問する．意識消失，尿便失禁，舌を噛む，前兆（けいれんが起きそうになる前触れや感覚を患者が覚える）はないか？
- 月経前不快気分障害（premenstrual dysphoric disorder）の症状：月経が始まる前に，持続的な怒り，不安的な気分，睡眠障害，倦怠感，緊張感，集中困難，体重増加などの身体症状が生じるかもしれない．月経前不快気分障害は，男性の面接者はしばしば見落としがちである．しかし，これは妊娠可能な年齢の女性ではきわめてよく認める障害であり，うつ病の症状をきたす可能性もある．

転換症状と身体化障害

　一般的な質問に加えて，精神保健の専門家（そして，実際には医療従事者はすべてこの問題について考える必要があるのだが）は，DSM-5で身体症状症および関連症群と呼ばれている，精神科患者ではきわめてよく認められる症状についてとくに注意して検討しておかなければならない．この慢性の疾患は，一般にティーンエイジャーや20代前半から始まるのだが，過去半世紀の間，さまざまな診断名をつけられ，多くの診断基準が提唱されてきた．付録Bの「身体化障害」(p. 427)で詳しく解説してある．

家族歴

　家族歴では，以下の3つの課題を達成しなければならない．(1)両親，兄弟姉妹，配偶者(あるいは重要な他者)および子どもについて簡潔に情報をまとめておく．(2)子ども時代や現在における親や家族との関係を調べる．(3)遠い親戚を含めて，親の家族に何らかの精神障害を認めないかを探る(家族に認める精神障害は遺伝的にも，あるいは環境的にも次代に伝わることを忘れてはならない)．

　患者の現在の家族について自由回答型の質問で始めるとよいだろう．

「あなたは配偶者(あるいは，子どもたち)とうまくやっていますか？」
「あなたの両親はどのような人ですか(でしたか)？」

　この方向に沿ってさらに調べる質問をしていくと，家族歴に関する最初の2つの質問に答えるのに役立つ．患者の小児期と成人期の家族の双方について患者がどのようにとらえているのかを理解するように努める．

　ここまでに面接者は，患者の職業，兄弟姉妹の年齢といった基本的な情報はすでに収集しているだろうが，患者がそのような人々と成人した後もどのような関係を保っているのかは知らないかもしれない．もしも関係が破綻しているならば，その原因を探っておく．破綻の原因は，家族のパーソナリティによるものかもしれないし，患者のパーソナリティかもしれない．

　患者の家族にどのような精神疾患を認めるかという点を探るには，はっきりと質問する必要がある．当然，面接者は患者の血縁関係にある人が同じような症状を抱えていないか知りたいと思うかもしれないが，探ろうとしていることを明らかにするには，その障害と家族の誰について知りたいのかを明確に定義しておく必要がある．

第8章　個人および対人関係についての病歴

「あなたの血縁関係にある人の中で何らかの神経障害や精神障害を持った人がいたかどうかを私は知りたいのです．『血縁関係にある人』とは，あなたの両親，兄弟姉妹，祖父母，おじおば，いとこ，甥，姪，子どものことです．このような人の中で，神経質だったり，神経衰弱に陥ったり，精神病や統合失調症，うつ病，薬物の問題やアルコール依存症，自殺や自殺未遂，非行，とくに原因不明のさまざまな身体的愁訴，精神科入院歴，逮捕や服役などを経験した人はいませんか？　家族の誰かがひどく風変わりだったり，奇妙だったり，気難しい性格だったりしませんか？」

このように話すと長くなるかもしれないが，こういった問題のリストをゆっくり読み上げて，患者に考える時間を与え，詳しく答えられるようにする．（たとえ，精神保健の専門家であっても）従姉のルイーズが統合失調症と診断されていたということが，その人がどこか具合が悪かったと正確に理解できる保証にはかならずしもならない．家族が診断を誤解している場合もあれば，臨床家が間違っている場合もあるだろう．ルイーズが病気になった時の年齢と彼女の症状がどのようなものであったかを探っていく．彼女はどのような治療を受けただろうか？　治療に対する反応はどのようなものだったか？　最終的な結果はどうだったか，慢性の病気であったか？　完全な回復を見たか？　彼女は再発しただろうか？

パーソナリティ傾向と障害

　パーソナリティ(personality)とは，ある個人を人間として規定している精神的，情緒的，行動的，社会的なすべての側面を統合したものと定義される．**性格**(character)はパーソナリティの同意語としてしばしば用いられる．個人が周囲の環境や自分自身をとらえ，考え，それに関連づける仕方がパーソナリティ傾向(personality trait)であり，長期間持続

し，一生にわたることが多い．パーソナリティ傾向(あるいは性格)は人生の最初の数か月で明らかになり，その後永続的に行動を形作り，しばしば加齢とともに顕著になる．これらのパターンは，友人，恋人，上司，同僚との関係を定めるばかりでなく，気楽な対人関係も規定することになる．

　パーソナリティの多くは表面には表れていないので，他者，あるいは本人にもそれほど明確にはとらえられていない．心理検査は，患者のパーソナリティの一部分を明らかにする手助けにはなるが，初回面接の際にはこの種の情報はおそらく手に入っていないだろう．面接者の印象は以下のようないくつかの情報源によるものであることが多い．

・患者の自己評価
・患者についてよく知っている人との面接〔第 15 章(p. 273)参照〕
・他者との関係，態度，行動についての情報
・初回面接中に観察された患者の態度

患者の自己評価

　精神障害を発病する前の患者のパーソナリティの特徴について把握する．これは**病前パーソナリティ**(premorbid personality)と呼ばれることがある．以下に挙げる自由回答型の質問が病前パーソナリティを評価するのに役立つだろう．

「あなた自身について説明してください」

このような自由回答型の質問に対して「どういう意味ですか？」という答えが戻ってきたら，以下のような追加の質問をするとよいだろう．

「あなたはいつもはどのような人ですか？」(自尊心が低いか，高いかを示唆する答えや，面接者がすでに知っていることと矛盾するような反応にとくに注意を払う)

第8章　個人および対人関係についての病歴

「あなたは自分のどこが一番好きですか？」
「あなたはいつもはどのような気分ですか？」
「あなたはどのようなティーンエイジャーでしたか？」

　生涯にわたる行動パターンの情報にとくに注意を払う．患者は何かをほのめかすような言葉を使うかもしれない．

「記憶している限りでは，すぐに友達ができました」
「この病気になるまでは，ずっと陽気な人間でした」

　ここに挙げた2つの例は，一般的に対人関係が良好であったことを示す行動や態度を表している．実際のところ，パーソナリティを評価する際に，その弱さばかりではなく，同様に，強さにも焦点を当てることが重要である．たとえば，あなたは患者の知能をどのように言い表すだろうか？　これまでに成功してきたことは？　対処技能は？　サポートシステムは？　そして，趣味や他の関心事についての情報も追加の情報を得る手助けとなる〔前述「趣味と関心」の項(p. 120)参照〕．
　精神症状を探ろうとすることに熱心になりすぎて，病前のパーソナリティが持つ予後判定の能力を過小評価することになってはならない．肯定的なパーソナリティ傾向というのは，患者が現在の病気に容易に打ち負かされないことや，病気から一度回復すれば良好な社会的サポートを得られ，結局，心の健康を回復する確率が高いことを示している．
　一般的に肯定的な面を考慮したパーソナリティの特徴のリストを以下に挙げておく．

人当たりがよい	信頼できる
魅力的	寛大
陽気	自立心に富む
自信に満ちている	好奇心が強い
良心的	率直
楽観的	くつろいだ

| 社交的 | 安定している |
| 時間を厳守する | 人を疑わない |

精神科初回面接では，不適応や対人葛藤の一生にわたるパターンにしばしば出会う．患者の自己評価の典型例をいくつか以下に挙げる．

「私は常に不安で，緊張していました．ある種のうつ病です」
「私は人生でいつも孤独でした」
「人間は皆ひどく悪い．私は人間嫌いだ．他の人々も私のことを嫌っている」
「私は酒を飲まない限り，人と一緒にいて気楽に感じたことが一度もない」
「私はこれまでに自分が希望するようにうまくいったことが一度もない」
「記憶している限り，私はどのような犠牲を払ってでも，他人との争いを避けてきた」

否定的なパーソナリティの傾向の例を以下にいくつか挙げておく．

攻撃的	受動的
不安	完璧主義
支配的	移り気
細かすぎる	衝動的
陰気	喧嘩早い
わざとらしい	恨む
内気	頑固
イライラしている	自己中心的
妬む	疑い深い
神経質	内気
緊張が強い	心配性
興奮しやすい	

第8章 個人および対人関係についての病歴

 肯定的,否定的,そのどちらにも該当する可能性のある他の傾向のいくつかを以下に挙げておく.

自己主張的	敏感
細心	深刻
控えめ	

他者との関係

 一度限りの面接だと,パーソナリティを評価するのは難しいだろう.自己評価を歪める精神科患者もいて,面接者が得た患者の像はひどく暗いものであったり,あるいは過度に楽観的であったりしかねない.しかし,患者の自己評価ばかりでなく,他者が患者をどのように見ていたかをとらえようとすることで,重要な情報が得られるだろう.

「あなたがどのような状況に向きあうのが苦手だと他の人々は考えていますか?」
「あなたはどの程度うまく癲癇をコントロールできますか?」
「あなたが[アルコール,薬物,癲癇といった]問題を抱えていると家族の誰かは考えていますか?」

 患者は他者に対してどのような意見や偏見を抱いているだろうか? 次のような質問をする.

「あなたは上司に対してどのように感じていますか?」
「奥さんはあなたの期待通りに支えてくれますか?」
「あなたは我慢できないような人や,特定のタイプの人がいますか?」

 私は普通はしないが,「なぜ~?」で始まる質問をすることで,患者の動機づけや他者との関係のあり方を整理するのに役立つことがある.

「お兄さんがお母さんと同居したいとなぜあなたは考えるのですか？」
「あなたはパートナーとうまくやっていけないと話しましたが，それはなぜですか？」

　パーソナリティの傾向をより客観的に示すのは，患者自身，そして情報を提供してくれる他者から明らかにされた病歴である．たとえば，職歴からは，患者が職業倫理をどれくらい遵守するのかがわかる．最初に職を得た時の年齢，転職の回数，雇用形態（時々働いたか，長期的に雇用されていたか？），アルバイトでの仕事振りなどについての情報を得ておく．結婚歴からは，患者の誠実さや配偶者と関係を築く能力などがわかる．病歴を通じて，患者がさまざまなストレッサーにどのように反応してきたかについての具体例を入手できる．

　あなたが見聞きした情報を額面通りに受け入れるのではなく，すでによく知っている患者の行動に照らし合わせてこの情報をすべて評価してみよう．たとえば，兄弟の中で患者が父親のお気に入りだったと聞いていたとするならば，それは上司にも同様の好意を抱かせて，昇進に有利に働くかもしれない．こういった意見は，患者が自分のことを率直で信頼できる人物だと主張することと一致しているだろうか？

観察された行動

　面接中に観察された患者の行動が重要なパーソナリティ傾向を明らかにしているかもしれない．面接の状況であなたが期待した以上のことを感じさせるような行動や意見に注意を払う．たとえば，患者が以下のような行動を示すかもしれない．

・欠伸をする，前屈みに座る，部屋を見回す，その他興味のなさそうな態度を取る
・あなたの机の上から何かを取り上げて，個人的な空間を犯す
・休憩を取って，煙草を吸わせてほしいと言ってくる
・面接者のセラピストとしての資格について繰り返し質問する

第 8 章　個人および対人関係についての病歴

・面接者の服装や髪型を批判する
・きつい言葉を使って，ある人種や宗教団体に対する偏見を表す
・面接者が述べたことに反論しようとする
・性的関係，身体的暴力，違法行為，物質使用といった一般には隠そうとするようなことを自慢気に話す

パーソナリティ障害の診断

　前述した行動のどれも，実際のパーソナリティの病理を見きわめるための決定的な鍵とはならない．しかし，病歴の情報と総合してみると，これらの行動はパーソナリティ障害を示唆しているかもしれない．性格傾向が非常に柔軟性に欠けていて，人生の要求に適応できず，社会生活，職場，他の領域における個人の機能に極度の苦悩や障害をもたらしている場合に初めて，パーソナリティ障害の診断が下される．
　パーソナリティ障害は病気ではないのだが，長期にわたる行動パターンが患者自身や他者に問題を引き起こす．それはしばしば小児期に始まり，環境的影響や患者の遺伝的傾向によって影響を受ける．その両者が複雑に関連しあっている場合もある．
　パーソナリティ障害の診断は，自己の機能（自身の**アイデンティティ**や**自己の方向性**を定める能力）や他者との機能（他者への**共感**や**親密さ**）に生じた問題による．病的なパーソナリティ傾向は生涯にわたり持続し，患者と患者に関わる人々に影響を及ぼす．
　パーソナリティ障害の外観を示すために，私が数十年にわたって診てきたそのうちのいくつかを簡潔に挙げておく．＊が付けられた 6 種の例は，他よりも妥当性が高いとみなされてきた．付録 B でパーソナリティ障害について詳しく解説してある（p. 429 参照）．

　反社会性（antisocial）パーソナリティ障害＊：無責任で，しばしば犯罪行為に及ぶ傾向は小児期や早期思春期に始まる．小児期の病的行動には，無断欠席，家出，残虐性，喧嘩，破壊性，虚言，窃盗，強盗などがある．成人してからは，負債，家族の扶養義務を怠る，結婚関係を保て

133

ない，このような行為に対して後悔の念を抱かないといった特徴を認める．

　回避性(avoidant)パーソナリティ障害*：ひどく内気で，他者からの批判に傷つきやすいため，他者との関係を避けようとする．自分が馬鹿げて見えるかもしれない感情を表したり，意見を述べたりして，恥ずかしい目に遭うことを極端に避ける．親しい友達はおらず，いつもと同じ自分の殻を破って何かをすると，起きるのではないかと予想される危険を極度に恐れる．

　境界性(borderline)パーソナリティ障害*：衝動的で，繰り返し自殺をほのめかしたり，自殺企図に及んだりする．感情は不安定であり，しばしば極度の，不適切な怒りを表す．空虚で，退屈していて，必死になって見捨てられることを避けようとする．自分が誰であるか強い不全感を抱き，安定した対人関係を保てない．

　依存性(dependent)パーソナリティ障害：計画を始めるとか，自力で決断を下すのがあまりにも難しくて，他者が間違っているかもしれない場合でも同意してしまうことすらある．見捨てられる恐怖にしばしば囚われていて，ひとりでいる時には無力に感じたり，関係が終わった時にはひどくみじめに感じたりする．他者からの批判に傷つきやすく，他者の関心を引こうとするあまりに不快な課題でも進んで引き受けたりする．

　演技性(histrionic)パーソナリティ障害：極端に感情的で，漠然としていて，周囲の注意を自分に向けさせようとして，自分が魅力的であることについて常に保証を求める．自己中心的で，性的に誘惑しようとすることもあるだろう．

　自己愛性(narcissistic)パーソナリティ障害*：自分が重要な人物であると感じ，嫉妬，自分が成功するのだという空想，自分の問題が独特であるということをあれこれと考えることに囚われている．自分が独特な存在であると確信し，他者への共感を欠くために，他者を自己の利益のために利用しようとする．他者からの批判を頑なに拒み，自己に対する注目と賞賛を常に必要とする．

第8章 個人および対人関係についての病歴

　強迫性(obsessive-compulsive)パーソナリティ障害*：完全主義と融通のなさが特徴である．しばしば仕事中毒で，決断できず，ひどく細かい点に拘る．他者も自分と同じように行動することを主張する．感情を表現するのが苦手で，寛容さがなく，もはや必要としないものでも捨てることに抵抗を示す傾向がある．

　妄想性(paranoid)パーソナリティ障害：他者から威嚇されることや侮辱されることを恐れている．他者の行動は自分の恐れを確認しているように思える．容易に攻撃的になり，なかなか他者を許そうという態度にはなれない．親友と呼べるような人はほとんどおらず，他者からの信頼を疑い，他愛のない言葉に隠された意味を読み取ろうとする傾向がある．

　シゾイド(schizoid)パーソナリティ障害：対人関係にほとんど関心を示さず，感情を表すことも少なく，他者からの批判や賞賛に無関心に見える．孤独に過ごしがちで，（セックスも含めて）親密な関係を避ける．

　統合失調型(schizotypal)パーソナリティ障害*：対人関係があまりにも難しく，その行動は他者には奇妙で，変わっていると見えてしまう．親友もおらず，対人場面は居心地が悪く感じる．猜疑的で，奇妙な認識や思考をして，話し振りも風変わりで，場にそぐわないような感情表出をする．

　パーソナリティ障害についてのこのような描写について考えるにあたって，いくつかの点を念頭に置く必要がある．第1に，多くの人々，おそらく患者の大多数は，パーソナリティ障害によって引き起こされたわけではない苦悩に満ちた対人的な問題を抱えている．横暴な上司が職場で問題を起こしていたり，精神病の妻が結婚に破綻をきたしていたりするかもしれない．慢性の精神病のために，患者は家族と疎遠になっているのかもしれない．あるいは，毎日，子どもたちが違法な薬物に手を出し，株式市場の暴落のためにすっかり預金を失ってしまったのかもしれない．私がここで言いたいのは，人々が直面する多くの問題（助力を求めて，精神保健の専門家のもとを受診することになった問題）は，日々の経験という視点を通して検討しなければならないということであ

135

る．こういった問題は，しばしば無視されている，ごく日常的な正常の問題の延長線上にある．

　また，行動のパターンが，気分障害，物質乱用，身体疾患などの主要な健康上の問題から引き起こされているわけではないことを確認しておく必要もある．病歴の完全な聴取と，評価の情報収集段階において他の精神や行動のシステムについて質問することによって，この種の過ちを犯さないようにすべきである．

　私たちが忘れてはならない最後の点は，たとえどれほど慎重かつ徹底的に行ったところで，たった1回の面接には限界があるということである．とくにパーソナリティ障害では，一人ひとりの患者との関係が深まっていき，情報が十分に入手できて初めて，その診断を下すことが可能になる．

第 **9** 章

デリケートな話題

Sensitive Subjects

　ある特定のデリケートな話題を取り上げようとするのがとても難しいことがある．その話題そのものはきわめて明白なものであるのだが，セックス，物質使用，暴力，自殺行動といったデリケートな問題を社会はきわめて個人的なものとみなす傾向が強い．そのため，このような話題が個人の自尊心や安全感を脅かす可能性がある．結局，患者は自責や恥辱の念を抱くかもしれず，面接者も一生にわたる習慣，個人的な疑惑，先入観について尋ねられなくなってしまうのだろう．

　臨床面接において，人間の交流の中で何が受け入れられるかを根本から見直してみることが役立つと私は考える．患者の役割としては，一般的にきわめて個人的であると考えられている話題に疑問を感じて，たとえ親友に対しても打ち明けていない情報であっても，あまりよく知らない臨床家に率直に話すことが期待される．一方，臨床家は他の状況では探りたいとは考えない話題を取り上げるように努力しなければならない．

　このような話題はどの面接者にとっても臨床的に重要であるので，もしも患者が自発的にその点について話さないならば，面接者のほうからそれを切り出す必要がある．面接者は患者についてもう少しよく知ってから，こういったデリケートな話題を取り上げようと思うかもしれないが，最後の最後まで先延ばしにしてはならない．時間が尽きても，それ

でもまだ取り上げなければならない重要な問題が残ってしまうかもしれない．このような領域について無視するような面接者は，かならず深刻な臨床的過ちを犯すことになる．

自殺行動

　自殺行動については絶対に質問するのを忘れてはならない．面接中に死や自殺の願望がまったくほのめかされなかったとしても，この決まりは守るべきである．この決まりを破ると，あまりにも恥ずかしいと考えてこの点について自発的に話せない患者の生命を脅かす潜在的な願望や行動を無視してしまうという危険を冒すことになる．大多数の精神科患者は自殺しないのだが，ほとんどすべての精神科診断を受けた患者は一般人口よりもある程度は自殺の危険が高いことを示している．

　自殺行動について質問すると，面接者自身がどこか居心地の悪さを感じるかもしれない．このような話題を取り上げると，患者の心に自殺願望を植えつけてしまうのではないかと，面接の初心者は心配することもある．実際には，自殺の危険が非常に高い人というのは，誰かがこの点について質問するはるか前にすでに自殺について考えている．真の危険は，このことについて十分早い時期に質問しないことである．場合によっては，患者が実際に非常に重症であることを面接者が気づくのが遅れてしまうかもしれない．

　患者からこの話題を出してきたら，面接者はある程度安心して話を進められるだろう．このようにいかない場合には，面接者のほうからこの話題を取り上げることが非常に重要である．患者があまりにも居心地が悪そうに見えなければ，面接者がこういった質問をする際に詫びたり，言い訳を述べたりする必要はない．ほとんどの患者は面接者と同じようにとくに不安を感じていたりはしないものである．

　精神科面接という状況では，次のように率直に質問してまったく構わない．

第9章 デリケートな話題

「あなたはこれまでに自分の体を傷つけたり，自殺をしようと考えたりしたことがありますか？」

　もしもその答えが「いいえ」であり，それが患者の最近の気分や行動に一致していると思われるようであるならば，それを事実だと受け入れて，他の話題に移っていけばよい．もしも反応が曖昧であって，躊躇しているように見えたり，突然視線を落としたりといった具合に，ボディランゲージで何かをほのめかしているようであるならば，さらに質問をしてこの件について探っていく必要がある．自殺企図に及んだ人の10%以上が結果的に自殺で死亡しており，最初の自殺企図後数十年にわたって自殺の危険が続くことを明らかにしている研究さえある．
　もちろん，ラポールを損なわないように注意すべきである．もしも質問によって不快な感じが増すようならば(例：答えに時間がかかる，涙ぐむ)，患者の苦しみに対して次のように言葉をかける必要があるかもしれない．

「あなたがとても悲しそうに見えるので，この話題を続けるのがつらいです．しかし，私はどうしてもそれを話題にしなければならないと本当に感じています」

自殺未遂に及んだ人や，暴力的になりそうな人に対しては，次のように声をかけることができるだろう．

「最近の経験をお聞きすると，あなたがまた自殺を図ろうとするのではないかと心配になります．何かが起きて，何らかの形であなたに影響を及ぼすようになったのですか？」

「自殺」という単語を使わないほうが患者はありのままの気持ちを表すと信じている臨床家もいる．これは私にはややこじつけめいているように思えるのだが，次のように，徐々にはっきりとした質問をしていくこ

139

とによって，目標に少しずつ向かっていくことも可能である．

1. 「あなたはとても気が滅入るような考えに襲われたことがありますか？」
2. 「こういった考えはとても絶望的なものでしたか？」
3. 「あなたは死んでしまったほうがよいと思ったことがありますか？」
4. 「あなたは自分の身体を傷つけようと考えたことがありますか？」
5. 「あなたは命を絶とうとする計画を立てたことがありますか？」
6. 「あなたはそれを実行に移そうとしたことがありますか？」

　このような質問に対する答えが「はい」であるならば，さらに以下のような適切な，自由回答型の質問をしていく．

「その点について少し詳しく話してくださいませんか？」
「何がその時に起きましたか？」

　自殺企図が今回の件よりも前(ずいぶん前のこともある)に起きていたとすると，記憶は曖昧かもしれない．しかし，以前の自殺未遂についてできる限り多くの情報を得ておく．このような情報は，(1)患者が次に何をするかを予測し，(2)面接者がどのような行為を起こすべきか評価する手助けとなる．以下のような質問に対する答えを得ておく．

- これまでに自殺企図が何回あったか？
- いつ起きたか？
- 患者はその時にどこにいたか？
- 患者の気分はその時にどのようなものであったか？
- 自殺企図に使われた手段は何だったか？
- 薬物やアルコールの影響下で自殺企図が起きていたか(もしもそうならば，患者が素面(しらふ)の時に自殺企図に及んだことはなかったか？)？

第 9 章　デリケートな話題

- 患者にはその時に他の精神症状はなかったか(物質使用以外に，とくにうつ病や精神病について調べておく必要がある)？
- どのようなストレッサーが自殺行動を引き起こしたのか(別居，離婚，愛する人の死，失業，退職といった喪失体験について調べる．しかし，患者，友人，家族の人生で困惑させられるような出来事が契機となることもある)？
- なぜ患者は過去に自殺をしないで済んだのだろうか(家族への思いか？　宗教的な信条か？)？
- 自殺企図はどの程度深刻であったのか？

　既遂自殺に終わる可能性の高い人の特徴とは，典型的には，高齢，白人，未婚，失業，多量飲酒，うつ病，精神病といった問題を抱えた身体疾患のある男性とされてきたが，このような特徴があまり(あるいは，まったく)ないからといって，患者が自傷行為に及ばないとは断定できない．また，患者との間の「自殺しないという契約」(no-suicide contract)に頼ることもできない．この効果は単に面接者自身の不安を和らげるだけのものであるだろう．

身体的および心理的重症度
　自殺未遂の深刻度を次の 2 つの方法のいずれかで判断することができる．(1)自殺未遂は身体的にどの程度の影響をもたらしたのか？(2)患者の死の意図はどれくらい強かったのか？　身体的あるいは心理的に深刻な自殺未遂は，将来，患者が自殺で命を落とす可能性を高める．新患の自殺の可能性を評価する際には，この指針を念頭に置いておくべきである．
　身体的に深刻な害をもたらす(あるいは，その可能性がある)ならば，自殺未遂は身体的に重症である．この基準によれば，頸静脈の切断，深昏睡，胸部に銃弾を撃ちこむといったことは身体的に深刻な自殺未遂と言えるだろう．昏睡に至る前に胃洗浄が実施されたとしても，三環系抗うつ薬を 100 錠服用することも身体的に深刻な自殺未遂とみなされる．

ただちに治療しなければ，その半分の量の三環系抗うつ薬でも命を落とす可能性が高い．

　この正反対として，死はおろか，いかなる深刻な後遺症も残す可能性が低い自殺企図もある．手首を浅く切るとか，アスピリンを4～5錠のむといった行為である．「ジェスチャー」などと呼ばれることのあるこういった行為は，患者には死ぬこと以外の他の何らかの目的があったことを示唆している．この判断を下すには，身体的意味合いについてはひとまず棚上げしておいて，自殺企図の背後にある死の意図について探るために，心理的な重症度について考えてみる．純粋な死の願望はあったのか，それとも救いを求める叫びであったのか？　自殺未遂の動機の可能性としていくつかの例を以下に挙げておく．

・純粋な死の願望
・救いを求める願望
・耐えがたい状況からの逃亡
・精神的悩みからの救済
・他者の態度や行動に影響を及ぼそうとする試み

　心理的に深刻な自殺企図に及んだ人の多くがはっきりと自分の感情を述べる．

「自殺できなくて，残念です」
「私はまたやる」

　それほどはっきりしていなかったり，おそらく両価的な人もいる．そこで面接者は次のように質問しなければならない．

「薬をたくさん飲んだ（あるいは，それ以外の行為の）結果，あなたは何が起きると考えていましたか？」

第9章 デリケートな話題

患者によっては，その行動から意図を推量するのがもっともよいかもしれない．仮名でホテルの一室にひとりで宿泊していて，そこで自殺を図った患者は，配偶者が帰ってくるはずの時間の直前に自宅で自殺を図った人に比べて，自己破壊の危険は明らかに高い．

意図についての心理的重症度を判定するのに役立つ他のいくつかの質問を挙げておこう．

「あなたは衝動的に自殺を図ろうとしたのですか，それとも長いこと計画していたのですか？」 計画して，準備していたことは，より深刻な自殺企図と一般的には関連している

「自殺を図る前に，あなたは遺言を書いたり，遺言を書き換えたり，自分の持ち物を誰かにあげてしまったり，生命保険を解約したりしましたか？」 こういった行動のどれもが深刻な計画があったことを示唆している

「あなたは遺書を書きましたか？」 計画していたことの証拠

「自殺を図ろうとした時に，誰かがそばにいましたか？」 答えが「はい」ならば，患者は救われるような手配をしていたことを示唆している

「自殺を図った後，あなたは何をしましたか？」（じっと横たわったまま，死を待っていたか？ 助けを呼んだか？ 自殺予防の電話相談に連絡したか？） 何も行動を起こさなかったら，警戒すべきである

「救われた時に，あなたはどのように感じましたか？」「腹が立った」は「ホッとした」よりも深刻度が強い

以前の自殺願望や自殺企図についてわかっていることと，患者のこの点についての現在の考えを比較してみる必要がある．これから数時間から数日間後に，死に至る可能性のある考えや計画について調べておくことは非常に重要である．

「あなたは最近自殺したくなったと感じたことがありますか？」

「あなたはそのことについてどう考えましたか？」
「あなたは自殺の計画を立てていましたか？」
(もしもそうならば)「どのような計画でしたか？」
「あなたはその計画を実行に移しそうですか？」
「なぜこれまで自殺を思いとどまったのですか？」
「いつ自殺が起きてしまいそうですか？」
「自殺が他の人々にどのような影響を及ぼすと思いますか？」
「あなたには何か生きている理由を感じますか？」
「自殺がそれほど魅力的でなくなるようにしてくれる何かがありますか？」
「あなたは銃を持っていますか？　あるいは，銃を手に入れられる状況にありますか？」（銃を用いた自殺企図のうち，85%が死亡する．薬物を用いた自殺企図では，2%が死亡するだけである）

　一般的に，自殺企図について表現する時に，**他者を操作する**(manipulative)という単語を私は使わないようにしている．ひとつの理由として，自殺未遂に及ぶ(あるいは既遂自殺に終わる)患者のほとんどは自己の行動に対して何らかの程度には両価的であり，ほとんどの自殺企図は純粋な死の意図と救いを求める叫びの双方をさまざまな程度で含んでいる．さらに重要な点は，**他者を操作する**という単語のために，もっとも警戒すべき時に，臨床家も家族も警戒を弱めてしまいかねないからである．

　有害だと考えられる現在のいかなる自殺願望や計画に対してもただちに行動を起こす必要がある．もしもあなたが研修生であるならば，すぐに主治医に連絡し，患者の自殺願望や計画について完全に報告すべきである．たとえ，あなたがこのようにすることで，守秘義務や，守秘義務の約束を破ることになったとしても，これは必要不可欠である．自殺や他の自傷他害を予防することは，医療の専門家すべてにとっての完全な義務である．この義務を効果的に遂行するには，患者と出会ったすべての臨床家が重要な情報を自信を持って互いに共有すべきである．患者や

第9章　デリケートな話題

周囲の人々の安全を確保するために，守秘義務を破らなければならなかったとしても，あなたの行為に対して大多数の患者はあなたを非難することはないだろう．実際のところ，ほとんどの患者は後に，そのような命を救う「裏切り」に感謝の念を覚えるものである．

暴力とその予防

　他者に対する暴力は比較的稀であるのだが，その意味合いは患者自身や被害者になり得る人にとって非常に深刻であるので，自殺行動と同様に，暴力についても把握しておくことは少なくとも重要である．現在の考えだけでなく，過去における暴力的な思考や行動についても評価しておく必要があることを忘れてはならない．そこで，この種の質問としては，「あなたはこれまでに誰かを傷つけようと思ったことがありますか？」といったものになるだろう．

　逮捕や服役といった法的な問題を抱えたことがあると患者が認めたならば，あなたは当然，暴力についても質問していかなければならない．暴力の多くは家庭内で起きるので，患者が離婚したとか，結婚に問題を抱えていたとか知った時こそが，この質問をする絶好の時である（患者が家庭内でパートナーから受けたかもしれない殴打や他の不適切な取り扱いについてもかならず把握する）．

　自然にこの種の質問をする状況とならない場合には，面接者のほうからこの話題を取り上げる必要がある．自傷と同様に，少しずつ掘り下げていくことができるだろう．

1. 「あなたは自制できないような怒りの感情を抱いたことがありますか？」
2. 「あなたは他の人を傷つけようと考えたことがありますか？」
3. 「あなたは衝動を抑えるのが難しかったことがありますか？」
4. 「あなたは大人になってから喧嘩に巻きこまれたことがあります

か？」
5.「あなたは怒りに満ちて武器を振り回したことがありますか？」
6.「あなたは喧嘩や他の暴力行為のために逮捕されたことがありますか？」

　以上の質問に肯定的な答えが戻ってきたら，さらに次のように質問していく．

「どのような状況で暴力的な考えや行動が起きましたか？」
「いつそれが起きましたか？」
「誰がそれに巻き込まれましたか？」
「あなたはこのことをどう感じましたか？」
「あなたの行動は物質の使用と関係していましたか？」
「他の人への影響はどのようなものでしたか？」
「その結果，あなたに何が起きましたか？」
「あなたは逮捕されましたか？」
「あなたは有罪の宣告を受けましたか？」
「あなたの刑期は何年でしたか？」

　自分が迫害されていると考えている患者を面接している際に，「あなたは誰かを傷つけようと考えたことがありますか？」というような一般的な質問をしても，ほとんど反応が得られないかもしれないと，Phillip Resnick は指摘している．というのも，このような人物は通常の状況では，実際にそのような考えを抱いていないからだという．しかし，自分を迫害すると思いこんでいる人と対決するかもしれないといった状況に直面すると，陰に潜んでいた感情が湧きあがってくる可能性がある．そこで，「たとえば，FBI の捜査官（あるいは，義兄）が自宅の前に自動車を停めて，あなたの玄関のベルを鳴らしたと考えてみてください．その時，あなたは何をするでしょうか？」と質問してみる．その答えは，患者の敵意が潜在的にどのように表されるかを示すかもしれない．

第9章 デリケートな話題

いずれの状況でも，患者の暴力的な思考や行動の背後に何が存在していて，何がそのような気分を引き起こしているのか理解しようとすべきである．たとえば，以下のような点を探っていく．

- 怒り：患者の自動車を傷つけた運転手への怒り
- 抑うつ：遺伝的な影響と深酒で引き起こされた抑うつ
- 嫉妬：副社長に昇進し，誰からも羨ましがられている同僚に対する嫉妬
- 不満：患者がすでに納税を済ませた件に対して，国税庁が納税請求を送り続けてくることに対する不満
- 貪欲：莫大な不動産を相続する可能性が出てきた時の欲深さ
- 憎悪：前妻に向けられた憎しみ
- 復讐：妹を刺殺した犯人への復讐

経験豊富な臨床家も例外ではないが，暴力的になる可能性のある患者を面接する者は誰もが，他のことを無視してまで，関連の情報を得ようとして必死になるものである．しかし，第1の原則は個人の安全を守ることである．私はすべての人について警告するつもりはなく，その危険が小さい患者もいる．ただし，この1年間で，患者から脅されたり，襲われたりした経験のある精神保健の専門家は半数以上に上ると，ある調査は明らかにしている．かなり前のことだが，私も非常に暴力的な患者の標的になり，二度とそのようなことが起きないようにするのにひどく苦労したことがあった．要するに，次のような点を守るべきである．

1. 仕事をしている部屋から逃げるルートを確保しておく．これは，あなたと出口の間に何も置かないようにしておくという意味である．
2. すぐ近くに誰かにいてもらい，警報などにただちに気づくことができるようにしておく．
3. 患者がこれまでに暴力に及んだことがある場合には，とくに注意する．暴力行為の常習率はきわめて高い．抗精神病薬を服用している患

147

者ではとくに危険が高いが，服用していない患者ではその限りではない．
4. 差し迫った行動を示唆するような，声(上ずった調子，テンポ)，言葉(脅迫，侮辱)，ボディランゲージ(眉をひそめる，落ち着きがない，拳を固く握る)に注意を払う．
5. 危険を感じたら，すぐに行動を起こす．いつものように患者をなだめようといった対応はしない(患者に少し近づいたり，安心させるために患者に触れたりしない)．その代わりに，「スミスさん，私は立ち上がって，ドアのほうに歩いていきます」とこれからしようとしていることを穏やかに告げる．言葉に出して面接者が取ろうとしている行動について告げることによって，患者が驚いて，突然の行動に出ることを防ぐ．そして，面接者は言葉通りの行動に移る．
6. あなたが部屋を出たら，他のスタッフ，ビルの保安係，警察など，近くの人に助けを求める．

あなたのオフィスに関して，どのような入院および外来施設にも訓練に基づいた，一連の緊急対応の手順があるはずである．たとえば，誰が緊急電話通報をするか，誰が警報を鳴らした人のところに急行するか，状況に応じてごく普通に威嚇しないような方法で力を示すにはどのようにすべきかといった点について詳しく決められているはずである．

物質の誤用

少なくとも米国人の成人 13 人に 1 人は，物質の誤用の問題がある．この率は，精神科患者の間ではより高く，おそらく 25% に上り，特殊なクリニックの患者ではさらに高率である．物質の誤用の何らかの経験は，米国のティーンエイジャーにとってほとんど通過儀礼にさえなっている．物質の誤用はごく普通にあり，患者や周りの人々に及ぼす影響がきわめて大きいので，性別，年齢，主訴が何であれ，いかなる精神科患

第 9 章　デリケートな話題

者の初回面接でも取り上げておく必要がある．

アルコール

　精神保健の専門家や，アルコホーリクス・アノニマスのような 12 段階の手法を用いる組織がさかんに教育してきたにもかかわらず，物質の誤用は道徳的な欠陥であると考える人が今でも多い．その結果，患者も面接者もこの件について話し合うのが難しい．おそらく，自然な形でこの問題を取り上げるとよいだろう．たとえば，家族歴などから入っていくこともできるだろう．

> 患者：母の飲酒のために，私の子ども時代がほとんど台無しにされたことが，先生にはわかっていただけるでしょう．
> 面接者：たしかに，とても大変だったでしょうね．あなた自身はどうですか？　あなたもお酒を飲みますか？

　この面接者が行ったように，話の流れを変えるのが難しい時には，新たな件について質問していく．小児期の病歴を引き出すようにして，後に，患者が家族歴について何を言うのかという点に戻っていくこともできるだろう．

> 面接者：数分前に，あなたはお母さんが飲酒していたと話していました．そこで，ふと思ったのですが，あなた自身も深酒をしたことがありますか？

　患者が薬物やアルコールの使用について話題しないのであれば，あなたが率先して話題にすべきだろう．アルコールは他の物質よりも社会的に許容されているので，患者に恥ずかしい思いをさせることなく，アルコールについて質問できる．患者が過度の飲酒をしてきたならば，アルコールが偏見を減らすという思いこみがあると考えてもまず正しいだろう．患者がどれくらいの頻度で，どれくらいの量を飲むのか明らかにし

149

ていく．

「今度は，あなたの習慣について少し知りたいと思います．第1に，平均的な月で，最低1杯は飲酒する日が何日ありますか？」

月に何日かと，この質問は正確な答えを求めている点に注目してほしい．「あまりたくさんではありません」とか「パーティの時だけです」といった漠然とした答えを求めてはいない〔次のような飲料にはほぼ同量のアルコールが含まれている．12オンス（約355 mL）のビール，6オンス（約177 mL）のグラス1杯のワイン，1オンス（約30 mL）のショット・グラス1杯の40度のハード・リキュール〕．
　さらに，次のような質問をする．

「最低1杯は飲むという場合，あなたは平均1日何杯飲みますか？」

　1日に何杯，そして月に何日という，2つの数字から，患者が月に平均してどのくらい飲酒しているかを計算できる．面接を重ねていくと，どれが一般的で，どれが過度かという感覚がつかめるようになる．月に60杯以上（1日に平均2杯）で要注意であるし，100杯以上ならば通常をはるかに超えている．しかし，60杯以下であったとしても，その多くを数日で飲んでしまうのならば問題飲酒の可能性がある．過飲は物質誤用でしばしば認めるパターンのひとつである．
　患者が最近は深酒をしていないと言うのならば，過去にどの程度飲酒していたのかについて調べていく．患者は生涯にわたって禁酒してきたのか，それとも最近になって禁酒したのだろうか（「酒に触れてもいない」というのは，「私は日曜日から飲んでいない．朝食の時に飲んだだけだ」という意味かもしれない）？　そこで，次のように質問する．

「あなたのこれまでの人生で，今よりもたくさん飲酒した時期がありましたか？」

第9章 デリケートな話題

月に何日飲酒し，1日にどのくらい飲み，禁酒をした理由について情報を得る．

アルコール依存症（DSM-5では現在，アルコール使用障害と呼ぶ）は，その結果によって定義される状態である．消費量は重要なヒントとなるが，飲酒が個人に及ぼす影響や，その人が他者に及ぼした影響によって，診断自体は下される．したがって，患者がこれまでに飲酒の問題があったことを否定したとしても，あなたは飲酒の結果についていくつかの範囲の質問をする必要がある．

身体的問題について，以下の質問をする．

「飲酒のために，肝臓障害，嘔吐，その他の医学的問題が起きましたか？」
「健康のために禁酒するように言われたことがありますか？ そして，あなたは禁酒しましたか？」
「あなたはブラックアウトになったことがありますか？ これは飲酒した翌朝，前の晩に何が起きたか覚えていないという意味です」（この質問で示してあるように，**ブラックアウト**という単語の定義を明らかに示しておく．術語を知らない患者もいるからである）

アルコール（あるいは，いかなる物質）使用障害の診断基準のひとつとして，患者の意図以上に飲んでしまうという点がある．この点について評価するのが難しいことがある．それはとくにティーンエイジャーに当てはまる．彼らは自分の限界量を定めることを知らず，アルコールがもたらす効果のために飲んでいる．そこで，**コントロールの喪失**について，次のように質問する．

「あなたはこれまでに禁酒しようとしたことがありますか？」
「たとえば，『午後4時までは決して飲まない』などと，あなたは飲酒について決まりを作ったことがありますか？」
「あなたは一気飲みをしたことがありますか？」

「あなたは一度飲み始めると，なかなか止められないですか？」

個人的および対人的問題について，以下の質問をする．

「あなたは自分があまりにもたくさん飲むことについて，時々自分を責めるように感じることがありますか？」
「あなたは酩酊していて，喧嘩になったことがありますか？」
「飲酒のために，離婚や他の深刻な家庭の問題となったことがありますか？」
「飲酒のために友人を失ったことがありますか？」

職業上の問題について，以下の質問をする．

「あなたは飲酒のために欠勤したことがありますか？　遅刻したことは？」
「あなたは飲酒のために失業したことがありますか？」

法的問題について，以下の質問をする．

「あなたはアルコールに関連した行動のために逮捕されたことがありますか？」
「あなたは飲酒運転のために逮捕されたことがありますか？」(もしも逮捕されたことがあれば，法廷で何が起きたかを調べる)
「あなたは飲酒運転のために事故を起こしたことがありますか？」

経済的問題について，以下の質問をする．

「あなたは食べ物を買うためのお金を使って酒を買ったことがありますか？」
「あなたは飲酒のために他の経済的問題を抱えたことがありますか？」

第 9 章　デリケートな話題

　もしもこれらの範囲の質問に対する答えのいずれかに肯定的な反応があったならば，以下の質問をする．

「あなたは自分の飲酒について心配したことがありますか？」
「あなたは自分がアルコール依存症かもしれないと考えたことがありますか？」
「これまでに禁酒がもっとも長く続いたのはいつでしたか？」
「どうやってそれを達成できましたか？」
「これまでにアルコール使用について治療を受けたことがありますか？」
「治療の結果，何が起きましたか？」

違法薬物

　違法薬物の場合も，面接の進め方は同様である．アルコール使用に関する質問は自然に違法薬物についての質問へと進んでいく．次のような質問をする．

「あなたはこれまでに何か違法薬物を試したことがありますか？」

　物質使用を話題にする際には，**使う**（use）よりも**試す**（try）のほうが偏見は少ないだろう．アルコールの誤用と同様に，いつ違法薬物（この単語を使わないようにするのが難しい）の使用が始まり，（止めることができたとしたならば）いつ止めて，止めた理由についても調べておく．薬の種類，使用の頻度，患者，友人，家族に及ぼした影響についても明らかにする．
　あなたが出会うかもしれない問題として，しばしば誤用されている薬の俗語を知らないということがある．もしもその名前がわからないならば，質問することである．患者は喜んで面接者に説明してくれる．あなたが耳にするかもしれない名前のいくつかを挙げておくが，もちろん，実際には下記に挙げたものをはるかに上回る．その多くはインターネッ

153

トで見つけられる(たとえば，http://www.njlawman.com/feature%20pieces/drug%20slang.htm を参照).

- 催眠薬：ダウナー，ルード，イエロー・ジャケット，トランク，レッド，レインボー，クリスマスツリー
- コカイン：スノー，コーク，ロック，クラック
- 幻覚剤：LSD，アシッド，PCP(フェンサイクリジン)，メスカリン，ペイヨーテ，STP
- 麻薬：H，ホース，スマック，ジャンク(ヘロイン)，スクールボーイ(コデイン)，リトルD(ジラウジッド[ハイドロモルフォン])，ミス・エマ(モルフィン)
- マリファナ：ポット，グラス，ティー，ハッシュ，ジョイント，リーファー，メリー・ジェイン
- 中枢神経系刺激薬：アッパー，ベニー，ブラック・ビューティー，クランク，スピード

異なる人種や国のさまざまな地域で特別な名前が使われていて，名前は多岐にわたり，新たな年齢層の人がその薬物を使うと，また新たな名前を用いるようになるだろう．

処方薬や市販薬
　合法的な薬の過剰使用についても明らかにするのを忘れてはならない．

　「あなたはこれまでに担当医が処方した以上の量の薬を飲んだことがありますか？」
　「あなたはどんな市販薬を使っていますか？」(ほとんど全員が何らかの市販薬を使っている)

　この場合も，いつ，何を，どのくらいの量用いて，その効果はどのよ

第9章 デリケートな話題

うなものであったかを明らかにしておく．
　どのような薬物についても，次の質問への答えを明らかにしておく．「あなたがその薬を使い続ける理由は何ですか？」

性生活

　精神保健の専門家のもとを受診すると，セックスについて質問されるだろうと患者は考える．しかし，この種の質問に気楽に答えられる人ばかりではないので，面接の最後のほうまで質問を控えたほうがよいだろう．最後のほうになると，面接者と患者は打ち解けてきて，心理的，身体的，対人的に必要な情報という意味合いで，患者もこの種のデリケートな問題をとらえるようになってくる．
　人生のこの重要な領域について調べるには，反対したり，非難したりといった態度を示さずに，率直に話し合わなければならない．研修中の臨床家はしばしば患者の性生活について質問するのが難しいと感じる．どのような質問をしたらよいかよくわからないということもあるのだが，性行動に対する面接者の個人的な基準や，子ども時代の躾や文化の影響などとも関連しているのだろう．あなた自身の基準を認識しておくとともに，患者にはあなたとは異なる基準を持つ権利があるという点についても認めることが重要である．セックスについて率直に話し合っていると，患者も面接者もついつい興に乗ってしまいかねないのだが，性についての病歴聴取では，面接者は専門家としての明確な境界を設定しておかなければならない．
　現病歴，個人の生活史，他者との関連などを聴取していくと，患者とパートナーの関係についてすでに何らかのことを知っていて，それが自然に性の話題への導入となっていく．もしもこのように進んでいかなかったり，患者に現在パートナーがいなければ，情報について直接尋ねることになる．自由回答型の質問は面接者にとっても，患者にとっても気楽に答えることができるだろう．

155

「次に私はあなたの性の機能について質問したいと思います」

このように質問することで，ほとんどの人がセックスをしているし，それは受け入れられるし，正常なことであるという前提を示すことになる．
　もしも最初の反応が患者からの質問（例：「どういう意味ですか？」）であったなら，以下のように詳しく説明する．

「私は2つのことを知ろうとしています．第1に，あなたの普通の性の機能がどのようなものであるのだろうか？　第2に，あなたが治療を受けようとした問題が，それにどのような影響を及ぼしてきただろうか？」

この語りかけは，同時に2つの質問をしてはならないという決まりをあえて破っているのだが，こうすることによって，あなたが調べようとしていることの範囲を患者に伝えている．
　さらに面接を続けていって，以下の種類の情報を得る．

・患者が最初にセックスについて知ったのは何歳だったか？
・早期の性的経験はどのようなものであったか？
・それは何歳で起きたか？
・患者はそれにどのように反応したか？

性的志向

次のように直接的に質問をして面接を始めようとする精神保健の専門家もいるだろう．

「あなたの性的志向はどのようなものですか？」

この方法は一般的に，はっきりとした答えを早い段階で引き出すとい

第9章 デリケートな話題

う利点があり，後に恥ずかしさや誤解を生む可能性も避けることができる．異性愛の関係にある患者だからといって，同性愛の経験がないと思いこまないようにしなければならない．

そのような経験のある人に対しては，次の点を明らかにする必要がある．

- 患者は両性愛者か，それとも完全な同性愛者か？
- もしも後者であるならば，性的経験のどの程度の割合が異性愛であるだろうか？
- 患者はこの性的志向を快く（**自我親和的**）感じているだろうか，それとも不快（**自我異和的**）に感じているだろうか？
- 患者は性的志向をどの程度ライフスタイルに統合しているだろうか？
- 患者は性的志向を変えたい，あるいは変えようと試みたことがあるだろうか？

初回面接では夢について患者が話すことからはあまり有用な情報が得られないが，同性愛の空想があることは，自分の基本的な志向についてはっきりと理解していない患者を評価するのに役立つことがある．

性行動

性的な問題がある場合には，決まりきった形では調べることはできず，非常に多くの質問をしなければならない．常識を活用し，この種の質問は後になってするほうが安全にできることがしばしばである．患者とパートナーが一緒にいて幸せで，性的にも良好に機能していることがわかったならば，おそらく一般的な質問で済ますこともできるだろう．

「これまでに私たちが話してこなかった何か性的な問題はありましたか？」

しかし，性的機能不全がある場合には，以下のような質問をすると話

し合うのに適切であるだろう．

- 性的問題は一生にわたるものなのか，それとも最近生じたのか？
- 最近，患者とパートナーはどのように眠っているのか？
- 性交に問題はあるか(禁欲しなければならなかったか？)？
- セックスは患者にとって快いか？
- パートナー(性的志向や性行動について明らかになるまでは，性別に特異的な単語ではなく，「パートナー」という単語を使うほうが安全である)にとってはどうか？　男性よりも，女性のほうが性的な快感が欠けていると述べる傾向が高い．
- 患者は結婚しているか，長期の関係にあるか，それとも不倫関係にあるのだろうか？　もしもそうならば，何人と，どのくらいの頻度で，いつか？
- ふたりはセックスについてはっきりと話し合うか？
- 性的関係の頻度はどの程度か？　最近，頻度が変わってきたか，それとも加齢によるものだろうか？
- ふつうどちらがセックスを始めるのだろうか？
- おそらく他の対人的な問題のために，パートナーは互いにセックスを求めるのをためらうだろうか？
- カップルは前戯を行うだろうか？　どのくらい続くだろうか？　前戯に何をするだろうか(話すのか，キスするのか，性器に触れるのか？)？　男性よりも女性のほうが性的に興奮するのに時間がかかることについて多くの男性が理解していないので，パートナーが前戯にかける時間があまりにも短くて，性交そのものも満足できないと女性が訴えることがある．
- オーラルセックスをする場合，パートナーのどちらもがそれに夢中になっているだろうか？
- 患者はどの程度の頻度で絶頂に達するだろうか？　無オルガスム症(絶頂感の欠如)は女性に比較的多く認められ，にもかかわらず，強い性的願望を抱くかもしれない．マスターベーションといった状況でし

第9章　デリケートな話題

か絶頂感に達せられない人もいる．性的関心については，（身体的あるいは精神的）病気や不安によって絶頂感に達する能力が減退しているのかもしれない．
- 患者はどのくらいの頻度でマスターベーションをするだろうか？　これは患者あるいはパートナーにとって問題となっているだろうか？
- （もしも避妊しているならば）カップルはどのような避妊法を用いているだろうか？　妊娠の時期や避妊についてふたりは同意しているだろうか？
- 現在の関係の他に，セックスのパートナーがいただろうか？
- どちらかのパートナーが性感染症にかかったことがあるだろうか？

よくある性的問題

　性的機能は，願望，興奮，絶頂の領域から成る．性的願望が減ってきたとしても，患者はそれでも性的な願望や空想があるだろうか？　以下のようないくつかのよくある性的問題について注意を払う．

- インポテンス（impotence）（勃起できない，あるいは勃起が持続できない）：それはいつ始まったか？　完全なインポテンスか，あるいは部分的なものか？　特定のパートナーとだけ起きるのか？　医学的に検査を受けたことがあるか？　治療を受けたか？　インポテンスは性的願望の欠如とはまったく異なることに注意を払うべきである．
- 性交疼痛（dyspareunia）（性交時に痛みを伴う）：女性にしばしば認め，男性での報告は稀な状態である．これは身体的あるいは心理的にも起きる．この症状が強すぎるために，性的な機能や快感に影響が出ているだろうか？
- 早漏（premature ejaculation）：男性があまりにも早く射精してしまうために，パートナーのどちらも欲求不満に陥り，快感を得られない．
- 遅漏（delayed ejaculation）：罪悪感などの情緒的要因やある種の薬物の影響で起こり得る．遅漏を引き起こす典型的な例は thioridazine

（商品名：Mellaril）で，かつては早漏の治療にも用いられた．
- 同性愛あるいは両性愛ではないかとの心配：このような心配が患者にとって重要であり，精神保健の専門家の診察を受けに来た理由であるならば，同性愛も両性愛も病気とみなされるべきものではなく，正常な性的志向の範囲内にあることを患者に理解させるのが重要である．

　患者の性生活について質問する時には，問題が生じた特定の例を挙げるように尋ねる．技法が問題であるようならば，行動を表す言葉で説明するように求める．たとえば，「最初に私が〜して，次に彼女が〜したのですが，それではうまくいきませんでした．そこで私たちは〜しました」というように．性的な問題以外の事柄については，それがいつ始まり，どの程度の頻度で，どういった状況で起きて，どれくらい重症で（徐々に悪化しているのか？），どのような治療を受けて，効果があったかについて明らかにしていく．

性倒錯
　性倒錯（paraphilia）は比較的頻度が低いが，同意している成人以外の刺激や，患者やパートナーの屈辱や苦悩によって興奮が引き起こされる一連の行動を指す．性倒錯障害（性倒錯行為とは明らかに異なる）は，この願望が少なくとも6か月間持続していて，繰り返し生じ，患者はその衝動のもとに行動を起こすか，そのために極度の苦悩が引き起こされることにより診断される．こういった患者のほとんどすべてが男性であり，この種の衝動のいくつかを持ち，正常な性的関係や愛情関係を楽しむ能力が妨げられる．以下のような特定の性倒錯障害がある．

- 露出狂障害（exhibitionistic disorder）：見知らぬ人，とくに女性に対して突然自分の性器を曝す空想や衝動を持つ．このような空想に基づいて行動を起こす患者は，一般には，被害者に身体的に接触しようとしたり，危害を加えたりはしない．
- フェティシズム障害（fetishistic disorder）：しばしば女性の靴や下着

といった非生物の物を，性行動の際に，患者自身やパートナーが用いることによって，性的興奮を覚える．
- フロツール障害(frotteuristic disorder)：同意していない他者に触れたり，身体をこすりつけたりすることによって，性的興奮を覚える．これはしばしば群衆の中で，手や性器を衣服越しに他者に接触させることで起きる．
- 小児性愛障害(pedophilic disorder)：患者は(一般に13歳未満の)幼い子どもに性的空想や衝動を覚える．小児性愛障害の患者のほとんどは少女を好むが，少年やあるいは少年少女のどちらにも性的に興奮する者もいる．この障害は一般的に慢性で，ただ眺めるだけから，着衣を脱がせたり，身体的接触まで，さまざまな性的活動を含む．
- 被虐性愛障害(sexual masochism disorder)：この種の患者の性的空想や行動には，叩かれたり，縛られたり，恥辱や苦悩を引き起こされることなどが含まれる．極端な例では，縊首が過ぎて，窒息死してしまうこともある．
- 加虐性愛障害(sexual sadism disorder)：患者は，同意している，あるいは同意していない他者に身体的，心理的苦痛を引き起こすことによって，性的に興奮する．この種の行動は時間とともに増悪していき，重症の外傷や死が生じることもある．
- 服装倒錯障害(transvestic disorder)：患者は異性の服装をすることによって性的に興奮する．DSM-5の診断基準は性別の差を設けていないが，服装倒錯障害の男性例のみ報告されている．
- 窃視障害(voyeuristic disorder)(「ピーピング・トム」)：誰かが裸でいたり，服を脱いだり，セックスをしているのを覗き見ることによって，性的興奮が生じる．
- 他の性倒錯障害：動物，体液，死体，電話で「卑猥なことを話す」などから，性的興奮を覚えること．

性感染症

すべての患者について，ヘルペス，梅毒，淋病などの性感染症の病歴

に注意を払う．とくに HIV/AIDS の危険因子について質問する．すなわち，複数のセックス・パートナー，違法薬物を静脈注射する人とのセックス，同性愛的関係などについてである．質問に対する答えが「はい」ならば，コンドームを使用しているかについて質問する必要がある．もしも使用しているならば，どの程度の割合で使用していただろうか？ 患者は HIV の検査を受けたことがあるだろうか？ 検査を受けたとしたら，それはいつだろうか？ その結果はどうだっただろうか？

性的虐待

小児期のいたずら

　小児期の性的な経験は驚くほど多く，それはとくに精神科患者に当てはまる．ところが，この領域は，たとえ経験豊富な臨床家でさえも手つかずのままで，しばしば放置されている．小児期の性的経験は，DSM-5 に記載されている成人期の多くの障害とも関連している．たとえば，境界性パーソナリティ障害，摂食障害，解離性同一症，身体症状症(あるいは，私は今でも身体化障害と呼ぶほうを好むのだが)などである．

　こういった病態がまったく現存しない場合であっても，人生の早期の性的行動の記憶は今も残り，それについて話し合ったり，保証を与えられたりする必要がある．したがって，面接者はこの点について質問する必要がある．しかし，**いたずら**とか**強姦**といった苦悩をもたらすような言葉は避けて，質問しなければならない．

「あなたが子どもの時に，他の子どもや大人からセックスを求められたことがありますか？」
「あなたはこれまでの人生でセックスを無理強いされたことがありますか？」

　これに肯定するようないかなる答えも徹底的に調べる．とくに次のよ

第 9 章　デリケートな話題

うな点について詳しく尋ねる．

- 実際に何が起きたか？
- 身体を触れられたか？
- 患者はその時何歳だったか？
- このようなことが何度起きたか？
- 誰がこのようなことをしたのか？
- こういったことをした人と患者の間に血縁はあったか？
- 患者はこの出来事にどう反応したのか？
- 親に話したか？
- 親はどのように反応したのか？
- この出来事は，小児期や成人期に，患者にどのように影響を及ぼしたのか？

　「はっきり覚えていません」とか「子ども時代のことは本当にあまり覚えていません」などと曖昧な答えをする患者が時々いる．このような反応があった場合には，患者の背景にあまりにも苦痛に伴う経験があって，意識的な記憶としては耐え難いといったことが起きていないか注意を払う必要がある．この時点でさらに調べていこうとしても，あまり追加の情報は明らかにならないかもしれないが，記憶がない期間がどのくらいなのかについてできる限り明らかにしておくようにする（例：「6〜12歳まで」とか「中学生まで」）．これは後に記憶を再生する過程に役立つかもしれない．

　この時点では，後にこの件についてまた取り上げるということを患者に言っておく必要はないだろう．長期にわたって抑えていた外傷的な記憶を後に探っていくということを，患者は恐ろしく感じて，面接者が築こうとしているラポールを妨げてしまいかねない．そこで，次のように話しかける．

　「この部分についてあなたは疑問を感じているように思えます．それ

で構いません．子どもの頃からのすべてのことを記憶している人は誰もいません．でも，もしも後で幼い頃の性的経験について何か思い出したら，ぜひ教えてください．それはとても大切なことかもしれません」

患者との関係が確固としたものとなっていると思えたら，後の面接でその話題に戻ってくることに厳重な注意を払っておく．

強姦と配偶者に対する虐待

　（少なくとも）何十年にもわたって，強姦という犯罪は実際よりもはるかに少なく報告されてきた．この事実は，被害者の恥辱や困惑の感情，そして汚名を着させられる恐怖感によると説明できるだろう．「有名人の強姦」裁判が公になり，被害者の心理についての理解が深まってきて，こういった態度は最近では徐々に弱まってきているようだ．それでも，強姦や他の性的虐待を経験した成人の患者(その大多数は女性である)があまりにも多い(米軍の報告では，12か月以内に性的暴行を受けた人は，2012～2013年までに43%増加した)．精神保健の面接を行う者は，このような患者にとって最善の行動方針を決めるのに必要な情報を得られるようにすべきである．患者の多くはその経験のために深い心の傷を負っている．

　一般的に好まれている，最初のアプローチは，共感的な，非構造化の面接で，経験した出来事を表現し，その結果を語るように患者に働きかけていく．

「あなたの経験を私に話してください」

優しく，質問をしていき，次のような情報を得るようにする．

・どのような状況だったか？(周囲の様子は？　患者の年齢は？)
・誰が加害者だったか？(家族，知人，見知らぬ人，ギャングか？)

第9章　デリケートな話題

- それは何回起きたか？
- 患者は加害者を知っていたか？
- 親戚関係はあったか？
- アルコールや薬物の使用と関連していたか？　もしもそうならば，誰が？
- 患者はその時どのような感情的な反応を呈したか？
- 誰に話したか？
- その話は共感を持って受け入れられたか？
- 法的な行動は取られたか？　もしも取られなかったならば，その理由は？
- その経験はその後どのような持続的な影響を及ぼしたか(恐怖，怒り，恥，不安，抑うつ，心的外傷後症状について調べる)？

　配偶者から受けた性的および身体的虐待も同様のさまざまな感情を引き起こす可能性がある．被害者は，さらに虐待されるとか，見捨てられるとかいった報復を恐れて，そのような犯罪を報告するのを躊躇するかもしれない．

第 **10** 章

面接の後半の方向性を定める
Control of the Later Interview

　面接の初めのほとんどの部分では，問題について自由に語るように患者に働きかけてきた．ところが，個人的および対人的な病歴に進んでいく頃までには，面接の形式をより多くコントロールする必要が出てくる．こうすることによって，時間を有効に使い，すべての事柄を取り上げて，重要な領域を探ることができる．言語的かつ非言語的ないくつかの技法が，患者の反応を引き出し，得られる情報量を最大にすることに役立つ．

主導権を握る

　患者のほうが主導権を握っていて，面接者は時々優しく口を挟んだり，面接を導くような質問をしたりすればよいこともある．あるいは，患者が回りくどかったり，あるいは単に口数が多かったりするだけの場合には，積極的に面接をコントロールする必要が出てくるだろう．躁病のために急かされるように話したり，精神病的な猜疑心をもって語ったりする患者にはより一層面接の方向性を正す必要があるかもしれない．
　もちろん，面接者は声の調子を調節する必要がある．初心者は不安のためにあまりにも多く，そして長く話すことがあるので，とくに慎重で

なければならない．面接者が質問をしたり，途中で話に割って入ったりするのは，患者からの情報の流れを引き出すというのが主な目的であるという点を忘れてはならない．説明に要する時間ができる限り短くて済むように，はっきりとわかりやすい質問をする．

　把握しなければならない領域があまりにも大きいので，面接者は患者が取り上げた話題に十分に応えられないかもしれない．たとえば，患者が子どもの頃にからかわれたという話を耳にすると，面接者は同情して，具体例，影響，患者の反応について質問したいという衝動に駆られたとしても当然である．しかし，面接の後半で，性的虐待の病歴についてもまだ質問していかなければならない．そこで，このような当然の反応を他のセッションまで先延ばしにしなければならないかもしれない．当面，患者に一言同情を示し，ぜひ調べておかなければならない，小児期の他の心的外傷について質問したいと述べる．

> 患者：…というわけで，私は学校で馬鹿にされたり，からかわれたりする格好の的になっていたように感じました．
> 面接者：そういった経験をすると，子どもは本当にみじめになりますね．あなたは子どもの時に，他にも何かつらい問題を抱えていましたか？たとえば，誰かがあなたに近づいてきて，セックスを求めるとか？

　突然，話題を変えるようなことはしない．そうすると，ラポールを妨げることになりかねない．その代わりに次のような技法を試みる．

- 上述した例の面接者のように，まず同情するような言葉を伝えたうえで，優しく話題を変える
- メモを取るのを止めて，ペンを置く．あなたが書き続けていると，同じ話題について話し続けるのを促がされているように患者は感じるかもしれない
- もしも話を遮らなければならないならば，人差し指を挙げて（手全体を挙げると，あまりにも断固たる指示のように見えてしまう），息を

第10章 面接の後半の方向性を定める

つき，あなたが話す番だというサインを送る
・患者の話す2つの文章の間に，あなたが素早く単語を挟むようにする．これは注意深く，機敏に行わなければならないが，普通はうまくいく．ある考えの終わりの部分に割って入ろうとする時にはとくにうまくいく
・あなたがすでに十分に取りあげた件について，患者がふたたび戻ろうとする時には，話し合いの方向性を変える必要を指摘する

「時間があれば，その点について後でもう少し聞きたいと思います．今は，～について話しましょう」
「あなたが眠れないということは私にはよくわかりました．ところで，食欲は変化していますか？」(選択回答型の質問は，あなたが簡潔な答えを求めていることを示唆している点に注意してほしい)
「あなたの話を遮って，私は大切なことを質問しなければなりません」

・あなたが必要としているような短い答えが得られたら，うなずくか，笑顔で応える．このように患者を励ますことによって，これからも患者が簡潔に答えるように働きかける

しかし，何らかのヒントに単に反応しないという患者もいる．いつまでもぶつぶつと回りくどく話し続ける患者には，指示的に対応する必要があるかもしれない．面接者が必要としていることや提案する解決策をはっきりと伝えることがよいアプローチとなる．

「あなたを助けるためには，多くの領域について明らかにしておくことが重要です．これは，私たちが別の領域に進んでいかなければならないという意味です」
「時間が少し足りなくなってきています…」
「主な話題に限りましょう…」

169

とくに口数の多い患者を理解させるためには，新たな方向性を何度も示す必要があるかもしれない．しかし，診断に必要なすべての情報を得なければならないという点を忘れてはならない．

選択回答型の質問

　面接の初めの部分では，私は自由回答型の質問を勧めた．これは患者が明確に，そして幅広く話すことに役立つからである．面接の後の部分では，あなたは診断や治療に関連がある特定の情報についてわかってくるので，選択回答型の質問がとくに効果的である．

　選択回答型の質問とは，「はい」か「いいえ」で答えることができたり，特定の答え（例：数字，患者が生まれた場所，名前とか結婚の持続期間といった特定の答え）を求めたりする質問である．このような質問によって，診断基準を確認し，これまでに得た反応をさらに明確にし，患者の特定の問題について理解できるようになる．また，ある情報を話さないでおきたいという患者の秘密にしておこうという態度に働きかけることにもなる．さらに，性的問題や精神病が存在しないなどといった，重要な否定的事項を確認することにも役立つ．自由回答型の質問だけでは，患者にこのような症状がないことを明らかにはできない．

　あまり明確に定義されていない質問に対して患者が答えられないような時には，他の選択回答型の技法としては，多肢選択回答型の質問に置き換えるということもある．

> 面接者：だいたいどのくらいの期間，あなたはコカインを使っていましたか？
> 患者：そうですね，…ええと，…はっきりとはわかりません．
> 面接者：それでは，1〜2週間でしたか，6か月以上でしたか，それとも1年以上でしたか？
> 患者：ええ，1年以上でした．かれこれ約3年でした．

第10章　面接の後半の方向性を定める

　選択回答型の質問にも欠点がある可能性についても注意を払っておく．患者自身についてよりも，情報を得ようとしていることに面接者が関心があると患者が考えてしまい，よく話す患者が選択回答型の質問に抵抗を示すかもしれない．また，「はい」か「いいえ」かで答える質問では，患者が幅広い反応を示す機会を否定してしまう．こうして得られた答えでは，状況が明らかになるというよりは，むしろ誤解を招くことになりかねない．次に挙げるのは残念な例である．

> 面接者：あなたが子どもの頃，お父さんとの関係に問題がありましたか？
> 患者：(「そうだな，親父には我慢ならなかった．だから何を言われても，気にしなかった．そうなると，私の答えは…」**と考えて**) いいえ，ありませんでした．

　選択回答型の質問には価値があるのだが，面接者が患者にこう答えてほしいと示唆するようなことがあってはならない．そのような**誘導尋問**は，あなたが承認する何らかの基準や行動があることを示唆してしまうことになる．誘導尋問は，面接者が得られる情報の範囲や妥当性に深刻な制限をもたらしてしまう．たとえば，面接者の考えが「平均的」であると示してはならない．

> 面接者：あなたはどのくらいお酒を飲みますか？
> 患者：ええ，まず平均的だと思います．
> 面接者：週に2～3回ですか？
> 患者：そうですね．

　この面接者は「『平均的』というのはどのくらいですか？」と質問すべきであった．実際のところ，面接者が正常と考えていることを示唆するようないかなる誘導的な考えについても注意を払う必要がある．「お父さんとはよい関係ですか？」と質問する代わりに，「お父さんとはどのような関係ですか？」などと自由回答型の質問をすべきである．

171

選択回答型の質問は，実際に，患者が十分に反応するのを妨げかねない．したがって，患者とのラポールを築き，患者が十分な反応をする習慣を身につけた後の，面接の後半で，選択回答型の質問を主に使うほうがよいというのがこの理由である．選択回答型の質問をする際には，面接者が大きな役割を果たすので，患者にとって困惑したり，「無関係」と思われるような答えを検討する時間を患者に与えることになる．その結果，面接者が集めた情報が誤っていたり，不完全であったりするようなことになるかもしれない．

　とはいえ，面接の過程に慣れていなかったり，言語能力に制限があったりする患者には，高度に構造化された情報収集法のほうが適しているかもしれない．この方法は，認知障害や未治療の統合失調症などの重症の精神疾患の患者，知的能力が標準以下の人，さまざまな理由でそもそも面接に躊躇している人などに対してとくに適用される．そのような患者には「はい」か「いいえ」で答える質問を頻繁に使う必要があるだろう．

　面接がどの程度進んでいったかにかかわらず，自由回答型の質問と選択回答型の質問を交えながら質問していくことがおそらくもっともうまくいくだろう．たとえば，アルコール使用障害を確認する一連の矢継ぎ早の答えを得た後に，何か自由回答型の質問をすることで，単調さ（そして緊張）を和らげることができるだろう．

「たくさん質問をしてきました．さて，今度は，あなたがこれから飲酒をどのようにしていくつもりなのか話してください」

　両方の型の質問を組み合わせていくことで，詳しく，構造化された情報を手に入れられるとともに，新たな重要情報を発見するように患者に働きかけることができる．こうすることは最大限に妥当な情報を得ることに役立つ．

第 10 章　面接の後半の方向性を定める

感受性を養う

　高度に構造化された質問はぶっきらぼうに響かないように注意すべきであり（また，そう響いてはならないのだが），そのように心がけないと患者は不快に感じる．同情に満ちた表情や声の調子で質問の響きを和らげることができる．しかし，患者がさまざまなデリケートな件について話すことができるように，面接者は質問を説明する必要がある．

「奥様の死を経験したあなたが，彼女について話すのがつらいことは私もよくわかっています」（患者が明らかにつらい思いをしているのだが，この話題を取りあげるのが重要であることを，面接者の言葉は伝えている）
「法的な問題を抱えた娘さんが他の人々とどのように関わりあっているとあなたは思いますか？」（他の人々がどのように反応し，感じているかと尋ねることによって，患者の個人的な関わりや責任感を和らげることができるだろう．この言葉は，患者だけがこの種の経験でつらい思いをしているわけではないことも示唆している．その結果，他の方法では見逃してしまったかもしれない情報を得ることができるかもしれない）
「飲酒の問題であなたが警察に逮捕されたらどうしますか？　あなたはどのように感じるでしょうか？」（仮定の状況を用いて，感情的な状況に少し距離を置くように患者を手助けすることができる）
「殴って申し訳なかったと奥様に謝る機会がありましたか？」（ここでは，患者が取るべき賞賛に値する行動ができたかもしれないが，実際にはそうしなかった機会について質問することで，調子を和らげている）

173

移行

　効果的面接とは，次から次へと質問していくことではない．面接者と患者の話していることの全般的な一貫性にも注意を払わなければならない．ある話題から次の話題へと移るために面接者が使う言葉は**移行**（transition）と呼ばれる．それは面接者の目指す方向を示しているため，移行が慎重に行われれば，患者は面接者の定めた道を無理やり歩かされているという感じはしないだろう．移行は，全病歴をまとめ上げることにも役立つ．

　最善の移行とは，まるで会話のように，自然に流れていく言葉から成る．前の答えから次の質問が自然に出てくるようにする．可能な限り，患者自身の言葉を用いて，次に探っていく．

　患者：…妻が常勤の仕事をするようになってから，私たちの経済状態はとても改善しました．
　面接者：おふたりの関係はどうでしたか？　奥様が定職に就いてから，おふたりの関係も変わりましたか？

　面接がいつも直線的に進んでいくわけではない．面接者が重要なAという話題について取り上げていた時に突然Bの話が出たら，Aについての話題に集中しなければ，面接は取り留めのないものになりかねない．後で，患者の以前の話をもう一度取り上げて，Bの話題に戻せば，円滑な移行ができるだろう．たとえば，

「数分前に，あなたは飲酒をするとうつ病がよくなるように思えると話していました．飲酒についてもう少し話してくださいませんか？」

　会話の流れを円滑にするために，時間，場所，家族関係，仕事といった一般的な因子を利用することができる．

第 10 章　面接の後半の方向性を定める

> 患者：…弟がイラク戦争に従軍した直後に母が亡くなりました．
> 面接者：それで，あなたはその時に何をしていましたか？

　誰もがひどくつらい思いなどしたくないし，患者もその例外ではない．そこで，あなたは面接を尋問のようにしないで，まるで会話のように感じられるようにすべきである．円滑な移行はそのような雰囲気を醸し出す．しかし，突然移行しなければならない時には，何らかの形で前もって示して，意図的にギアを変えることを患者に知らせる必要がある．

　「あなたの飲酒について，私はよく理解できたと思います．次に，別の話題に移りたいと思います．たとえば，マリファナやコカインといった他の物質の問題を抱えたことがあったら，それについて話してください」

　面接者と患者が互いによく知りあうことができたと感じたら，おそらく，適切に強調された，ひとつの単語を用いて，話題を変えるのを示すことができるだろう．

　「それでは，あなたとご主人が覚醒剤を作って売ったところ，何が起きたかについて話してください」

　患者が怒ったり，不安そうだったりすると，あなたは突然，話題を変えたくなるかもしれない．そのような場合でも，話題を変えることを認めて，移行を円滑にするように心がける．あなたがうっかり患者を困惑させてしまったことに対して，患者には怒りを覚えても当然である．たとえば，

　「奥様が愛人と駆け落ちしたことについて話すことはあなたにとってとても困惑することだと，よくわかります．それはあなたの責任では

175

ありません．今はその話題を取りあげないことにしましょう．新しい恋人についてもう少し話してください」

　そして，突然話題を変えたのが患者のほうならば，あなたはその理由を明らかにしようとすべきである．

第11章

精神機能評価Ⅰ：行動の側面
Mental Status Exam I : Behavioral Aspects

精神機能評価とは何か？

　精神機能評価(mental status examination : MSE)とは，患者の現在の精神機能を評価することである．元来，MSEは，伝統的な神経学的検査の一部を成していたが，今では初回の精神保健評価の主要な部分を指している．本章と次章でMSEの全体を解説する．ここで提示する情報の量と質は非常に多いと思われるかもしれないが，慣れてしまうと，数分で楽に，自動的におさえられるようになる．

　MSEは通常いくつかの部分から成り，多くのさまざまな方法で実施されている．すべての部分をカバーしているならば，面接者のやり方でMSEを進めていけばよい．最善の方法は，MSEの形式を選んで，それを記憶し，すっかりそれを身につけるまでは同じやり方を繰り返してMSEを実施する．

　以下の形式は多くの専門家にとって機能してきた．MSEには主にふたつの領域(行動と認知)が含まれるという事実に基づいている．

行動の側面

　行動に関する情報を得るために，特定の質問をしたり，検査をしたり

する必要はない．患者と話している時に，言語や行動を主に観察する（ただし，気分の領域は例外で，いくつかの質問をする必要がある）．行動の側面は以下のようなものがある．

1. 一般的な様子と行動
2. 気分
3. 思路

認知の側面

　MSE の認知の側面では，患者が何について考えている（話している）かを取り上げる．この評価には面接者による積極的な関与が必要となる．認知の側面は以下のようなものが含まれる．

1. 思考の内容
2. 認識
3. 認知
4. 洞察と判断力

　認知の側面については第 12 章（p. 197）で解説する．
　ここでは知っておくべき標準的な術語について，定義し，解説する．**ゴシック体の部分は，この情報をいかに解釈すべきかを示してある**．しかし，次の 2 つの事実について忘れてはならない．①多くの異なる解釈が可能であり，尋常ではないと思われる行動であってもその一つひとつはきわめて正常なものかもしれない．②面接を通じて，患者の現在の行動と，病歴から推測されるものとを，常に比較して評価すべきである．

一般的な様子と行動

　単に観察するだけで，患者について多くを知ることができる．たとえ

第 11 章　精神機能評価 I：行動の側面

患者が言葉を発する前であったとしても，以下に挙げる点のほとんどは，面接で第 1 に気づくべき特徴である．

身体的特徴

　患者の人種は何だろうか？　ヒスパニック系の患者はアングロサクソン系の患者とは異なる症状を呈することを示唆するさまざまな研究がある．ネイティブ・アメリカンにより一般的に認められる症状もある．患者は人種の異なる臨床家と良好な関係を持つことが難しいかもしれない．

　面接者は患者を何歳だと思うだろうか？　見かけの年齢が，患者の語る年齢と一致しているだろうか？　年齢がある種の診断を示唆していることがある．摂食障害や統合失調症は比較的若い(10 代後半～30 代半ばの)患者に多く，メランコリアを伴ううつ病やアルツハイマー病はより高齢の患者に多く認められる．

　患者の体格に注意を払う．痩せているか？　太っているか？　がっしりしているか？　筋肉質か？　姿勢はどのようだろうか(背筋は伸びているか？　前屈みか？)？　歩行や他の運動は円滑か，ぎくしゃくしているか？　跛行はあるか？　傷，タトゥー，四肢の欠損といった異常な身体的特徴はあるだろうか？　患者の全般的な栄養状態や体重はどのくらいだろうか(太っているか？　痩せているか？　消耗しているか？)？　異常な痩せは神経性無食欲症を示唆している．栄養不良は精神障害とは関係がないかもしれないが，慢性の身体的消耗性疾患，うつ病，物質の誤用，ホームレスである可能性がある．

　自己紹介で握手をするときに，患者の掌が乾いているか，湿っているかに注意を払う．握手は力や心がこもっているか，それとも，弱々しくて，気のないものだろうか？

覚醒度

　患者の覚醒度は以下のように分類できる．

- **完全な覚醒**(full alertness)あるいは**正常の覚醒**(normal alertness)：周囲の状況を正しく把握し，さまざまな感覚刺激に対して素早く反応する能力がある．
- **傾眠**(drowsiness)あるいは**意識の曇り**(clouding of consciousness)：覚醒はしているものの完全な覚醒ではない状態の人を指す．傾眠の状態にある患者を完全に覚醒させておこうとすると，常に刺激しておく必要がある．過量服薬した人のように，意識の曇りはより一時的なものであり，ほとんどの認知機能が病的に障害された状態を示唆している．
- **昏睡**(coma)：激痛や不快臭で刺激しても患者はまったく覚醒できない．

　この一連の覚醒度以外に，**昏迷**(stupor)がある．これは無意識を意味する術語だが，明確に定義されていない．この状態にある患者は覚醒しているのは明らかだが，自発的に動いたり，話したりできない．

　たった一度の面接中にも，覚醒度が変動する患者に出会うことは稀ではない．意識水準の変化に慎重に注意を払う．それが，検査についての面接者の解釈や，患者の行動についての観察に影響を及ぼすかもしれない．

　正常とみなされる状態よりも覚醒度が**はるかに高い**と思われる患者もいる．そういった患者は，まるで危険を感じて周囲を見回しているかのように，部屋の中のあちこちに素早く，繰り返し視線を投げかけたりする．このような過警戒，過覚醒の患者は，妄想性障害，物質の使用(例：中枢神経覚醒剤，幻覚剤)，PTSDの可能性がある．しかし，覚醒度が高まった状態は正常な人にも認められる(例：恋している人，宗教の熱狂的な信者)．

着衣と衛生状態

　患者は清潔で整った服装をしているだろうか，それとも，服が汚れていて，皺だらけだろうか？　寛いだ服装か，正式な服装だろうか？　最

第 11 章　精神機能評価Ⅰ：行動の側面

新のファッションか，時代遅れの服装か？　服装は面接の雰囲気や状況にふさわしいものだろうか？　何か宝石を身につけているだろうか？　明るい色は躁病を示唆しているかもしれない．シャツやコートのボタンを掛け違えているのは認知症の兆候かもしれない．大人がボーイスカウトの制服を着ているといった具合に，奇妙な服装は精神病を示唆している可能性がある．

　患者の髪形や髪の色はどのようなものだろうか？　顔に産毛が生えているだろうか？　衛生状態が保たれているだろうか？　患者の髪がぼさぼさで，悪臭を漂わせているならば，統合失調症や物質使用障害といった重度の障害が疑われる．

運動機能

　優勢な身体機能についても評価する．患者はリラックスしているだろうか，それとも，椅子の端に緊張して座っているだろうか？

　運動の量についても注目する．あなたが話している際に，患者は静かに座っているだろうか？　それが時に不動(immobility)になるように見えることがあるだろうか？　活動性の低下は，さまざまな精神症状や，さまざまな身体的原因による前頭葉機能不全で認められる．完全な不動は稀であり，重症のうつ病や緊張病の症状である可能性がある．

　精神科患者にさらに多く認められるのは，運動の過多である．患者は落ち着きがなかったり，脚を上下に揺らしたり，しばしば椅子から立ち上がってウロウロと歩き回ったりするだろうか？　こういった行動は，古いタイプの(しかし，今でも使用されている)抗精神病薬の副作用であるアカシジアの可能性もある．アカシジアが重症であると，患者はじっと座っていることができずに，ほとんどの時間，落ち着きなく部屋の中を歩き回ることがある．時々，不自然に姿勢を変えるのは，単に不安のためであったり，あるいはむずむず脚症候群(restless legs syndrome)であるかもしれない．

　ほとんどの場合，患者の振る舞いは気分を表したり，言葉を強調していたりする(いわゆる「手振りで話す」)．しかし，人差し指と親指で円を

作りOKを示すとか，中指を立てて不快感を示すといった，言葉にしない考えを伝える素振りもある．患者の手をよく観察する．拳が自然に握られているか，それとも拳を強く握りしめているだろうか？　爪は汚いか，噛んだ跡があるか，汚れているか，きれいにマニキュアがされているだろうか？　手は震えているだろうか？　これは不安のためかもしれないが，丸薬丸め様の振戦はパーキンソン病や偽パーキンソン病（古いタイプの抗精神病薬によくある副作用）でしばしば認められる．

　公衆の面前で不適切に引っ掻く，触る，こするといった行動に注意を払う．この患者は皮膚をつまんでいるのか，衣服をつまんでいるのだろうか？　これは，せん妄として説明できるかもしれない．せん妄はさまざまな身体的，化学的原因で起こり得る．そのうちのひとつのタイプが振戦せん妄（delirium tremens）で，重症のアルコール使用障害で起きる．

　遅発性ジスキネジアで起きる顔や四肢の不随意運動がないかどうかを探るのは，とくに慢性の精神科患者ではきわめて重要である．四肢を曲げたり，くねったりするような運動はあるだろうか？　噛む，顔をしかめる，口を尖らす，舌を突き出すような運動はどうだろうか？　このような運動が顕著ならば，間違いようがないのだが，軽度であることも多くて，症状を見きわめるのが難しいかもしれない．もしも，疑ったら，患者の舌を検査する．虫が這うような微細な不随意運動が遅発性ジスキネジアの唯一の初期兆候かもしれない．

　他の異常な行動にも気づくだろう．**癖**（mannerism）も見逃してはならない．これは目標に向けられた行動の部分としては不必要な行動である（たとえば，何かを書く前に，ペンを大袈裟に振りかざすといった行動である）．癖はごく普通で正常であり，何らかの程度には誰にでもある．一方，**常同症**（stereotype）は目標にむけられた行動ではない．たとえば，ある患者は繰り返し，とくに目的もなくピースサインを示すといった行動である．**姿勢保持症**（posturing）とは，患者がとくに何の目的もなく，ある姿勢を取り続けることである（たとえば，ナポレオンのようにシャツの中に手を入れるといった姿勢）．無目的な**拒絶症**（negativism）は，

第 11 章　精神機能評価Ⅰ：行動の側面

持続的な沈黙や，面接者への拒絶といった形で表されるかもしれない．蝋屈症（waxy flexibility）では，まるで柔らかな蝋の棒を曲げるかのように，患者の固くした四肢を，ゆっくりとしかし強く力を加えると曲げることができる．カタレプシー（catalepsy）の患者は，たとえリラックスしたいと思っても，他者から強制された不自然な姿勢を保持し続ける．常同症，姿勢保持症，拒絶症，蝋屈症，カタレプシーに遭遇することは最近では稀になり，そのほとんどは重症の入院患者に認められるのみである．このような症状は一般に精神病，とくに統合失調症がしばしば疑われる．

表情
　目，口，他の身体部分にチックがあるだろうか？　患者は微笑み，全体的に自然な表情の動きがあるだろうか？　硬くて，動きのない表情は，高齢，パーキンソン病，抗精神病薬による偽パーキンソン病が疑われる．患者はあなたとどの程度，視線を合わせるだろうか？　精神病の患者はあなたの目を見続けたままでいるかもしれないし，うつ病では視線は下に向けられたままかもしれない．面接中に，患者はまるで他の人には見えないことが見えたり，聞こえないはずの声が聞こえたりするかのように，部屋のあちこちに視線を送ってはいないだろうか？　内的刺激に対するこのような反応は，さまざまな種類の精神病の患者で認められる．
　患者が言葉で伝えてきた情報と矛盾するような他の行動にも注意を払うべきである．

・患者が抗精神病薬の服用を否定しているのに，面接者はアカシジアと思われる落ち着かない運動に気づく．
・患者は悲しげな顔をして，今にも泣きだしそうなのに，気分がよいと言い張る．

声

　面接中に，患者の声の大きさ，調子，明瞭さに注意を払う．ごく普通の調子だろうか，それとも単調だったり，物憂げだったりするだろうか？　文法の使用法から，患者の教育程度や家族的背景について何かがわかるだろうか？　アクセントから，患者が育った国や地方がわかるだろうか？　患者はどもったり，舌足らずだったり，口ごもったり，その他の言語の障害を示したりするだろうか？　ある言葉や文章を癖のように使うことはあるだろうか？　声の調子をどのようにとらえるだろうか？　親しげか，怒っているか，退屈しているか，悲しげだろうか？

面接者に対する態度

　患者の面接者に対する態度にはいくつかの一連の流れがある．

協力的→妨害的
友好的→敵対的
率直→秘密
積極的な関与→無気力

　患者の態度がこのリストのどれほど左側に位置するかを考えることは，面接中に収集が期待できる情報の量や，ラポールの強さを推し量ることに役立つだろう．さらに，患者の誘惑的な態度や意図的に情報を秘密にしておこうとする態度の客観的証拠についても注意を払う．

気分

　気分や感情にはさまざまな異なる定義がある．最近では，これらの術語をほぼ同義に使う臨床家もいる．気分（mood）とはある人物が自分はこう感じていると述べることを指し，感情（affect）とはその人物がどのように感じていると見えるかを指しているというのが，私の定義であ

る．したがって，**感情**という術語は，単に本人が述べた気分だけではなく，表情，姿勢，視線(あるいは視線を合わせない)，涙なども含めて示される．

気分(あるいは，感情)は，その種類，不安定さ，適切さ，(他者から見た)強度といった，いくつかの次元で描写される．

種類

患者はどのような種類の気分を表しているだろうか？　これは単に気分の基本的な質を意味している．第7章で，60種の気分の表出を挙げておいたが〔**表 7-1**(p.90)参照〕，それをいくつかの基本的な気分にまとめることができる．ただし，何が基本的であるのかという点について合意に至っていないという問題がある．十数人の専門家が基本的な気分について合意に達したと考えるものを以下に挙げておく．

怒り	喜び
不安	愛
侮辱	悲しさ
嫌悪	恥
恐れ	驚き
罪責	

一般に，ある気分が優勢である．そうでない場合は，**正常**，あるいは，**ほぼ中等度**というのが適切な表現である．

患者の気分は，おそらく面接者の観察から明らかだろう．そうでなければ，次のように質問する．

「あなたは今どのような気分ですか？」
「あなたのこの時の気分はどのようなものでしたか？」

もしも悲しみを察知したら，次のように質問する．

「泣きたいような気分ですか？」

突然泣き出す患者もいて，面接の初心者にはつらい反応となるかもしれないが，患者にとっては時に癒しになる．このような状況に備えて，ティッシュペーパーを用意しておき，突然泣き出した背後にどのような気分が潜んでいたのかを確かめる．

患者のボディランゲージから多くのことを推量できる．以下は，気分を示すいくつかの非言語的なヒントである．

- 怒り：顎を食いしばる，拳を固く握る，顔や首が真っ赤になる，指を打ち鳴らす，首の静脈が浮き上がる，睨み付ける
- 不安：足を揺する，指をよじる，何気なく行われる行為（例：爪楊枝を使う）
- 悲しさ：涙ぐむ，肩を落とす，動作が緩慢になる
- 恥：視線を逸らす，顔を赤らめる，（両方の手のひらを上に向けて）肩をすくめる

たとえ気づいていたとしても，自分がどのような気分であるかを表現するのが難しい患者もいる．それがまったくできないと思われるような人もいるだろう．これは**失感情症**(alexithymia)であり，自分自身の気分を認識できなかったり，それを表現できなかったりするという意味で用いられることがある．

不安定さ

たとえ正常な人であっても，短期間のうちに同時に複数の感情を示すことがある．たとえば，映画や劇で可笑しくもあり心温まるようでもあるシーンで，誰もが同時に泣いたり笑ったりするだろう．しかし，気分が幅広く揺れ動くというのはしばしば異常であるので，精神科面接では十分に注意を払う必要がある．このような気分の揺れは，気分の**不安定さの亢進**(increased lability)と呼ばれる．ある種のパーソナリティ障害の

第11章　精神機能評価Ⅰ：行動の側面

患者は恍惚感から絶望感へと，それこそ数分間のうちに劇的な気分の変動を呈することがある．躁病的多幸感を呈する患者は突然激しく泣き出したかと思うと，またすぐに意気揚々とした気分になる（ミクロうつ病という術語がこの現象を表現するために用いられることがある）．認知障害において，突然の気分の揺れがあまりにも激しいと，感情失禁(affective incontinence)とみなされることもある．

　その正反対に，気分の幅が減退してしまう患者もいる．外的刺激に対する反応の欠如は，気分の**平板化**(flattering)と呼ばれる．**鈍麻**(blunting)という術語は平板化の同義語として用いられてきたが，平板化は気分の幅が減少した状態を指し，鈍麻は感情の感受性が著しく減退した状態だけに用いるという者もいる．術語がどのように定義されたとしても，これらの患者は他者の感情を関連づけることができないようである．古典的には統合失調症の症状とされてきたが，気分の相対的平板化は，重症のうつ病，パーキンソン病，その他の神経疾患でも認められる．何が起きても患者が動揺しないという，無感情は古典的には認知症で生じる．

適切さ

　気分の**適切さ**(appropriateness)とは，患者の気分が状況や思考の内容とどれほど一致しているかという面接者の評価によって下される．面接者の判断は，面接者自身の文化と患者の文化という2つの文化によって影響を受ける．ほとんどの人が時には不適切な感情的反応を呈することがあるが，極端な不適切さは何らかの精神医学的診断を疑わせる．たとえば，何か悲しいこと（例：近親者の死）について話しているのに笑いが止まらないような人は，統合失調症かもしれない．（不適切な笑いや号泣といった）病的な感情は，多発性硬化症や脳卒中などのさまざまな原因から生じる偽球麻痺で認められるかもしれない．DSM-5の身体症状症(DSM-Ⅳの身体化障害)の患者は，麻痺や失明といった身体愁訴を，まるで天気予報のように，あっけらかんと語るかもしれない．この種の不適切な気分は**楽観無頓着**(belle indiferénce)と呼ばれる．

これらの症状や表出されていない他の気分を示すサインに注意を払わなければならないが，過度に解釈しないことが重要である．むしろ，面接者が観察したことと，面接者が聞いたことや同じような状況で面接者が感じるだろうことを関連づけるようにする．話し合ってきた内容を考えると涙を流すのは当然だろうか，患者の悲しみは不自然だろうか？笑顔は純粋なものだろうか，それとも，無理やり笑顔を作っていたり，他の気分を隠そうとしているのだろうか？

強度

　感情の強度というのは，主観的であり，いくらかは恣意的なものではあるのだが，気分の強さを，軽度，中等度，重度に分類できる(気分変調症から，精神病症状の有無にかかわらずうつ病へと発展していくことを考えてみるとよい)．気分の反応性についても注意を払うべきであり，それは一過性か，持続性か，その中間だろうか？

思路

　思路(flow of thought)というのは，やや誤解を招きかねない表現である．私たちに関心があるのは思考であるが，実際に認識しているのは言語の流れである．耳にしている言葉が患者の思考を反映しているとの前提に立っているのだ．

　ここで取り上げる問題のほとんどは，主として病気の急性期に一般には明らかになる．それは以下の2つの領域に分類できる．(1)関連(単語が組み合わされて，句や文が作られる方法)の障害と(2)異常な調子とリズムである．

　残念ながら，精神保健の専門家はこれらの定義にかならずしも常に同意しているわけではないので，私は合意に達している意見を取り上げようとしてきた．しかし，実際に患者の言葉の実例を記録しておくほうが安全だろう．こうすることによって，患者が言ったことを後に正確に思

第11章　精神機能評価Ⅰ：行動の側面

い出すこともできるし，誰かがあなたの記録を読んだ時に，あなたが術語をどのように使っていたのか理解する手助けになるし，治療の結果として生じた思考パターンの変化を判断するための記録を提供することにもなる．

　患者の話し方に不当なまでに病的な意義を負わせることがないように注意すべきである．神経学的障害や他の身体的な問題や，文化的あるいは教育的な影響や，または，異なる母語を話して育ったことから，患者が面接者とは異なる話しぶりをするようになったかもしれない．

関連

　第1に，患者は自発的に話しているだろうか，それとも，質問に答えているだけだろうか？　もしも後者ならば，あなたは少し努力して，患者が自発的に話すように働きかける必要がある．

　「質問にすべて答えてくださって感謝します．今度は，あなたのほうからご自分の問題についてしばらく話してくださると助かります．そうすることで，あなたを悩ませている問題についてよくわかるようになるでしょう」

　これがうまくいかないと，あなたが得られる情報量は明らかに限られたものになってしまうだろう．どのような話があったか記録し，さらに情報を得るために何をしたか書いておく．

●逸脱（derailment）：連合弛緩（loose association）と呼ばれることもあるが，逸脱とは，思考の関連が途絶されて，ある思考から突然他の思考へと飛躍するように見えることである．ふたつの思考の間の関連は薄弱であるか，まったく関連がない．単語の関連は理解できたとしても，その一般的な方向性は論理ではなく，言葉のリズム，語呂合わせ，第三者にとっては明らかではない他の規則によって定められている．その結果，患者の話は本人にとって何かを意味していたとして

も，面接者には意味不明である．

「彼女はある朝私に何かを言って，別の日には出ていった」
「半斤のほうがエンチラーダ(訳者注：トウモロコシを用いたトルティーヤの一種)丸々ひとつよりもよい」
「私は二度とあの店に行かない．私は靴に十分な砂がない」

●連合弛緩の特別なタイプとして**観念奔逸**(flight of idea)があり，ある思考から生じた単語や文章によって，患者が刺激されて，思考が他の方向へと飛ぶことである．患者(そして面接者)はふたつの思考の間の関連を見定めることができるかもしれないが，思考の全過程には目標がなく，患者は元の質問との関連を見失っている．

> 面接者：あなたはいつ入院しましたか？
> 患者：月曜日でした．月曜日は洗濯の日です．私は洗濯をします．私は洗濯をして，その男を私の髪から追い出しました．その男が亀で，私は兎です．

躁病の患者は，急かれたような話し方をして，しばしば観念奔逸を呈する．

●**脱線思考**(tangentiality)：この術語は，質問とは無関係に思える答えをすることを指している．質問と答えの間に何らかの関連があったとしても，理解が困難である．

> 面接者：あなたはウィチタに何年間住んでいましたか？
> 患者：アリクイでさえもフレンチキスをしたがります．

逸脱や脱線思考は，典型的には精神病，とくに統合失調症でしばしば認められるが，躁病の患者もこのような症状を呈する．

第 11 章　精神機能評価Ⅰ：行動の側面

●**会話の貧困化（poverty of speech）**：これは自発的な会話の量が正常よりもはるかに減退している状態である．詳しく話すように求められても，患者の答えはきわめて短く，働きかけられないと，長いこと押し黙っている．この態度が極端になると，ほとんど会話がなくなる．うつ病の患者は会話の貧困化を呈することがあるかもしれない．無言症はより統合失調症に特徴的であるが，身体症状症でも認めることがある．これは，神経学的な原因に基づく失声症と鑑別しなければならない．

　以下に挙げる術語は今や臨床面接でほとんど遭遇しない思考の異常である．それらを簡潔に解説するが，大規模な精神科病院の古い病棟で働くことがない限り，このような行動を目にすることはおそらくないだろう．そのほとんどは典型的には統合失調症で生じるが，神経認知学的原因で起きる精神病でも認められるかもしれない．このような例に遭遇したら，かならず記録しておき，患者がどのように反応するか学ぶようにすべきだ．

●**思考途絶（thought blocking）**：目標に達する前に，思考の関連が突然止まる．患者は「その考えを忘れてしまった」という以上に適切な説明をすることができないのが普通である．
●**常同言語（alliteration）**：まったく同じ，あるいは同じような音を含んだ句や文章が意図的に繰り返される．「親愛なる先生，私は，逆らったウサギが坂の道を走っていくのに気づくという危険を棄権しました」
●**類音連合（clang association）**：個々の単語は，コミュニケーションの必要性によってではなく，リズムだとか音の類似性によって選択される．

> 面接者：誰があなたを病院に連れてきてくれましたか？
> 患者：私の妻，私の人生の妻，つまらない妻です．

191

- 反響言語(echolalia)：質問に答える際に，患者は面接者の単語や文章を意味なく繰り返す．あまりはっきりとしない場合もあれば，いくつか質問するとすぐに明らかになる場合もある．

  > 面接者：あなたはその時にはどのくらいの期間入院しましたか？
  > 患者：あなたはどのくらいの期間入院しましたか？ 私はとても長い間入院していました．とても長い間．私はそれくらい長い間入院していました．

- 反復語唱(verbigeration)：患者はとくに目的もなくある単語や句を繰り返し続ける．「死ぬほど静かだった．死ぬほど．死ぬほど静か．死ぬほど．死ぬほど静か」
- 支離滅裂(incoherence)：会話は解体し，個々の単語や句はまったく論理的関連を失っているようになる．「ベリーは今夜激しいバーテーションで，私たちはとてもデアレソンを食べて，さあ行こう…」（これは，シレーン・ブランソンが2011年にテレビの生中継で話したことで，彼女自身が無意味なことを話していると気づいていた．彼女は当初，脳卒中ではないかと考えられたのだが，後に，片頭痛の前兆であることが明らかになった）．支離滅裂の症状がさらに進むと言葉のサラダ(word salad)と呼ばれることもある．
- 言語新作(neologism)：とくに芸術的な意図はなく，患者は新しい単語を作る（たとえば，ルイス・キャロルの「ジャバウォックの詩」の中の「夕火の刻, 粘滑なるトーヴ 遥場にありて 回儀い錐穿つ(Twas brillig, and the slithy toves/Did gyre and gimble in the wabe…)」がその好例である）．患者はしばしば既存の単語の一部を取って新語を作る．その結果，文章はきわめて格調高く響くかもしれない．「私は蜘蛛がそこらじゅうに蜘蛛の巣を張るのが嫌だった．そこで，クモツブシ(靴)でそれを叩いた」
- 保続(perseveration)：患者は単語や句を繰り返したり，すでに述べたことにしばしば戻ったりする．

第11章 精神機能評価Ⅰ:行動の側面

面接者:あなたのガールフレンドはどんな人でしたか？
患者:ブロンドの長い髪で,ポニーテールにしていました.
面接者:あなたが前の奥様との間で問題を抱えていた時に,そのガールフレンドはあなたを支えてくれましたか？
患者:でも,彼女はあまり背が高くなくて,5フィートちょっとでした.
面接者:私が本当に知りたいのはあなたの彼女との関係についてです.
患者:彼女は美しかった.本当に美人でした.

保続は,反復される運動としても生じ,一般には記憶障害という状況で起き,脳の器質的疾患を示唆している.

● **堅苦しい話しぶり(stilted speech)**:アクセント,話法,言葉の選択が独特で,会話が不自然で奇妙なトーンとなり,患者はまるで完全に別人のようになる.イギリス訛りで話したり,イギリス英語のイディオムをしきりに使う米国人もこの堅苦しい話しぶりと呼ばれるかもしれない.

会話の調子とリズム

早口で,しばしばかなり長く話す患者は**会話の切迫**(push of speech, pressured speech)を呈しているとされる.このような患者はしばしば大声で話し,それを遮るのが難しいので,面接者にとって非常に取り扱いが難しい.会話の切迫には,一般に**反応潜時の減少**を伴い,面接者が質問してから患者が答えるまでの時間が非常に短くなる.面接者が質問する前に,患者が答えてくるように思えることさえある.会話の切迫と反応潜時の減少は,古典的には躁病の患者に認められるが,患者は言葉があまりにも速く活動している思考に追いつけないとでも言っているかのようである.

一方,反応潜時の増加を呈する患者は,一般の答えよりもはるかに時間がかかったり,文章と文章の間に長い沈黙が挟まれたりする.ようやく口を開いたとしても,答えは短く,ひどく遅い.これはしばしばより

193

一般的な精神運動制止を反映していて，反応潜時の増加は重症のうつ病や神経学的障害で認められる．

　音節のタイミングが正常から逸脱すると，会話のリズムの障害が起きる．**吃音**(stuttering)はその一種である．**早口症**では，患者は早口で話し，言葉がもつれ，まとまらなくなる．小脳に障害のある患者は各音節を最後の音節と同じようにつぶやき，それぞれをあまりにも正確に発音しようとする．ある種の筋ジストロフィーの人も早口で話し，音節を正確に発音するのが困難である．

　とくに病的な意味のない他の会話のパターンもある．それが聞き手には明らかであるのに，話し手自身がしばしばそのパターンを呈していることにまったく気づいていないことがある．

　冗長な会話(circumstantial speech)には，主要な話題に関係のないあまりにも多くの余分な情報が含まれている．これはよくある会話のパターンだが，話し手は最後にようやく結論に達するものの，しばしば聞き手の時間と忍耐力を強いる．

　注意散漫な会話(distractible speech)とは，話し手が会話とは無関係な刺激でしばしば注意を妨げられることである．廊下の物音とか，蛾が窓にぶつかったりすると，会話がまったく別の方向に（一時的にではあるが）行ってしまったりする．注意散漫な会話は普通は正常であるが，躁病の患者に認められることがある．

　言語チック(verbal tic)とは，とくに気づかずに，ある表現を繰り返し使うことである．そういった表現はたとえ退屈であったとしても，ほとんど常に正常である．

　「ご存知でしょうが」
　「〜ね」
　「基本的には」
　「本当に」
　「すごい」

第 11 章　精神機能評価 I：行動の側面

　私たちが会話のパターンを分類するのに使っている術語の多くは明確に定義されておらず，さまざまな専門家がそれぞれの意味で使っている．あなたが病的であると考えた例については患者の言葉のままをできるだけ正確に記録しておくことを，私はもう一度強く助言しておこう．

第 12 章

精神機能評価 II：認知の側面

Mental Status Exam II : Cognitive Aspects

　第11章で取り上げた内容のほとんどすべては受動的な観察だけで入手できる．しかし，本章で解説する内容については，積極的に質問して引き出す必要がある．

正式な精神機能評価をすべきか？

　精神機能評価（mental status examination : MSE）の認知の側面を検討することはいかなる患者にとっても臨床的な意義があるのだが，この評価を怠る臨床家もいる．あるいは，「今日は何年何月何日ですか？」「大統領は誰ですか？」といった答えが明らかで，決まりきった質問を，十分に機能している成人に尋ねるのはあまりにも失礼だと感じている臨床家もいる．積極的な指標，たとえば，患者の物忘れがひどいという家族からの苦情などを受け止めずに，正式な検査もしないということになりかねない．

　ほとんどの場合，面接者は突然患者に幻聴について質問を始めたりはしないだろう．しかし，いずれこの質問をしなければ，患者に何の問題もないとは決して確認できない．これこそが，すべての患者に対して正式なMSEを実施する必要があることを，とくに初心者に対して，私は

強く勧める理由である．患者が腹を立てたり，面接者が困惑したりする可能性を少なくするために以下のようないくつかのステップを踏むとよいだろう．

●まず，面接者がこれから何をしようとしているのかを説明することから始める．これはルーティンの質問であって，誰にでもする質問であり，患者が言ったり，行ったりしたことから考えられた質問ではない点を強調する．

「さて，あなたが物事をどのように考えているのかを確認するために，いくつかの決まりきった質問をしたいと思います．数分間しかかかりません」

決まりきったとか**一般的な**という単語は，見逃されがちな質問に対する答えを引き出すのに役立つ．

●真実である限り，妥当で肯定的なフィードバックをする．

「素晴らしい！　この1週間私が診た患者さんのなかでもっともよい出来です」

●質問が引き起こしたかもしれない苦痛に注意深く反応する．必要ならば，少し休憩の時間をとって，苦痛だった点について後でもう一度取り上げる．

「7を引く暗算は難しいです．ここで少し休憩して，暗算の代わりに，大統領について質問しましょう」

●いずれにしても，評価のこの部分は初回面接とは別にしておくのがよい考えである．この質問を治療が効果的に始まるまで先延ばしにして

第 12 章　精神機能評価 II：認知の側面

しまうと，面接者にとっても，患者にとっても困惑する可能性が増してしまうだろう．

　経験豊富な専門家が正式な MSE を行っているのを観察すると，すべての患者にすべての質問をしているわけではないことに気づくだろう．時間の制限やこれまでの経験から，どの患者には評価が省略できて，どの患者には毎回評価しなければならないかがわかるようになる．まだ研修中であるならば，毎回例外なしにすべての手順を踏むことを私は強く勧める．こうすることによって，全過程を学び，各評価で何が正常なのかという感覚を掴むことができる．（最初の数百回の評価を終えて）経験が増していくと，どのような場合に，どの検査を省略してよいか決められるようになる．

　MSE は主に，現在の行動，経験，感情に焦点を当てている．しかし，同時に関連する過去のデータを入手することにもしばしば役立つ．これこそが，スクリーニングの質問の多くが「あなたはこれまでに〜したことがありますか？」で始まる理由である．

　さらに，以後の部分で取り上げる経験の中にはひどく不自然で，患者が率直に答えるのをためらうようなものもある．そのような戸惑いに対処するために，逮捕されたり，病気になったり，服薬したりしたならば，誰もがあらゆるタイプの不思議な経験をする可能性があることを指摘するとよいだろう．このような枠組みで質問をしていくと，不安を和らげ，面接者が知っておかなければならないことを患者が打ち明けるようになる．

思考の内容

　話し手がその時点で注意を向けていることはすべてが，**思考の内容**（content of thought）となる．現病歴の聴取の際に，患者が治療を求めてきた問題を取り上げるのが一般的である．

199

しかし，思考の内容のいくつかの点については，すべての評価で取り上げなければならない．患者はそのうちのいくつかを自分のほうから話すかもしれないが，こういった主要な思考の異常のほとんどはスクリーニングの質問をしなければ明らかにならない．

思考の異常について調べている時はいつでも，患者が面接者のことを共感に富み，親しげな人だととらえ続けているかという点を優しい態度で探っていく．性急な判断をせず，患者の反応に驚いたりしないようにする．空飛ぶ円盤とか，話をする魚とかいった奇妙な考えも，面接者にとっての強い確信（宗教や政治も含む）と同様に，患者にとってはまったく正常なものであるのかもしれない．

妄想

妄想(delusion)とは，患者の文化や教育とは関係なく，固定した，誤った考えを指す．この定義のすべての部分が該当しなくてはならない．同じ文化に属する他の人々もその確信や思考が明らかな誤りであると考えなければならない．それが誤りであるという事実を突きつけられても，その考えが揺らぐことはない．

「私は大統領の警備のために派遣されました」と語る73歳の患者は，慢性のアルコール依存症で，長年にわたって働いていなかった．
「私の夫は，通りの向こうの女のところに出かけて，隠れてセックスをしている．ベニス風ブラインドで彼女にサインを送っています」．彼女の夫はため息をついて，前立腺の手術を受けて以来インポテンスであることを打ち明けた．
「私のイニシャルはJ.C.です．それは私がイエス・キリストという意味です」．6人の兄弟姉妹は，患者が長年病気であったことを証言した．

次のように質問することで，患者の確信の強さを確かめることができる．

第12章　精神機能評価Ⅱ：認知の側面

「このように感じていることは，何らかの神経か感情の問題による可能性はありますか？」

　もしも患者が「いいえ」と答え，病院のスタッフも陰謀に加わっていると主張するならば，その考えは妄想ととらえてよいだろう．
　同じような質問をされて，他の説明も可能だろうと同意する患者もいるかもしれない．このような場合には，妄想とは診断できない．

「何かの陰謀のようなものがある気がします」
「結局，おそらくそれは想像上のものだったのでしょう」
「私の神経は最近調子がよくなかった」

　正反対の客観的証拠があるにもかかわらず，患者が明らかに誤った説明に固執する時だけに，妄想と呼ぶことができる．
　文化と教育の基準も満たさなければならないが，伝統的なナバホ族の人が魔女の存在を信じていたからといって妄想があるとしてはならないし，サンタクロースに手紙を書く子どものことも妄想があると見なすことはできない．
　次のような質問をして，妄想の存在を確かめる（反応を待つのに適切な時間を置く）．

「誰かがあなたのことを監視している，あなたについて話している，あなたを傷つけようとしていると，これまでに考えたり，感じたりしたことがありますか？」
「あなたはこれまでに普通ではないメッセージを受け取ったことがありますか？」
「あなたはこれまでに他の人々が尋常ではないことを考えていると思ったり，考えたりしたことがありますか？」

　まったくあり得ないことであるので，すぐに誤っていると判断できる

主張もある(たとえば，宇宙人のロケットで誘拐されたとかいう典型的な奇妙な妄想)．一方，「この話は実際に本当かもしれない」などと面接者が考えてしまうような，多少もっともらしさを感じさせられるものもある．前妻からの仕打ちや，前のビジネスパートナーが起こした訴訟から逃れようとしていると語った患者に出会った時に，私もこのように考えたことがある．実際に，身内が離婚しようとしていることも時にはある．そのような説明が一貫性を欠くためにすぐに真実が明らかになることもあるが，何が真実かを確かめるためには第三者の証言が必要だろう．

　他の人々が妄想的観念について奇妙だとか変だとか考えていることに患者自身もしばしば気づいている．そこで，患者は妄想をかなりの期間隠し続けていることがある．一般的に，共感に富み，関心を持ち，中立的な態度で接すると，患者はリラックスして，このような問題について自由に語るようになる．次のような幅広い質問をすることで，患者は妄想について詳しく語り，他者に話をするようになるだろう．

　「あなたはどのようにしてこれ(妄想)が事実であるとわかるのですか？」

　慎重に面接を進めるべきだろう．妄想に直面化しようとすると，患者を困惑させてしまいかねない．一方，面接者が患者を受け入れすぎてしまうと，患者の心の中にある誤った考えを認めてしまうという危険を冒す可能性がある．面接者が何かの意見を言うことを控えるならば，妄想を疑いもしなければ，信じてもいないという態度を保つほうが安全であるだろう．もしも意見を強く求められたら，正直に次のように言うことができる．

　「多くの人はそれ(妄想)が普通ではないと思うでしょう」

　これは患者がすでに気づいていることなので，ショックとはならな

第12章　精神機能評価 II：認知の側面

い．この答えは患者を満足させると思われる．さらに答えを求められるようであったら，次のように詳しく答えてもよいだろう．

　「あなたの悩みについて他の説明もできるかもしれません．あなたが誤解されているかもしれないし，あるいはそれは何らかの形の神経過敏かもしれません」

　あなたはあくまでも一時的な考えを述べているだけであるので，さらに議論が続くようなことはないだろう．もしもさらに議論になるようでも，おそらくあなたと患者は意見の不一致があることを穏やかに認めることができるだろう．
　妄想の存在に気づいたら，それについてできる限り調べる．とくに，妄想が患者の生活のさまざまな面にどの程度影響を及ぼしているかという点について調べていく．以下のような質問をすべきである．

　「あなたはどれくらいの期間このように感じていますか？」
　「その結果，あなたはどのような行動に出ましたか？」
　「あなたはその他にどのような行動を計画していますか？」
　「あなたは(そのような考えに対して)どのように考えていますか？」
　「あなたはどうしてこれが起きると考えていますか？」

　「なぜあなたは解雇されたと思いますか？」といった，より特定の「なぜ～？」という質問は，妄想を明らかにするためのもうひとつの方法である．
　最後に，妄想は**気分に一致**(mood-congruent)しているだろうか？ 言い換えると，妄想の内容は患者の気分に合致するものだろうか？ 以下に挙げるのは，気分に一致した妄想の例である．

　うつ病のために入院している中年の男性は，自分がかならず地獄に落ちると確信していた．彼のベッドサイドに集まってくる病院のスタッフは悪魔

｜で，彼が受けて当然である罰を言い渡すために来ていると考えていた．

気分に不一致の妄想の例も挙げておこう．

｜長年にわたって慢性の精神病であった高齢の女性患者は，心不全のために足首が腫脹していた．彼女は，ナチスが地下室に設置した重力装置のために体液が下肢に溜まってしまうと大袈裟に説明していた．

気分に一致した妄想が存在する場合には，気分障害を疑い，気分に一致しない妄想の場合には，統合失調症がより典型的である．

妄想のタイプ

多くの患者を面接していく過程で，非常に幅広い妄想に出会うことになるだろう．以下によく知られている妄想のいくつかのタイプを挙げておく．

●死：虚無妄想（nihilistic delusion）とも呼ばれていて，心気妄想の極端な例の稀な症状である．
●誇大：患者は自分が非常に大きな存在〔神，（人気歌手の）ビヨンセ〕であるとか，他者にはない力や才能（巨万の富，天才的な音楽の才，永遠の生命）があるとかいった誤った確信を抱いている．単に冗談を言っているのか，妄想なのかを鑑別しておく必要がある．大統領，王，産業界の大立者は，予知能力や全能の雰囲気を身にまとっていることがある．そのような人々にとっては，「私は神だ」というのは話のうえでは部分的には現実化されたことであって，精神的な問題をかならずしも意味しない．誇大妄想は典型的には躁病に認められるが，統合失調症にも出現し得る．
●罪業：患者は自分が何か重大な過ちや罪を犯していて，そのために罰せられるのが当然であると信じている．罪業妄想は典型的には重症のうつ病や妄想性障害で認められる．

第12章　精神機能評価Ⅱ：認知の側面

- 不健康あるいは身体の変化：患者は何か恐ろしい病気にかかっていると確信している．身体の内部が腐敗し，胃腸が固まってしまったなどと訴える．不健康であるという妄想や心気妄想は重症のうつ病や統合失調症で生じることがある．
- 嫉妬：患者の配偶者やパートナーが「不倫をしている」という妄想である．嫉妬妄想は古典的にはアルコール依存症の妄想に認められるが，統合失調症や妄想性障害でも生じる．その結果，配偶者への虐待や家庭内での殺人が起きる可能性もある．
- 誤同定：患者は，誰か，一般には近親の誰かが，非常によく似た人に置き換えられてしまったとか（カプグラ症候群），見知らぬ人が実際は自分がよく知っている誰かであると誤って確信している．このような妄想的認識は統合失調症の患者にも認めるが，しばしば脳の器質的病理に原因がある．
- 受動性，被影響性：テレビ，ラジオ，極超短波といった外部からの影響で自分が異常にコントロールされていると，患者は信じている．その結果，患者は自分の行動に対する責任を否定する．それとは対照的に，自分が周囲の人々に影響を及ぼすことができると信じている患者もいる．自分が朝食で何を食べたかによって，国務長官がそのスピーチでイランに関して言及するように影響を及ぼすことができるとか，自分の思考の波長が川の水位を上げることができるなどといった妄想がある．このような妄想は統合失調症が疑われる．
- 迫害：患者は自分が脅迫され，愚弄され，差別されていると信じていたり，何かを妨害されていると確信している．このような妄想は典型的には統合失調症に認められる．
- 貧困：現実とは異なるのに（実際には，銀行に預金があったり，障害年金を受給しているのに），経済的にすっかり困窮し，自宅を売却しなければならないとか，所有物を競売に出さなければならないと，患者は確信している．この種の妄想は重症のうつ病で生じることがある．
- 関係：患者は自分が監視されている，中傷されている，あるいは他の

何らかの方法で陰謀が企まれていると確信する．患者は，通り過ぎた人が自分のことを呟いていたなどと気づいたり，マスメディアが自分についてあれこれと発信しているとの妄想を抱く．たとえば，「昨晩のニュースアワーで解決が近いとジュディ・ウッドラフが言っていた．これは，私が前妻との財産分与の解決に合意すべきだという意味だ」．関係妄想は統合失調症でとくによく認めるが，他の精神病でも生じる可能性がある．

● 思考伝播：患者の考えが地域や大陸中に広がってしまうように思われる．思考伝播は統合失調症で認められる．
● 思考の支配：思考，気分，アイデアが患者の心の中に吹き込まれたり，引き出されたりする．受動的感情と密接に関連し，このような妄想も同様の意味がある．

認識

幻覚

　幻覚(hallucination)とは，関連する感覚刺激がないのに，誤って感覚を認識することである．たとえば，患者は空のタンスから話しかけてくる声を聞いたり，何も入っていない風呂桶に紫の蛇が浮いているのを見たりする．幻覚は典型的には，（心の目の中に想像上に出現するのではなく）現実の空間に出現したものとして経験され，五感のいずれとも関連する．精神科患者では，幻聴が最も多く，幻視がそれに次ぐ．

　次のように質問することによって，幻覚を確認する．

「周りに声を出すような人が誰もいないのに，あなたは声や他の物音が聞こえますか？」
「あなたは他の人々には見えないものを見ることがありますか？」

　幻聴についての質問に対して，誤って「はい」と答える患者がいる．た

第 12 章　精神機能評価 II：認知の側面

とえば，患者が今，声（面接者の声）を聞いたという意味だったり，耳にして聞こえる声ではなく，自分自身が考えたことを「聞いた」という意味にとらえることがある．以下にそのような例を挙げておく．慎重に質問していくと，このような偽陽性の答えと純粋な幻覚とは普通は鑑別できる．

たとえば，誰かが音や声が聞こえると言い張る場合には，次のような質問をする．

「それはあなた自身の意識や考えのように，自分自身から出ているものですか？」

「私の想像」だとか「ホールから聞こえてくる外の音」と認めるということは，重症の精神病の患者が訴える真正な幻聴とはまったく別物である．私は「いいえ」という答えの深刻さを割り引いて考えながら，患者にその声が「今の私の声と同じようにはっきりと」聞こえるのか，完全な文章の形で話しかけてくるのかと質問することがある．しかし，統合失調症のある種の患者でさえも，幻聴が実際の，外からの声というよりは，自分の心の中の考えから聞こえてくるように感じると言ってくることがある．患者がトラウマを再経験している時だけに生じる幻覚は，統合失調症以外の何か，おそらく PTSD を疑わせる．このような患者には，この種の経験を考えると実際の精神病とは異なるだろうと説明して，患者を安心させる．

幻覚はその重症度に沿って分類する．たとえば，**幻聴**（auditory hallucination）は次のような一連のスペクトルを成す．ぼんやりした音→呟き→理解できる単語→句→完全な文章．

幻聴についてさらに詳しく知るために役立つ追加の質問をいくつか挙げておく．

「あなたはどのくらいの頻度でそういった声が聞こえますか？」
「それは今の私の声と同じくらいはっきりしていますか？」

「それはどこから聞こえてきますか？」(患者の頭や身体からか？　電子レンジからか？　廊下からか？)
「誰の声ですか？」
「複数の声ですか？」
「あなたについて何かを語りかけてきますか？」
「その声は何を言っていますか？」
「お互いに会話をしていますか？」
「あなたはその原因が何だと思いますか？」
「他の人にはその声が聞こえますか？」
「あなたはそれにどのように反応しますか？」(多くの人は幻聴を恐れるが，幻聴に聞き入ってしまう人もいる)
「その声はあなたに何かをするように命令しますか？」(もしもそうならば，患者はその命令に従うだろうか？)これは重要な点である．患者が命令性の幻聴に従うことがあり，その結果，他者に危害を及ぼすことが知られている

考想化声(audible thought)は，特殊なタイプの幻聴で，患者は自分の考えが大きな声で話されて，他者がそれを聞くことができてしまうと確信している．考想化声，患者の行為にいちいち注釈する形の幻聴，互いに会話している複数の声などは，とくに統合失調症を示唆している．

幻視(visual hallucination)も次のように分けられる．一点の光→ぼんやりとしたイメージ→人の形(どのような大きさか？)→光景．幻視を認める患者に尋ねておくとよいいくつかの質問があり，状況に応じて内容を修正する．とくにいつそれが起きて(患者が薬物やアルコールを用いている時か，それとも他の時でも起きるのか？)，どのような内容かという点である．患者は幻覚に対してどのように反応するだろうか(顔の色や形が変わるというのを目にするのはひどく驚く経験である．ある女性は鏡を見たところ，自分がきのこになってしまったことに気づいた！)？

幻視は，物質使用や一般的な身体疾患に伴う精神病にとくに特徴的で

ある．たとえば，長期にわたり多量のアルコールを使用してきた人が，突然アルコールを絶ち，振戦せん妄をきたして，小さな動物や小人の幻視を見ることがしばしば報告されている．幻覚剤を使用した時に，幻視がいつまでも患者の網膜に残るような現象もある．統合失調症に生じる視覚経験のほとんどは錯覚か，実際の刺激の変形（物体の色が強くなったり，形が変化したりする）であるのだが，統合失調症の患者も時に真の幻視を呈することがある．

幻触（tactile hallucination），幻嗅（olfactory hallucination），幻味（gustatory hallucination）は精神科患者には稀である．このような症状は一般的には，脳腫瘍，中毒，けいれん性障害などの障害が疑われるが，身体感覚の幻覚は統合失調症でも生じることがある．幻視，幻聴，幻触体験が，健康な人の入眠時や覚醒時にも起こり得る．それは症状の出現時間によって実際の幻覚とは明瞭に区別できる．

> ある女性が私に次のように語った．「先生は私が狂っていると思うでしょう．昨年のある朝目が覚めると，ベッドの傍らに悪魔が立っているのを見ました．私は身体が麻痺してしまいました．手も脚も動かせません．でも，完全に目覚めているのです！ とても怖かったです．1時間後ようやくそれが解けました」．私はまったく正気であると彼女に伝えた．それは**覚醒時幻影**（覚醒時に起こり得る症状で，幻聴や幻触のこともある）と睡眠麻痺（これも覚醒時に時々起こる）が組み合わさったものであった．

ある経験が正常範囲であると説明し，保証を与えることができるのは，精神保健の臨床をしている際の喜びのひとつである．

不安の症状

不安（anxiety）は，特定の対象に向けられたものでもなければ，患者が同定できる何かによって引き起こされるわけでもない恐れである．一般に，さまざまな不快な身体的感覚を伴う．他の精神症状として，イライラ感，集中力の低下，精神的緊張，心配，過度の驚嘆反応などがある．

次のように質問することによって，不安の症状を探る．

「あなたは，実際に自分に及ぶ危険よりもひどく物事を恐れたりすると思いますか？」
「あなたの家族は，あなたのことを心配性だと言いますか？」
「あなたは自分のことをほとんどの場合，不安であったり，緊張していたりすると感じていますか？」

答えが「はい」であれば，第 13 章 (p. 258) で取り上げる不安についての質問のいくつかをしていく．

パニック発作 (panic attack) は典型的なエピソードであり，患者は突然，心拍数の増加，息苦しさ，震え，発汗といった身体感覚 (その他にもさまざまな身体症状が重なり得る) を覚え，極度の不安に襲われる．患者はしばしば災害，発狂，迫りくる死の恐怖を訴える．このような発作は一般には数分以内にピークに達し，30 分ほどでおさまっていく．

次のように質問して，パニック発作について調べる．

「あなたはこれまでにパニック発作に襲われたことがありますか？ 突然，強い恐怖感で圧倒されそうに感じることです」

同様の質問で，他の不安障害についても調べておく〔第 13 章 (p. 258)，付録 D (p. 471) 参照〕．時に極度の落ち着きのなさを伴う，内的な緊張感の訴えは，抗精神病薬を服用している患者に認められるアカシジアに特徴的である．

恐怖症

恐怖症 (phobia) とは，特定の物や状況に関連した，非合理的で極度の恐怖を抱くことである．よく認められる限局性恐怖症の対象としては，さまざまな動物，飛行機旅行，高所 (高所恐怖)，閉所 (閉所恐怖) などがある．**社会恐怖** (social phobia) (現在では，DSM-5 では社交不安症と命

第12章 精神機能評価Ⅱ：認知の側面

名されている)には，人前で話す，人前で食事をする，公衆便所を使う，患者の手の震えが他者の目に触れる場で書くことなどに対する恐れが含まれる．**広場恐怖症**(agoraphobia)とは，自宅を離れたり，多くの人がいる場所に留まることに対する恐れを抱くことである．

恐怖症は妄想と同様に非合理的に思えると考える人もいるだろう．両者の差は，恐怖症の患者が自分の感情がいかに非合理的かを認識しているのとは対照的に，妄想を持つ患者はそのような認識がないという点である．

次のように質問して，恐怖症について調べる．

「あなたはこれまでに非合理的に思えるとか，あまりにも誇張して考えるような恐怖感を抱いたものの，それからどうしても逃れられないと感じたことがありますか？」

「あなたはこれまでに，ひとりで家を離れるとか，多くの人々の中にいるとか，お店や橋といった公の場所にいることが恐ろしく感じたことがありますか？」

人前で話すのが恐ろしいといったような社交不安の例では，予期不安に発展していないか質問しておく．このような状況では，患者が恐れている行為を行う前に，しばしば極度の圧倒されるような恐怖感に襲われる．

醜形恐怖(dysmorphophobia)とは，身体の外見のわずかな(あるいは空想上の)欠陥を極度に心配することを表す術語である．一般にはこのような欠陥は顔(皺，鼻の形)であるが，身体の考え得るほとんどすべての部分についても報告されている．もちろん，患者は問題になっている身体の部分を避けることができないので，この状態は真の恐怖症とは言えない．今では，DSM-5では**醜形恐怖症/身体醜形障害**(body dysmorphic disorder)と命名され，強迫症のひとつとして分類されている．

強迫観念と強迫行為

　強迫観念（obsession）とは，患者自身が非現実的で，何とかそれに抵抗しようとしているのにもかかわらず，患者の思考内容を占拠し，持続する確信や考えである．たとえば，ある中年の男性には，教会のミサの最中に，突然立ち上がって，叫び出すなどといった，何かとても恥ずかしいことをするのではないかという考えが常にあった．強迫観念には，汚れ，時間，金銭などがしばしば関連している．

　強迫行為（compulsion）とは，患者が役にも立たないし，適切でもないとわかっているのに，繰り返してしまう行為である．強迫観念に反応して，しばしば強迫行為が出現する．たとえば，

- 何かを繰り返し数える
- 無意味な迷信を熱心に行う
- 儀式めいたことを行う（例：就眠儀式を定めて，それに正確に従えないと，最初からやり直す）

　強迫観念や強迫行為で重要な点は，患者自身がこのような観念や行為を無意味だと考えて，しばしばそれに抵抗しようとしていることである．

　次のような質問をして，強迫観念や強迫行為について調べる．

「あなたはこれまでに強迫観念がありましたか？　馬鹿げていると思えるのに，どうしてもそれを振り払うことができない考えという意味です」
「あなたには，必死でそれをしないようにしようとするのだけれど，何度も繰り返す必要がある儀式や決まりきった行動がありましたか？」（患者から尋ねられたら，何か例を挙げられるようにしておく）

　たとえば，極端に整頓するといった行為を異常だとはまったく考えていない人もいる．そのような人には慎重に質問して，症状を聞き出す．

第12章　精神機能評価Ⅱ：認知の側面

「あなたの自宅はどれくらいきちんと整理されていますか？　あなたの持ち物はどうですか？」

「汚れた皿を台所の流しに置いたまま，あなたは眠ったことがありますか？」

「ベッドをきちんとした後に，誰かがベッドに座ったとしたら，もう一度ベッドを整える必要があるとあなたは感じますか？」

軽度の強迫観念はきわめてよく認められるので，重症度を判定することが重要である．恐怖症に関しては，学校，職場，自宅での活動にどの程度影響しているのかを判断するのが最善である．重症例では，患者は手洗い，着衣，風呂場での儀式といった無意味なことに毎日多くの時間を費やしているかもしれない．恐怖症については，重症度とともに，発症，持続期間，治療についても質問する．

暴力をどう考えているか

自傷他害歴の有無にかかわらず，患者が今そのようなことについてどう考えているか調べておく必要がある．**自殺願望**について，次のように質問をする．

「あなた自身を何らかの方法で傷つけたり，命を絶とうとしたりしたことがありますか？」

ほとんどの人が時にはそのような気持ちになることがあるので，この質問に肯定的に答えたとしても，ストレスや圧倒されるような人生の状況に対する一過性の反応にすぎないかもしれない．しかし，たとえ漠然とした答えであっても，それを無視すると，取り返しのつかない悲劇が起きる可能性がある．面接者が気づいたこのような考えはいかなるものであっても徹底的に調べておく．

自殺未遂歴についてすでに入手しているすべての情報を検討する〔第9章（p. 137）参照〕．患者には現在，自殺の計画があるか，そして，それを

実行する方法を手にしているかについて調べる．次のような質問をする．

「どのようにすれば，あなたが自殺をしようという気持ちが減るでしょうか？」

この質問に対して「何もありません」という答えほど，深刻で，不吉なものはないとみなすべきである．もしもこのような考えを探り当てたら，とくにそれが現在，飲酒やうつ病(無価値感，絶望感，思考障害，活力の喪失，自責感)で強まっているとするならば，まだその時ではないかもしれないが，入院が必要な状況かもしれない．
　殺人や他の暴力についての考えは，同様に緊急の対策を取る必要がある．自殺願望よりも暴力行為についての考えのほうがはるかに頻度が低いという事実だけが，わずかに暴力行為についての考えに対する恐怖感を減らしてくれる．他者に対する殺害や暴力について調べるために，以下のような質問をする．

「あなたはこれまでにひどく腹が立ったり，うろたえてしまって，誰かを傷つけようとしたことがありますか？」
「あなたはそのような衝動に抵抗することが難しかったですか？」

どのような肯定的な答えについても，さらに調べていくとともに，すでに入手している病歴と比較する．具体的な計画があるのか，単に考えただけだろうか？　患者はこの計画を実行する手段(銃，致死性の高い薬)を手にしているだろうか？　時間を定めた具体的な計画があるだろうか？　特定の人，とくに親しいパートナーに向けて，一対一で，その計画は実行に移される可能性が高いだろうか？　どのような脅迫も真剣にとらえなければならないと，警告しておく〔第9章(p.137)で解説した暴力についての詳しい情報について検討しておかなければならない〕．

第 12 章　精神機能評価 II：認知の側面

心配ではあるが，一般的には正常な経験

　普通は尋ねる必要がないいくつかの経験*がある．それは，正常であるか，あるいは，診断的な意義がないものである．しかし，p. 209 で提示した覚醒時幻覚を呈した女性患者のように，その症状について心配し，受診してくる患者もいる．そこで，面接者は答えを準備しておくとよい．

　錯覚(illusion)は，現実の感覚刺激を誤って解釈したものである．これは普通視覚的なものであり，(薄暗がりのような)感覚的入力が減退した所でしばしば生じる．誤解に気づけば，すぐにそれがとくに悪性のものではないことが認識できる．あなたもおそらく次のような経験をしたことがあるだろう．壁のヒビが恐ろしい蛇のように見えたが，灯りをつけたとたん，安心するといった具合である．錯覚と幻覚を鑑別するには，周囲の状況やその時期(例：入眠時だけに起きるなど)に関する詳しい情報を集める．一般的には正常であるが，錯覚は認知症やせん妄の患者で生じることがある．

　既視感(déjà vu)とは，フランス語で「すでに見た」という意味で，初めての状況や場所を以前に経験したことがあるというよくある感覚である．既視感は側頭葉てんかんで生じることがあるが，正常な人の多くも時にこのような経験をする．

　支配観念(overvalued idea)とは，客観的な根拠がないのに，ある価値を信じ続けることである．妄想と同様に，議論や論理では支配観念を変えることはできない．妄想と異なる点として，支配観念はかならずしも誤ったものではない．たとえば，自分自身の性，人種，政党，宗教などの優越性に対する支配観念がある．これが時に過度になりすぎて，個人の機能を妨げ，自身や他者に苦悩をもたらすこともある．他の人種に対する憎しみなどがこの好例である．境界を設定するのは難しい．宗教的信条に対する支配観念が，宗教への盲目的な囚われになり，さらに，妄想へと発展していく可能性がある．後に検討する資料とするために，患

---

* その経験が正常であるならば，それは実際には症状ではない．

者自身のありのままの言葉を記録しておく．

　離人感（depersonalization）とは，自身についての認識の変化である．離人感を呈している人は心身から引き離されたような不快な感覚を覚えていて，自分自身についての違和感や，まるで夢の中にいるような不思議な感覚を抱く．病識は保たれているが，発狂するのではないかとか，自制心を失うのではないかといった心配をする．これに近い現象として，**非現実感**（derealization）があり，自分の置かれた状況に現実感が伴わないと感じている．このような経験（両者はしばしば同一である）を調べるために，次のような質問をする．

「あなたはこれまでに非現実感を覚えたことがありますか？　まるで自分がロボットになってしまったように感じたことはありますか？」
「あなたはこれまでに周囲の状況を非現実的に感じたことがありますか？」

　非現実感や離人感は比較的よくあり，正常な現象であることが多いのだが，深刻な悩みや睡眠遮断の際に起きることがある．このような症状は数秒間続くのだが，これがより長期間続いたり，頻繁に起きて，苦痛をもたらすようになると，離人感・現実感消失障害の診断が下されるかもしれない．このような症状は PTSD の発作や脳の器質的障害でも起こり得る．これらの症状には，抑うつや不安がしばしば伴う．

意識と認知

　MSE の次の段階では，情報を受け入れ，それを取りこみ，他者とコミュニケーションを図る患者の能力を評価する．一般的に用いられる臨床検査はごく大まかなものであるのだが，それが有用な手引きとなる．
　この課題を始めるにあたって，新患にしばしば尋ねる決まりきった質問であることを患者に説明して，安心感を得るようにするとよいだろ

第 12 章　精神機能評価 II：認知の側面

う．そのような質問をしなければならないために自分自身がすっかり困惑して，「馬鹿」のように思われるのではないかといった，面接の初心者が犯す一般的な過ちを避けてほしいと私は願う（論理的に考える患者ならば，「面接者が馬鹿ならば，なぜそんな質問をするのだろうか？」と思うだろう）．このような質問が無意味だと患者が考えると，完全に答えようという意欲が下がってしまうかもしれない．なぜそのような質問をするのかという点について知りたがっている人に対しては，「あなたの状態を正確に評価するためです」と答えるのが適切である．質問が「単純」などと言うべきではない．そうすると，答えたがらない患者の不快感をさらに増してしまいかねない．とくに患者が失敗を恐れている時は，精神機能についてのいかなる検査も心の傷を引き起こしかねないことを忘れてはならない．うまく答えられないことは常にストレスに満ちているし，答えがつかえてしまうような患者には励ますことも必要である．

「プレッシャーを感じていると，本来の能力が出せないものです」
「ほとんどの患者はこのようなテストをいくらか難しいと感じるものです」

いずれにしても，患者ができることを強調する．

「あなたは 7 桁の問題をうまくできました」
「あなたは他の多くの人よりもこのテストがよくできました」

（もちろん，それが正しくない場合には，このような励ましの言葉をかけるべきではない）

注意力と集中力

面接のこの段階までに，面接者は患者の**注意力**（attention）（現在の課題や話題に焦点を当てる能力と定義される）と**集中力**（concentration）（他

の競合する要求を退けつつ，その焦点をある程度の時間保持する能力）についてすでにかなりの程度把握しているだろう．この能力について，より正式な計算という形で，刺激に焦点を当てる能力を測定する．100から7を引くように患者に指示する．それができたら，さらに7を引くように指示し，次々に0に向けて進んでいく．ほとんどの成人は，1分以内に終了できて，間違いは3個以下である．成績を判定する際に，患者の年齢，教育程度，文化，抑うつや不安の重症度を考慮することを忘れてはならない．

　個人的には，私は面接の全過程を通じて，できる時にはいつでも，患者の注意力を評価するようにしている．たとえば，患者が過去のある日付について話題にしたら，次のように働きかけることができる．「そうですね．その時にあなたは何歳でしたか？」と私は問いかけるだろう．患者が正確な年齢を答えて，（おそらく長時間に及ぶ）面接に集中しているように見えるならば，私はこのような質問をさらに続けることはないだろう．

　患者がある程度の教育を受けていて，算数も学んだにもかかわらず，引き算が難しいようだったら，たとえば，87から63まで逆に数字を言ってもらう．注意力を測るこのテストは，連続する引き算よりも文化的な抵抗は少ないだろう．私たちは患者にしばしば「world」という綴りを逆に言うようにという質問をするので，すでに暗記していて，考えずに，「dlrow」と早口で答えてくるような患者もいる．そのような場合には，「strap」とか「watch」など別の単語を使ってみる．ただし，患者がそのような単語を正しく綴ることができるかをまず確かめておく必要がある．5桁から7桁の数字を順唱，逆唱するというのも同じ課題であり，教育程度との関係は低い．注意力の低下は，てんかんや認知障害といった病態の患者に認められるが，統合失調症や双極性障害の患者にも起こり得る．精神機能の多くは注意を集中させる能力と関連しているので，注意力が障害されている場合には，MSEの他の知見を慎重に解釈する必要がある．

第 12 章　精神機能評価 II：認知の側面

見当識

　患者の場所に関する見当識を判断するために，次のような質問をする．

「あなたは今どこにいますか[市，州，病院名]？」

　もしも答えられなければ，患者が今どのような施設にいるのかを尋ねる．「図書館」とか「グラウンド・ゼロ」といった答えは重篤な精神症状を疑わせる．ただし，ふざけた答えをする人や，何らかの理由で非協力的な患者からの答えを過度に解釈しないように注意しなければならない．

「今日は何年何月何日ですか？」

　患者が月日は正しく答えるのだが，年を間違えることは稀ではない．時間に関する見当識のすべての部分について質問することを忘れないようにする．患者はしばしば 1 日か 2 日日付を間違えることがある．これは，とくに入院患者で，日常生活から離れていて，日付の感覚を失っている場合には，一般的に大きな意味はない．
　患者が自分自身の氏名を知っているかどうか(人に関する見当識)は，すでにこれまでの面接で明らかになっているだろう．時や場所に対する混乱に気づいたならば，人に関する見当識についても質問する．

「あなたのお名前をもう一度教えてくださいませんか」

言語

　言語(language)とは，単語や象徴を用いて，意味を理解し，表現する手段である．一般に評価の対象となる言語の領域は，理解，流暢さ，呼名，反復，読み，書きである．ルーティンの検査は短時間で行うことができ，高齢の患者や身体疾患のある患者でとくに重要である．患者が実際には言語の障害に罹患しているのに，身体化障害，認知障害，その他

219

の精神障害と診断されることは稀ではない．

- 患者が面接中の会話にどのように反応するかを観察していると，言語の**理解**の程度はすでに明らかになっているはずである．簡単な検査としては，いくつかの組み合わさった行動を指示する，次のような質問がある．「このペンを持ち上げて，あなたのポケットにいれたら，次に，ペンを机の上に戻してください」．
- 言語の**流暢さ**も，患者が正常の長さの文章を作るために普通の単語や韻律を使うことから明らかである．患者がためらったり，つぶやいたり，口ごもったり，奇妙な強調をしたりするか，注意を払う．
- **呼名**の問題も，患者が周囲にごく普通にある物について，実際の名前でなく，回りくどい言い方をすることから明らかになる．以下は，そのような**呼名失語**(naming aphasia)の例である．

腕時計：「手首に巻いている物」
ペン：「書く物」

失語を検査するために，ボールペンの部位の名前を患者に尋ねてみる（例：ペン先，クリップ，胴体）．

- **反復**について検査するには，「明日は晴れるでしょう」といった標準的で，単純な文章を繰り返すように患者に指示する．
- **読む**ことについては，1つか2つの文章を読むように患者に指示すれば，すぐに検査できる．先進国であっても，成人の中で実際的な読み書きができない人がわずかだがいることに注意を払う．この検査や他の検査の結果を，患者の教育程度についてすでに理解している点と照らし合わせて検討する必要がある．この課題に問題のある患者が困惑することがあるかもしれないので，患者を支えることを忘れてはならない．
- **書く**ことについては，何か文章を書くようにと患者に指示すればよい

第12章 精神機能評価Ⅱ：認知の側面

(患者自身が何か文章を思いつくことが難しいようであれば，面接者が何か文章を言って，患者に書き取ってもらう).
- 鉛筆や時計の名前を言うように患者に指示することによって，**運動失語**(expressive aphasia)の検査ができる．患者自身が選んだ文章を書くようにすることでも，検査できる．
- **失行**(apraxia)(運動系に問題はないのに，自発的な行動を行うことができない)を検査するには，次のような単純な幾何学的な図を写すように患者に指示する．

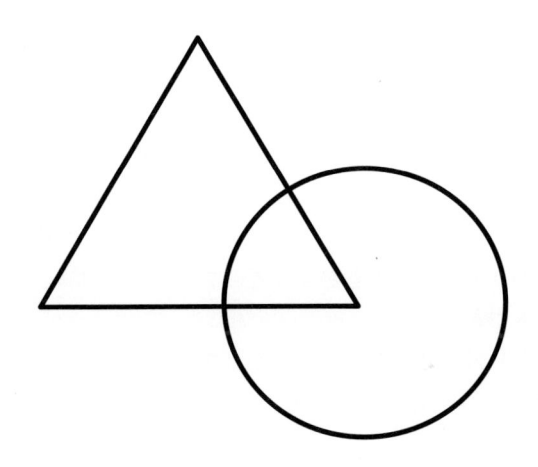

　この図を書き写すことができない(形を無視したり，位置が正確でない)のは，**観念運動失行**(ideomotor apraxia)が疑われる．失行は，脳の右側の障害のために生じ得る．
　このようなスクリーニングテストで何らかの問題が明らかになったら，患者の精神機能は，何らかの重篤な神経学的障害によって複雑な状態になっているのかもしれない．そこで，神経学的な診察を要請する必要がある．

記憶

　記憶(memory)は一般的に3つか4つの部分に分類できる．ここでは一応，次の3つの分野に分けて，解説しよう．即時記憶，短期記憶，長期記憶である．気楽に質問を始められないように感じるならば，手始めに次のように患者に話しかける．

「あなたはこれまでに記憶の問題を抱えたことがありますか？　それについて調べたいと思います」

　即時記憶(immediate memory)(記憶をして，その5〜10秒後に再生する能力)とは実際には注意に関する検査であり，すでに7桁の数字の順唱や逆唱で検査をした結果や，患者が面接に焦点を当てていられるかで明らかになっているだろう．しかし，即時記憶についてここで再評価しておく．名前，色，通りの名といった無関係な物をいくつか言う．次に患者にそれらの物を繰り返すように指示する．これは即時記憶について評価するばかりでなく，患者が面接者の言うことを理解しているかを確認することもできる．

　後で繰り返し言ってもらうということを患者に説明すべきだろうか？　ただし，これについては2つの考え方がある．ひとつめはこのような説明には注意すべきだというものだが，その理由を確認したことがない．もうひとつの考え方は，前もって説明すると，それが認知のリハーサルを招いてしまい，面接者の質問に十分な注意を払わずに，その間に練習をしてしまうことになるというものである．後者の意見には同意するのだが，おそらくこの件はごく表面的な意義しかなく，それほど重要なものではないだろう．すなわち，面接者の態度が一貫していさえすれば，どちらの方法でも構わない．要するに，面接者の質問に対して自然な反応が得られるという感覚が大切であるのだ．

　5分後に，患者に3つの物を思い出すように指示して，**短期記憶**(short-term memory)の検査をする．5分後の時点で，ほとんどの人は名前，色，そして，少なくとも住所の一部を復唱できる．この検査の結

第 12 章　精神機能評価Ⅱ：認知の側面

果を解釈する際に，患者の動機づけの程度について考慮することを忘れてはならない．3つの物のすべてを想起できない場合には，重症の認知障害や，うつ病，精神病，不安障害などによる不注意が疑われる．

　長期記憶(long-term memory)は，現病歴と関連させるのに必要な情報を総合する能力から評価できる．出来事や子ども達の誕生した順を正確に記憶しているか否かによって，長期記憶に関する患者の能力について全体像を掴むことができるだろう．すでに述べた現病歴を聴取する過程で，こういった情報は得ているはずである．短期記憶と長期記憶の境界については，専門家によって意見が分かれる．記憶のある種の固定が12〜18か月の間で起きるという点についてほとんどの専門家が合意しており，長期記憶は容易に忘れられることがない．アルツハイマー病のような重症の認知症の患者は短期記憶よりも長期記憶が保たれているのが典型的であるが，病気が長期にわたると，長期記憶さえ次第に失われていく．

　健忘(amnesia)とは，身体的あるいは心理的トラウマによってしばしば引き起こされる一時的な記憶喪失であるが，認知症とはまったく異なる．いかなる重症度の頭部外傷，アルコール関連ブラックアウト，PTSD，解離性障害などで，健忘が生じることがある．「あなたはこれまでに健忘を呈したことがありますか？」といった質問に対して「覚えていません」とかいった答えが普通なので，健忘を確認するのは難しいだろう．その場合は，以下のような質問をしてみよう．

「これまでに一切覚えていないという時期がありましたか？」
「あなたがこれまでに記憶の問題があったことがあると，誰かが言っていましたか？」

　健忘に出会ったら，それが**部分的なもの**か(患者は問題のある期間の記憶が部分的にあるか)，**全体的なもの**か(ある期間の記憶がすべて欠損しているか)を見きわめるようにする．記憶の欠損を，その前後の記憶で埋めようとするかもしれない(「健忘が始まる前で，あなたが覚えてい

223

る最後のことは何ですか？　健忘から回復した後で，あなたが覚えている最初のことは何ですか？」).「その時に，あなたは友人や家族に何が起きたのか教えてほしいと頼みましたか？」と尋ねることもできるだろう．

　記憶の欠損があるからといって，何かが起きたと決めつけてはならない．健忘が襲撃や虐待を意味していると訳ありげに臨床家に思いこませるような患者もいる．いわゆる「偽記憶(false memory)」症候群の患者である．

　時に，失見当識を呈しているのに，一見論理的な反応を作り上げて，記憶の欠損を隠そうとする患者がいる．この無意識的な記憶の創造は作話(confabulation)と呼ばれ，虚言を意味するわけではない．患者は自分の語る話を実際に信じているように見え，話のほとんどは自分自身についてである．面接者と患者が初対面であったとしても，以前に会ったことがあるかと問われると，このような患者は肯定する．**作話は，チアミン欠乏を伴う慢性のアルコール依存症といった，記憶の障害が重症の患者で認められる**．

　ある学生が，妄想と作話の差について私に質問したことがあった．とてもよい質問である！　妄想のある患者は，実際の記憶を誤って解釈しているのだが，作話のある患者は，実際には存在しない記憶を代償しているのである．

文化に関する情報

　文化に関する情報の課題について言及しない教科書もあるのだが，これは患者の長期記憶や全般的な知能と大いに関連している．これはまた伝統的に MSE の一部であり，一般的な質問について熟知しておく必要がある．

　「もっとも最近の大統領［あるいは，首相，国家元首］を5人挙げてください．今の大統領から始めてください」

第 12 章　精神機能評価 II：認知の側面

　ほとんどの患者は，4 人か 5 人の大統領の名を，最新の名から逆に挙げていくことができる．一度に 1 人の名前を挙げるように指示する．「年代を逆に最近の大統領 5 人の名前を挙げる」ように指示されると，患者が圧倒されてしまうように感じるのは理解できる．患者がある大統領の名前を言い忘れたら，「そうですね，誰かの名前を忘れていませんか？」とか「ブッシュ大統領が 2 人いましたが，その間に誰かいませんでしたか？」と，助け舟を出してもよいだろう．

「この州の知事は誰ですか？」
「大都市を 5 つ言ってください」
「川を 5 つ言ってください」

　解釈について注意すべき点は，順に引き算をすることについてすでに述べた点と同じである．大きなスポーツイベントの結果，次の選挙に立候補する人の名前，文化的な重要性のある他の出来事といった，現在の出来事について質問することで，患者の関心，知的能力，記憶などについてきわめて正確な全体像が掴めるだろう．

抽象的な思考
　ある特定の例からその本質を抽象化する能力は，もうひとつの伝統的な検査であり，それは文化，知的能力，教育に大きく関わる．この能力は，私たちが半世紀前に学んだこととは正反対で，正常な精神機能とは何ら関係しない．抽象化について一般的に質問されるのは，ことわざ，類似点，相違点についての解釈である．以下に解釈を求められる，典型的なことわざをいくつか挙げておく．

「『ガラスの家に住む者は石を投げてはいけない（人を呪わば穴ふたつ）』とはどのような意味ですか？」
「転石苔を生ぜず，の意味を言ってください」

複数の解釈ができることわざもある点に注意すべきである(たとえば,『転石苔を生ぜず』は肯定的にも否定的にも解釈できる). 私は論理的でありさえすれば,どのような解釈も受け入れることにしている.

類似点と相違点は,ことわざよりは文化に縛られないので,以下のような質問をするほうがよいかもしれない.

「リンゴとオレンジの似ている点は何ですか？」(どちらも果物である. どちらも球形である. どちらも種がある)
「子どもと小人の差は何ですか？」(子どもは成長する)

認知能力に関する検査

ミニメンタルステート検査(Mini-Mental State Examination：MMSE)(これを MSE と混同してはならない)はその開発者 2 人に敬意を表して，**フォルスタイン検査**(Folstein test)と呼ばれることがある. この検査を実施して評点をつけるのにわずか数分間しかかからないが,認知能力に関する検査の質を高めることができる. 検査結果が 24 点以下で認知症の可能性(あるいは 30 点以下でその疑い)ありとされる. ただし,教育程度が高かったり，元来の知能が高かったりする患者はより高い評点を示すことがあるので，その場合は,軽度の神経認知障害を明らかにするための,正式な認知心理学的検査を行う必要がある. 認知症の患者の認知面の変化を追跡するのに，MMSE を用いるとよいだろう.

長年にわたって，MMSE は無料で使用できたので，精神医学的評価の標準的な方法のひとつになった. しかし,今では全体をそのまま無料で使うことはできず，Psychological Assessment Resources から購入しなければならない(http://www.minimental.com 参照). あるいは,原著の基準を参照することもできる. 付録 F(p. 507)に文献を挙げておく.

別の認知能力検査には，モントリオール認知評価(Montreal Cognitive Assessment：MoCA)があり，MMSE よりも敏感に軽度の障害を検知できる. これはネットから無料で入手できる(http://www.mocatest.org/参照). MoCA は 30 点満点で，26 点以下であると，認知障害が疑われ

る．

　このような検査のどれも，患者のおおよその認知能力を示すことができるだけである．より正確な情報を得るには，有資格の心理学者に要請して，正式な神経心理学的な検査を実施する必要がある．

知能についての特別な注意点

　知能を正確に評価することはきわめて難しく，初回面接，そして正式な検査以外のあらゆる相互活動の範囲を超えている．ほとんどの教科書はこの話題を無視しているが，認知の状態やパーソナリティという側面にとくに強い影響を及ぼすので，十分に考慮すべき話題である．

　1983年に，心理学者のHoward Gardnerは知能には多くのタイプがあることを提唱した．**言語的知能**(linguistic intelligence)や**論理・数学的知能**(logical-mathematical intelligence)(両領域は標準の検査で計測される過半数を占める)の他に，**空間的**(spatial)，**身体・運動的**(bodily-kinesthetic)，**音楽的**(musical)，**対人的**(interpersonal)，**自然的**(naturalistic)，**実存的**(existential)知能があるとした．この概念は知能と能力を混同していて，知能に多くの側面があるということは，誰もが何か得意な点があるという考えを鼓舞しているとほのめかす者もいる．

　いずれにしても，このような意見も，一般的な知能の要因のいくつかを含んでいる．人生の目標を追求するうえで，環境の変化に適応していく能力を評価するための，多くの情報を与えてくれる．もちろん，知能は，標準的な検査だけで正確に評価されるのではなく，初回面接の一部でも評価できるので，面接者は少なくとも大まかな評価をしておくべきであるだろう．

　教育歴や職歴といった病歴の聴取や，年齢，文化的背景，意識レベル，協力的態度，うつ病，精神病などを考慮しながら，面接自体からの印象も交えて，面接者は患者の知能(上，中，下)についておそらく十分に把握できているだろう．しかし，患者の知能の程度をある程度客観的にとらえておきたいと思うならば，半世紀近く前にIan Wilsonが発表した検査で全体の知能を迅速に測定できる〔付録F(p. 507)に文献を挙げ

てある］．患者に「2×3」，「2×6」，「2×12」と質問していく．「2×48」の答えが正しければ，85%の確率で患者の知能は平均かそれ以上であるか，ウェクスラー成人知能検査（WAIS，現在では第4版のWAIS-IV）での標準以上である．

洞察と判断

　精神医学的評価という状況では，洞察（insight）とは，面接者が評価している問題についての患者の考えの妥当性を指している．洞察力の高い患者は，①何か問題がある，②それは将来の幸福に何らかの影響を及ぼす，③その原因は，生物学的，心理学的，あるいは（悪魔や宇宙人の仕業ではなく）対人関係的なものである，④何らかの治療が必要である，といったことを認識している．心理療法を受ける能力や，精神力動を理解する能力は，この評価には含まれない．

　洞察が欠けているということには，重要な意味合いがある．洞察が欠けている場合には，入院，後見人や受託者の指名，デポ剤による治療，あるいは患者が拒否できない他の治療などが必要かもしれない．一方，洞察が良好であるということは，患者が治療計画に協力し，規則的に服薬し，予約日を守ることを期待できるだろう．

　洞察について調べるために，以下のような質問ができる．

「あなたは自分に何か具合が悪いところがあると思いますか？」
「あなたに聞こえている声は病気によるものですか？」
「あなたは何がそれを引き起こしたと思いますか？」
「どんな問題を抱えた人がここに受診してくると思いますか？」
「あなたにはどこか欠陥があると思いますか？」
「あなたは治療が必要かもしれないと思いますか？」

　洞察が良好，部分的，あるいは欠如しているかもしれない．たとえ

第12章 精神機能評価Ⅱ：認知の側面

ば，部分的に洞察がある患者は，何かの具合が悪いと気づいていても，その原因を他者のせいだと思っているかもしれない．洞察は変動し，病気の悪化とともに洞察も不良となり，寛解すると改善する．洞察が不良であるのは，典型的には神経認知障害，重症のうつ病，何らかのタイプの精神病（とくに統合失調症や精神病症状を伴う双極Ⅰ型障害）などである．

患者の自己像について確かめるためには，次のように質問する．

「あなたにはどのような力強さがあると思いますか？」
「あなたは自分自身のどこか好きですか？」
「あなたは他の人々からどのように見られていると思いますか？」

自分自身の力強さを患者がどのように考えているか，自分の長所は何だと考えているかは，治療を勧めたり，予後を予想したりするのに重要である．

勧められた治療をどのように受け入れるかという点に加えて，現実的な目標を達成するうえで適切な行動を決断する能力としての**判断力**についても検討しなければならない．「切手が貼ってある手紙を見つけたら，あなたはどうしますか？」とか「劇を観にいった時に，劇場で火災が起きたとすると，あなたはどのように反応しますか？」といった仮定の質問をして，判断力を評価しようとする臨床家がまだいる．こういった抽象的な質問は，世界の中でうまく生きていく能力とほとんど何の関連もないだろう．したがって，このような質問はしないほうがよい．むしろ，患者の判断力を確かめるには，実際的な質問をしたほうがよい．

「あなたは治療に何を期待しますか？」
「あなたの将来の計画はどのようなものですか？」

最終的な分析において，判断力をもっともよく評価するには，1時間かそれ以上かけた面接から得た情報を総合することだろう．

229

患者の洞察や判断について報告する場合には，領域を特定して，詳しく報告すべきである．たとえば，欠けていると思われる洞察の状態や側面，その理由と思われる実例などを報告する．しばしば価値判断(例：「患者の洞察は制限されている」)だけで満足してしまいがちであるが，それでは十分でもなければ，適切な判定にもならない．

正式な精神機能評価を省略できるのはどのような場合か？

この見出しの質問に対する明らかな答えは，「そのような場合はない」というものである．その理由は，あなたが入手した情報がすべて記録から得たものでない限り，会話をするたびに，非常に多くの精神状態の観察をしなければならないからである．私たちが実際にすべき質問は次のようなものである．「どのような時に，MSE の認知の側面に関する質問(すなわち，本章の多くの部分で取り上げた質問である)を安全に省略することができるだろうか？」

どの検査であっても，それをしないで問題が起きないということはめったにない．それでも検査を省略するならば，かならずその長所(面接者の時間を節約し，患者の困惑を和らげる)と短所(診断のための情報量が減る)を天秤にかけるべきである．検査をすることによる不利益というのは普通は取るに足らないものであろう．ほとんどの検査はあまり時間がかからないし，ほとんどの患者は面接者がどのような質問をしても礼儀正しく答えてくれるものである．しかし，以下に挙げるようないくつかの状況では，見当識，知識，注意，記憶に関する正式な検査のいくつかを省略して，MSE を短くしてもよいだろう．

・患者がすでに十分に詳しく，まとまった病歴を述べてきた．たとえば，比較的危険度の低い問題(例：人生のストレス，結婚の問題など)で受診してきた外来患者で，話の筋が通っていて，不一致な点も認め

第12章 精神機能評価Ⅱ：認知の側面

られない
- 検査結果が入手できる．最近実施された心理検査の報告書が手元にあり，それはあなたが行う検査よりもはるかに正確である
- 患者が苦悩に圧倒されている．患者が他の面接者から最近質問されて，同じような要請を繰り返されて，困惑したり，怒っていたりするならば，あなたは面接を短くしたいと考えるかもしれない．ある種の検査を煩わしく感じている患者には，この点がとくに当てはまる

ただし，以下のような状況では，正式な MSE を省略してはならない．

- 司法精神医学的な検査：この種の報告書は法廷で精査されるので，正式な検査を怠ってはならない．
- 他の法的な手続き：陪審審理付託決定手続き，責任能力の評価，ある種の手続き(例：電気けいれん療法)に必要とされる検査などは完全な報告が必要である．
- 基準点の記録：たとえば，後に治療結果について評価する必要が出てきたような場合，患者の「以前の」状態について正確な記録を手に入れたいと考えるだろう．
- 自殺願望や他害の恐れについてのほのめかし：患者の個人的な結果や潜在的な法的結果については，一般的に完全な検査が必要とされる．
- 主診断：いかなる主要な状態(とくに精神病，気分障害，不安障害，神経認知障害，物質使用障害)も徹底的に調べておく必要がある．
- 入院患者の状態：入院患者はすべて完全な検査が必要とされる．
- 頭部外傷の恐れ：頭部外傷や神経学的疾患の既往歴がある場合には，完全な MSE を実施する．
- 面接の初心者：完全な評価を繰り返し行うことによって，MSE に慣れて，手際よく実施できるようになる．

第 **13** 章

臨床的に興味深い領域の兆候や症状
Signs and Symptoms in Areas of Clinical Interest

　臨床的に興味深い領域というのは，単に患者のこれまでの病状と精神状態の情報に関して考慮するという意味である．本章で解説する8つの領域には，精神保健の専門家が遭遇する可能性のあるほとんどの兆候や症状を含んでいる．臨床的に興味深い領域は，さまざまな診断を下すのに必要な情報に焦点を当てるのに役立つはずである．
　面接者の仕事とは，自分が出会うこれらの領域の重要性を判断するために必要な事実を収集して，全般的な評価を行うことである．各領域は，共通する症状を持ついくつかの臨床診断から成ることを覚えておいてほしい．どの診断が最適であるかを決めるためには，想定している各障害の症状について質問していく必要がある．
　この過程がどのように進んでいくかを示すために，気分がふさぎ，落ちこんでいて，「落胆している」と訴える患者について考えてみよう．よく泣き出す，絶望感，食欲や睡眠パターンの変化，一日のうちのある時間にとくに落ちこむ，気力の低下，集中困難，厭世的な様子，自殺願望や自殺行動といった，気分障害のいくつかの他の症状もあるのではないかと，面接者は考えるだろう．ほとんどの患者はこれらのすべての症状を呈するわけではないが，このような症状のいくつかがあれば，患者は何らかのうつ病の状態にあることが示唆される．そのような場合には，病気の症状や経過が気分障害の診断に合致するかを調べなければならな

い．すべての事実について検討した後，面接者はどの診断が事実に最も合致するかを決めることができる．

臨床的に興味深い各領域について解説するうえで，これらの特徴を挙げておこう．

1. 警戒兆候，あるいは「赤旗」兆候：これに気づいたら，さらに調べる必要がある．
2. 主診断：この項は臨床的に興味深い領域で取り上げるもっとも重要な障害や他のさまざまな主診断を含む．付録 B(p. 411)で詳述した診断には(*)がつけてある．
3. 病歴に関する情報：本章で，面接者が質問すべき病歴の各情報の重要性について簡潔に解説する．
4. MSE の典型的特徴：現在の精神状態は，鑑別診断にとって，病歴に関する情報ほどには一般的には有用ではないので，典型的な症状を挙げておいた．

どこで病歴が終わって，精神状態がどこから始まっているのかを見きわめるのが難しいことがある．というわけで，ある項で取り上げた特徴が，他の項に属するように思われることがあるかもしれない．たとえば，ある患者は，面接中には観察されなかった気分を訴えてくるかもしれない．

付録 D(p. 471)には，主要な精神科診断に焦点を当てた半構造化面接法を挙げてある．これは，面接のすべての基礎に触れたいという読者のために設けた．しかし，ある特定の診断を下そうと**決めてかかって面接することには慎重でなければならない**と，私は警告しておきたい．初回面接の目的は，何が問題であるかを見きわめることであり，面接者の先入観を再確認するための証拠を探すことでもなければ，他の臨床家がすでに発見していることを確認することでもない．換言すると，ある特定の魚を釣るために針に餌をつけるのではなく，むしろ，網を投げて，何が捕れるかを見てみるのだ．

第13章　臨床的に興味深い領域の兆候や症状

精神病

　精神病(psychosis)とは，患者が現実との接点を失っている状態を指し，幻覚，妄想，顕著な連合弛緩の存在によって判断される．現在の治療法では患者が長期間にわたって精神病であることは稀ではあるが，この状態は一時的，あるいは慢性でもあり得る．

警戒兆候
　臨床的に興味深い領域として精神病を考慮するならば，以下のような症状に注意を払う．

　平板化した，あるいは不適切な感情
　奇妙な行動
　混乱
　妄想
　空想，あるいは非論理的な思考
　幻覚(五感のどれでも)
　障害された洞察や判断
　緘黙
　認知の歪曲や誤解
　周囲の人からの引きこもり
　滅裂な話しぶりで，理解するのが難しい

主診断
　精神病の患者は，以下の3つの主診断のうちのひとつに該当する可能性が高い．すなわち，器質性精神病(身体疾患や物質使用による精神病)，統合失調症，ある種の気分のエピソード(精神病症状を伴う抑うつエピソード[うつ病か，双極I型障害のいずれかが疑われる]または重症の躁病[双極I型障害])である．この中でも，気分のエピソードと統合

失調症がもっとも多い.以下により完全なリストを挙げておく.

- 統合失調症(schizophrenia)*
- 抑うつエピソード(major depressive episode)*
- 躁病エピソード(manic episode)*
- 神経認知障害(neurocognitive disorder)(例:さまざまな原因によるせん妄*)
- 物質・医薬品誘発性精神病性障害*(substance/medication-induced psychotic disorder)(例:アルコール誘発性精神病性障害)
- 短期精神病性障害(brief psychotic disorder)
- 統合失調症様障害(schizophreniform disorder)*
- 統合失調感情障害(schizoaffective disorder)*
- 妄想性障害(delusional disorder)*

病歴に関する情報

　発病年齢:統合失調症が比較的人生の早期に発病する傾向があるのに対して(10代後半か20代),妄想性障害は中年期から老年期に発病する.

　アルコールや薬物:精神病の患者の多くが物質を使用する.症状が出現してきた順を確認する.精神病が最初に始まったのであれば,二次性の物質誤用を伴う統合失調症の可能性が高い.もしも物質使用が先に始まり,次に精神病が生じたのであるならば,統合失調症の可能性は低い.

　うつ病:過去あるいは現在,重症のうつ病を認めるならば,精神病を伴う気分障害の診断を考える.

　環境的なストレス:精神病の発病に先立って極度のストレスが認められる場合には,短期精神病性障害の診断が疑われる.

　家族歴:統合失調症と気分障害は同一家系に多発する傾向がある.どちらかの障害を持つ家族がいる場合には,患者もその診断が下される可能性が高まる.

　罹病期間:精神病の罹病期間が長ければ長いほど,統合失調症が最終

第13章　臨床的に興味深い領域の兆候や症状

診断である可能性が高い．

　気力，意欲，関心の喪失：このような症状は統合失調症の末期に典型的である．

　発症：突然の発症(数日〜数週)は認知障害か精神病を伴う気分障害が示唆される．発症がより長期に，徐々に進行する場合(数年にわたる症例もある)には，この精神病は統合失調症である可能性が高い．

　身体疾患：内分泌疾患，代謝性疾患，腫瘍，毒性物質への曝露，トラウマ，さまざまな神経疾患や身体疾患といった，いくつもの健康危険因子と認知精神病が関連している．

　過去に回復したエピソード：気分障害は挿話性の疾患である傾向が強く，気分障害の患者は，統合失調症の患者に比べて，完全に回復する可能性が高い．

　シゾイドあるいは失調型の病前性格：統合失調症の発病に先立って，無関心，感情的引きこもり，友人がほとんどいない，奇妙な信念や行為といった長期にわたる性格特性が認められることがある．

　失業あるいは仕事のレベルの低下：長年にわたって失業していたり，能力にふさわしくない職業に就いていたりした場合には，そして，急性のエピソードから回復した後にもとくに仕事のレベルが下がったままであるならば，つい最近まで高度で困難な仕事をしてきた人に比べて，統合失調症である可能性が高い．

　一級症状に注意を払う：Kurt Schneider の**一級症状**としてさかんに議論されてきた一連の幻覚や妄想は，そのうちのどれかが存在すれば，統合失調症と診断できるとされてきた．この種の症状は他の障害の患者でも認められることが，その後の研究で明らかにされてきたが，一級症状の概念はしばしば話題となるので，以下で簡潔にリストにしておこう．

・思考化声
・妄想知覚：ごく普通に観察したことが，患者にとって異常な意味を持つ．たとえば，患者が昼食の時にチーズサンドウィッチを出されると，伯母が亡くなりそうだと「気づく」．

- 身体被影響体験
- 思考が支配されるという妄想
- 複数の声が患者について語るという形の幻聴
- 患者の行為を注釈する幻聴
- 身体的幻覚(外部の影響によって生じる身体的感覚)
- 思考伝播

MSE

外見と行動 ・運動の異常 　活動の低下・動き回る・特定の姿勢を取る・固縮・拒絶症・しかめ顔・常同症 ・奇妙な服装，乱れた髪 ・過覚醒 ・不衛生 気分 ・平板あるいは馬鹿げた気分 ・自己同一性に対する困惑 思路 ・会話の量が制限されている ・緘黙 ・支離滅裂 ・連合弛緩 ・非論理的思考 ・空想へのとらわれ 思考の内容 ・幻覚：いつ？　どこで？ ・幻聴(↗)	声？・声ならば，誰の声か？・考想化声か？ ・幻視 ・幻触 ・幻味 ・幻嗅 妄想 ・死 ・恋愛 ・誇大 ・罪責 ・心気，身体変化 ・嫉妬 ・受動性 ・被害 ・貧困 ・関係 **言語**：一般に障害されていない **認知**：一般に障害されていない **洞察**：しばしば欠如 **判断力**：急性期では障害されている可能性

気分の障害：うつ病

　うつ病(depression)とは，「気分が沈んでいる」「気分が落ちこんでいる」「気が滅入る」「うつだ」といった具合にさまざまに表現される気分を

指す．この気分の落ちこみは持続していて，普通は少なくとも 1～2 週間は続いている必要がある．これは患者の通常の気分とは明らかに変化していると訴えられる．抑うつ感ではなく，快感が得られない〔これは**無快感症**(anhedonia)と呼ばれる状態である〕と訴える患者もいる．現病歴に必要な情報は，うつ病の原因(後の記載を参照)と重症度も関連する．

警戒兆候

以下のような症状を呈する患者についてはうつ病を念頭に置いて調査を進める．

・活動の水準がひどく減退しているか，増加している(焦燥)
・不安症状
・食欲の変化
・集中力の低下
・死の願望
・(セックスを含めて)通常の活動への興味の減退
・不眠，あるいは過眠
・自殺願望
・涙もろい
・薬物やアルコールの使用
・体重の減少あるいは増加
・無価値感

主診断

精神病を引き起こす同じ身体疾患の多くがうつ病も引き起こす．しかし，診断に関する主な問題は，**一次性**うつ病(primary depression)(時系列的に最初に現れたうつ病)と**二次性**うつ病(secondary depression)(他の精神障害やパーソナリティ障害より後に，あるいはそれによって引き起こされたうつ病)を鑑別することである．考慮すべき主診断には以下

のようなものがある．

- 抑うつエピソード*（大うつ病性障害，双極Ⅰ型障害，双極Ⅱ型障害の部分症状として）
- メランコリア*
- 気分変調症（今は DSM-5 で，持続性抑うつ障害と呼ばれる）*
- 月経前不快気分障害
- 気分障害の季節パターン
- 二次性うつ病

病歴に関する情報

　アルコールや薬物：物質使用は二次性うつ病の発症に先立って認められる主な出来事である．

　無快感症：患者は快感を覚えることができない．ある患者にとっては，この感覚を覚えることが，抑うつ気分の代理となっていることがある．

　非定型的な特徴：ストレスに関連したうつ病では，過眠，食欲の増加，体重の増加などの症状を呈することがあり，朝方や，好きな人たちと一緒の場合には気分がよいと感じるかもしれない．これらの特徴は非定型的と呼ばれる．というのも，うつ病の患者は一般に，不眠を呈し，夕方の気分のほうが朝よりも改善し，食欲や体重が減少し，楽しい人々と一緒でも気分が優れないからである．

　通常の自分からの変化：重症の双極性うつ病エピソードや単極性うつ病の患者はしばしば自分の感じ方が「これまでに感じていたのとは完全に変わってしまった」ように感じる．

　環境的なストレス：いかなる重度の環境的ストレスも抑うつ気分と関連する可能性がある．ストレッサーがなくなると寛解するうつ病は**反応性**（reactive）と呼ばれることがある．ストレスに関連しないうつ病は**内因性**（endogenous）（「内から生じた」という意味）と呼ばれることがあり，患者は時にこれを「どこか外から生じたものではない」と表現する．反応

第 13 章 臨床的に興味深い領域の兆候や症状

性のうつ病は一般的に，内因性うつ病よりも重症ではなく，治療が必要となる可能性も低い．

挿話性の疾患：これまでにもうつ病のエピソードを認めただろうか？ 患者は完全に回復しただろうか？ 「はい」という答えは，双極性うつ病エピソード，単極性うつ病，あるいは季節性の気分障害を示唆している(後の記載を参照)．何年にもわたって，軽度のうつ病が続くのは，持続性抑うつ障害(気分変調症)で典型的である．

気分障害の家族歴：これは重症の気分障害に典型的に認められる知見であり，少なくとも部分的にはしばしば遺伝する．

決断不能：ごく些細なことでさえ決断ができないというのは，重症のうつ病の顕著な特徴である．

孤立：友人や家族から引きこもるというのは，メランコリアなどの重症のうつ病が疑われる．

躁病の既往：双極性うつ病エピソードと抑うつエピソードの鑑別は，以前の躁病エピソードの有無によって容易に可能である．

趣味や活動をしようとしない：通常の活動に対する興味を失うというのは，重症のうつ病で認められる．

月経前のパターン：主として月経が始まる前にうつ病の症状が生じる女性は，月経前不快気分障害が疑われる．

最近の死別(悲嘆)：これもうつ病に先だってよく認められる環境的なストレッサーである．

季節性のパターン：1年の特定の季節(典型的には，秋か冬)になると決まってうつ病が発症し，後に(典型的には，春)すっかり寛解に至ると言ってくる患者もいる．このような患者は，季節性のパターンのある気分障害と診断できるかもしれない．

性欲の低下：リビドーの喪失は，中等度から重度のうつ病の古典的な症状である．

自殺願望，自殺企図：どのようなうつ病でも，以前の自殺未遂の心理的かつ身体的な重症度について質問をする．現在も自殺願望があるだろうか？ 患者には自殺願望を実行に移すための計画や手段があるだろう

241

か？

思考や集中の問題：これらの症状は一般的には中等度から重度のうつ病で認められる．

自律神経症状：メランコリアを伴う重症のうつ病の古典的な症状には，早朝覚醒（いつもよりも早く目が覚めてしまい，もう一度入眠できない），食欲低下，体重減少，活力の低下，倦怠感などがある．患者は朝よりも夕方のほうが気分がよくなる傾向があり，いつも楽しかった人々と会っても気分が改善しない．

MSE

外見と行動 ・涙もろい ・外見を構わない ・通常の活動に興味が減る ・行動が遅い ・焦燥感 **気分** ・哀しげな表情 ・不安 **思路** ・遅延 **思考の内容** ・罪業感 ・思い悩む ・絶望（↗）	・無価値 ・喜びの喪失 ・「死んだほうがまし」 ・死の願望 ・自殺願望，自殺の計画 ・気分に一致した妄想 　　罪業・罪責・無価値・心気・貧困 ・言語は一般的に障害されていない **認知** ・一般に障害されていない ・「偽認知症」かもしれない **洞察と判断** ・抑うつ感を否認するかもしれない ・改善の可能性を否認するかもしれない

気分の障害：躁病

躁病の患者は，自分の気分を「高い」「超」「持ち上がっている」「興奮している」「ひどく幸福だ」などと表現する．単にイライラしているだけのこともある．躁病の状態については100年以上にもわたって認識されてきたが，患者はしばしば統合失調症と誤診されている．認知障害でも，時に躁病の症状を認めることがある．

第 13 章 臨床的に興味深い領域の兆候や症状

警戒兆候

以下のような症状を呈する患者に出会ったら,躁病を考慮する.

- 活動水準が増加している
- 注意散漫
- 自己の価値に対する誇大感
- 判断力の低下
- 気分は多幸的,あるいはイライラしやすい
- 多くの活動を計画する
- 睡眠の減少(睡眠の必要性が減る)
- 早口で,大声で話し,遮るのが難しい
- 物質使用が最近始まったか,その量が増えている
- ある考えから別の考えへと急に飛ぶ

主診断

躁病患者のほとんどには(しばしば重症の)うつ病エピソードもある.気分循環症,これは精神病的ではない気分の高揚が抑うつ気分に置き換わる軽度の状態であり,考慮すべき他の主診断の可能性がある.鑑別診断が必要となるのは以下のものである.

- 躁病*(双極Ⅰ型障害,躁病エピソード)
- 双極Ⅱ型障害
- 気分循環症
- 器質性気分障害

病歴に関する情報

アルコールの誤用:高揚感に伴う不快感を和らげようとする試みである場合がある.

集中力の低下:躁病の患者はある計画を始めたものの,それを完成できないことがよくある.

挿話性の病気：以前にも躁病やうつ病のエピソードから完全に回復したことがある場合には，一般的にこの診断が疑われる．もしもそうならば，とくに急速交代のパターンについて注意する（1年間に4回以上，躁とうつの交代を認める）．数日間ほどの短い持続かもしれないが，このようなエピソードは効果的な治療を選択するうえでの重要な意味合いがある．

不眠：睡眠を取る必要性が減るという形でしばしば現れる．

判断力の低下：衝動買い，法的な問題，性的奔逸などといった形でこれまでにも認められる．

リビドーの増加：躁状態の結果，性的問題，妊娠，性感染症の危険などが生じる可能性がある．

パーソナリティの変化：極端な場合には，いつもは物静かで，謙虚な人が，突然，大声で話し出し，喧嘩腰で，不機嫌になることがある．

身体的状況：頭部外傷，脳腫瘍，内分泌疾患といったさまざまな状態で，躁病に似た脱抑制を認めることがある．

対人関係の断裂：友人や家族は極端に変化した患者とのやり取りに苦労する．

交際の増加：躁病の患者はパーティーや他の交際の場所をとても楽しく思う．

業績と関連した問題：集中力の低下や，誇大的な計画へのとらわれの結果，仕事や学業の成績が落ちる．

MSE

外見と行動	気分
・興奮，焦燥	・多幸的
・過活動	・イライラ
・活力の増加	・急速に変化する気分
・大声での会話	思路
・華やかで奇妙な服装	・溢れ出る考え
・他者を脅したり，襲ったりするかもしれない（↗)	・観念奔逸
	・早口での会話

第 13 章 臨床的に興味深い領域の兆候や症状

- 駄洒落，冗談
- 注意散漫

思考の内容
- 自信過剰
- 信仰心が増す
- 多くの計画を立てる(↗)

- 誇大妄想

言語：一般的に障害されていない
認知：一般的に障害されていない
洞察と判断
- 病識欠如
- 判断力の低下(入院や治療の拒否)

物質使用障害

物質の誤用とは，それが起きる文化によって規定される．(たとえば，モルモン教徒などいくつかの宗教の例外はあるが)米国文化のほとんどの領域において，成人のほとんどが使用する物質はカフェインである．ある人がある物質を誤用しているか否かを決めるのは，単にその使用量や頻度ばかりでなく，この行動がもたらす結果も含まれる．これは，行動的，認知的，法的，経済的，身体的結果である．その多くは社会全体にも影響を及ぼす．

警戒兆候

以下のような症状を認める場合には物質使用障害の診断を考慮すべきである．

- 毎日 1～2 杯以上のアルコール使用
- 逮捕や他の法的な問題
- 経済的な問題：患者は必要な金を本来の目的以外のために使う
- 健康上の問題：ブラックアウト，肝硬変，腹痛，嘔吐
- 違法物質の使用
- 失業，遅刻，降格
- 記憶障害(飲酒や薬物使用によるブラックアウト)
- 対人的な問題：喧嘩，友人を失う

主診断

　DSM-5では，これらの障害は［物質］使用障害とか［物質・医薬品］誘発性［抑うつ・精神病性］障害などと呼ばれている．物質誘発性神経認知障害は，物質を多量に使っている人に時に認められる脳症候群であり，「思考の問題(認知の問題)」(p. 254)で解説する．

　誤用される物質の分類を以下に挙げる．多くの物質乱用者は，複数の薬を使用している．

・アルコール
・アンフェタミン
・大麻
・コカイン
・幻覚剤(フェンサイクリジン［PCP］を含む)
・吸入薬
・ニコチン
・オピオイド
・鎮静薬，睡眠薬，抗不安薬

　物質使用は単独の診断としても起きるが，他の主要な精神科診断やパーソナリティ障害としばしば合併する．以下のような診断にとくに注意を払う．

・気分障害(うつ病と躁病)
・統合失調症
・身体化障害(DSM-5の身体症状症)
・反社会性パーソナリティ障害

病歴に関する情報

　乱用：以前は，物質の使用のために問題を呈しているものの，実際には依存していない人を指すのに用いられていたが，この語は今では，処

方薬を含めて，いかなる物質も個人にとって適量以上の量を用いることを単に意味している．

物質を入手するための活動：薬物の販売，窃盗，強盗，売春など．

発病年齢：患者が物質使用を始めたのは何歳の時だったか？ アルコール使用では，女性は男性よりも発病年齢がはるかに遅いことがある．

時系列：複数の精神障害が合併しているならば，どれが最初に起きたのだろうか？ たとえば，アルコール依存症のほうがうつ病よりも先に生じたならば，うつ病は二次性とみなされる．

依存：依存とは，本質的には，物質の使用のために行動が変化することを意味する．DSM-5 で，物質使用障害と診断するには以下の症状が認められなければならない(最初の 2 項目は，大麻や幻覚剤には普通は当てはまらない)．

1. 耐性(患者が同様の効果を得るのに必要な物質の量が増えるか，同じ量では効果が減る)
2. 離脱(患者はその物質に典型的な離脱症候群を経験するか，離脱を避けるためにより多くの量を服用する)
3. 患者が意図するよりも多くの物質を使用する
4. 患者は物質の使用をコントロールしようとするが，失敗する
5. 患者は，物質を手に入れようとしたり，それを使用したり，その影響から回復しようとして，ほとんどの時間を過ごす
6. 物質使用のために，患者は重要な仕事や学業，社会活動や趣味の活動を諦める
7. 物質の使用のために身体的あるいは心理的問題が生じることを知りつつも，患者はその物質を使い続ける
8. (たとえば，酩酊しながら運転をするといった具合に)身体に危険をもたらす危険が大きいのに，患者は物質を繰り返し使用する
9. 反復使用のために，患者は家庭，職場，学校での重要な義務を果たせない(例：繰り返される欠席，育児や家事の放棄，職場での業

績不振)
10. 社会的，対人的な問題(例：喧嘩，口論)を引き起こしたり，悪化させたりするのを知っていながら，物質を使い続ける
11. 物質を渇望する．もちろん，この極度の願望が行動そのものではなく，上記の問題症状の背後にある原動力となっている

感情や行動の障害：とくによくある合併症としては，精神病，気分症候群，不安症候群，妄想障害，離脱によるせん妄などがある．

使用の頻度：それぞれの物質がどの程度の頻度で使用されているのだろうか？ 最近のエピソードでは使用パターンの変化があるだろうか？

健康問題：肝硬変，腹部の障害，るい痩，結核，呼吸の問題といった健康の悪化は認められないだろうか？

法的問題：物質の所有，販売，金銭を得るための犯罪行為によって，患者は逮捕されたり，収監されたことはないだろうか？ 薬物を得るために金が必要で起こした犯罪歴と，反社会性パーソナリティ障害(患者が物質の影響がない，素面の時に違法な行為が起こされたのであれば，これが正しい診断だろう)を鑑別しておく必要がある．

注射針の共用：静脈注射をしたことを話したら，患者はこれまでに不潔な注射針を使用したことはあるだろうか？ 肝炎にかかっているだろうか？ HIVの検査を最近受けただろうか？

使用のパターン：持続性か，挿話性か，一時期に大量に使用してきたか？ 複数の薬を使用しているならば，それぞれどのようなパターンか？

パーソナリティ変化：薬物使用が患者の対人関係にどのような影響を及ぼしただろうか？ 動機づけが全般に下がっている(とくに大麻や幻覚剤の長期使用で起こりやすい)だろうか？

対人関係の問題：離婚，別居，喧嘩など．薬物使用という共通の関心のためだけに，一緒に暮らしているカップルもいる．

投与経路：経口，経鼻，吸入，皮下，静脈内，経肛門，経腟のいずれかの経路で投与される．

第13章　臨床的に興味深い領域の兆候や症状

MSE

外観 ・赤ら顔 ・震え ・だらしない **気分** ・抑うつ ・不安 ・喧嘩腰 **思路** ・しばしば多弁 **思考の内容** ・涙もろい ・催促がましい(↗)	・**幻覚** 　しばしば幻視がある・幻聴もあり得る **言語** ・流暢さが減る(ぶつぶつ言う,言語不明瞭) **認知** ・神経認知障害が合併すると,認知の兆候を示す可能性がある **洞察と判断** ・診断を拒絶するかもしれない ・患者はしばしば治療を拒否したり,助言を拒否して退院したりする

対人的問題とパーソナリティの問題

　パーソナリティ傾向とは,成人期を通じて持続する行動や思考のパターンである.パーソナリティ障害の診断を下すには,その傾向が顕著で,患者の機能(仕事,学業,対人関係,情緒)に障害をもたらしていたり,患者に苦悩をもたらしている場合である.

警戒兆候

　患者に以下の特徴を認める場合には,対人的問題とパーソナリティの問題を考慮すべきである.

・不安
・風変わりで,奇妙に見える行動
・芝居がかった振る舞い
・薬物やアルコールの誤用
・対人的な葛藤

249

- 仕事上の問題
- 法的な問題
- 結婚での葛藤

　パーソナリティ障害は，精神障害ではないが，生活していくうえで普通に認められる問題と鑑別する必要がある．後者には境界域の知的機能，学業の問題，結婚や他の家族の問題，職業上の問題，単純な悲嘆などがある．

主診断
　長年にわたって多くのパーソナリティ障害が提唱されてきたが，現在の公的な基準では以下の10の診断のみが認められている．以下の診断のどれかひとつに完全に該当しない成人で，長期にわたる個人の障害（すなわち，アイデンティティや自己の方向性の障害）および対人的な問題（共感や親密さの問題）を抱えている場合は，特定不能のパーソナリティ障害と診断されるだろう．

- 反社会性(antisocial)パーソナリティ障害*
- 回避性(avoidant)*
- 境界性(borderline)*
- 依存性(dependent)
- 演技性(histrionic)
- 自己愛性(narcissistic)*
- 強迫性(obsessive-compulsive)*
- 猜疑性(paranoid)
- シゾイド(schizoid)
- 統合失調型(schizotypal)*

　公式に認められたこの10のパーソナリティ障害以外のものを含めて，どのようなパーソナリティ障害も，以下の精神障害との鑑別診断が

第 13 章　臨床的に興味深い領域の兆候や症状

重要である．

- 双極Ｉ型障害*
- うつ病*
- 気分変調症(持続性抑うつ障害)*
- 統合失調症*
- 妄想性障害*
- 物質使用障害
- 強迫症*
- 他の身体疾患によるパーソナリティ変化

病歴に関する情報

　多くの傾向がパーソナリティ障害と関連している．それを示すために，いくつかの例を挙げておく．このリストは決して完全なものではなく，現在，パーソナリティ障害と定められている障害の中の傾向を臨床家に示すことが目的である．パーソナリティ障害の診断を下すには，このような情報を明らかにすべきである．

　無神経さ：他者に性行為を強要する，自分の利益のために他者を利用する，公の場で他者を侮辱する，厳しい罰を与える，他者を傷つけることに喜びを感じる．

　恨みを抱く

　小児期の非行：無断欠席，喧嘩を売る，武器を使った喧嘩，家出，動物や他者に対する残虐な行為，物を壊す，放火．

　過度の従順さ：他者に気に入られようとして，不快な仕事を進んで引き受ける，拒絶されるのを避けようとして不本意ながらも他者に同意する．

　他者に対する配慮に欠ける：自己中心的で，他者がどのように感じているかがわからない．

　批判を拒否する：有用な助言に苛立つ，他者の言葉に傷つきやすい．

　不正直：頻繁な虚言，窃盗，強盗，詐欺の経歴．

衝動性：定住先がないまま放浪する，無分別な性行為，窃盗，自己の安全を無視する．

決断不能：決断を下すことを避けたり，他者の決断に頼る，目標が明らかではない．

賞賛に対して無関心

柔軟性に欠ける：決まりきった仕事と異なることをしたがらない，課題の達成を妨げるほどの完全癖，規則，リスト，秩序に過度に拘る，木を見て森を見ず，他者がその人なりの方法で行うことに抵抗する，道徳や倫理に厳しい．

不全感：ひとりでいると居心地が悪い，他者から好かれることが確実でないと他者の輪に入ろうとしない，対人的な場面で恥をかくことを恐れる，決まりきったこと以外のことをする際の危険を誇張する，見捨てられることを怖がる，無力感や居心地の悪さを感じる，ひとりでいることを避ける．

無責任：家族を支えるとか，負債を返済するといった経済的な義務を怠る，定職を持てない，仕事で責任ある役割を果たせない，義務を「忘れる」，物事を先延ばしにする．

不安定な気分：ある状況において一般に正常であるとみなされる以上に，気分が素早く，そして激しく変動する．怒りっぽい，「瞬間湯沸かし器」．

身体的攻撃：喧嘩，襲撃．

無価値なものをためこむ

性欲の低さ

社交性がない：一匹狼（孤独な活動を好む），対人的な状況や見知らぬ人といると居心地が悪い，親密な関係を避ける．

吝嗇（りんしょく）：金銭や時間について寛容さに欠ける．

自殺願望や行動，非致死性の自傷行為

猜疑的：他者に自分のことを打ち明けたがらない，傷つきやすい，何気ない言葉や状況について隠された意味を読む，他者から利用されたり傷つけられるのではないかと考える，友情や配偶者（パートナー）の不実

第13章　臨床的に興味深い領域の兆候や症状

を疑う.

他者を過度に信頼する：結局は失望に終わるような相手や状況をいつも選ぶ.

不安定な対人関係

仕事中毒

MSE

外見と行動	・友情を疑う
・ユーモアのセンスに欠ける	・隠された意味を疑う
・過度の警戒心	・成功や権力への空想
・喧嘩腰	・関係念慮(例：「まるで」見知らぬ人が自分のことを話しているようだ)
・緊張しているように見える	・奇妙な確信, 迷信, 魔術的思考, 空想
・自分の気持ちを打ち明けたがらない	・自己のアイデンティティ(自己像, 性的志向, 長期的目標, 価値)に関する不確かさ
・不適切な性的誘惑	
・外見や魅力に過度に拘る	
気分	・しばしば保証や承認を求める, 誉め言葉をほしがる
・敵対的, あるいは防衛的	
・不適切な気分, 過度の怒り	・恥をかくことを恐れる
・ひどく感情的な会話や行動	・自己や他者を決めつける
・強い感情を覚えていることを否認	・権威的な人物を不当に貶めようとする
・空虚感や退屈感	**言語**
・他者を傷つけることを後悔しない	・一般に障害されていない
・浅薄で, 移ろいやすい感情	**認知**
・無気力	・一般に障害されていない
・抑えられた, 不適切な感情	**洞察と判断**
・冷淡, 無関心, 馬鹿げた感情	・達成したことをおおげさに語る
思路	・自己の行動に後悔しない
・漠然とした会話	・他者に不当な要求をする
・奇妙な会話(漠然とし, 脇道に逸れ, 内容が乏しい)	・自分の仕事の価値を過度に評価する, 他者に比べて自分が重要である, 自分の問題は独特であると感じる, 自分には当然権利があると感じる
思考の内容	
・他者に利用されるのではないかと考える(↗)	

思考の問題（認知の問題）

　さまざまな身体的，化学的影響のために，思考に問題が引き起こされる可能性がある．たとえば，以下のような原因が考えられる．

・脳腫瘍
・頭部外傷
・高血圧症
・感染症
・代謝性障害
・手術後の合併症
・けいれん性障害
・毒物，精神作用物質からの離脱
・ビタミン欠乏症

警戒兆候
　以下の兆候のどれかに気づいたら，認知の問題についてさらに調べる．

・奇妙な行動
・混乱
・判断力の低下
・妄想
・幻覚
・記憶の障害
・気分の変動
・毒物服用歴

第 13 章　臨床的に興味深い領域の兆候や症状

主診断

　身体的あるいは化学的な原因による脳機能障害は，一時的あるいは持続的に行動や思考の異常を引き起こす．以下のような問題がある．

・健忘症候群
・不安障害
・せん妄*
・妄想症候群
・認知症 (dementia : DSM-5 では major neurocognitive disorder と称されている)*
・解離性障害
・中毒や離脱
・中毒や離脱による精神病
・気分症候群
・他の身体的状況によるパーソナリティ変化

　重要な鑑別診断には，前述したグループの * がつけられた診断や症候群に加えて，以下が挙げられる．

・うつ病*
・統合失調症*
・物質使用障害*

　せん妄と認知症が同時に認められることがある点について注意を払う．

病歴に関する情報

　発病年齢：認知症は高齢者でもっともよく認められる．せん妄は小児と高齢者で一般的である．どちらも全年齢を通じて起こり得る．
　経過：安定，変動，悪化，改善のいずれも起こり得る．障害が構造的なものであると(重症の脳腫瘍に引き続いて起きるといった場合には)，

回復する可能性はあるものの，何らかの持続的な機能障害が生じる可能性が高い．認知症(たとえばアルツハイマー病)の患者は進行性に悪化していく傾向がある．

　うつ病性障害：うつ病の既往歴や現在のうつ病の症状について明らかにしておくことが重要である．というのも，重症のうつ病に類似の症状を呈する仮性認知症は，神経認知障害ではなく，完全に治療可能な気分障害であるからである．

　自分の世話ができない：しばしばこれは家族が認知症の患者のケアを求めてくる原因である．

　症状や精神機能の変動：こういった変動はとくにせん妄に特徴的である．

　頭部外傷：外傷が硬膜下血腫を生じ，その症状は数日～数週後に現れる．頭蓋内の出血は硬膜外血腫を引き起こすこともあり，症状は数時間～数日以内に現れる．脳震盪の結果として起きた記憶の欠損にも注意を払う．

　衝動性：認知症の患者は，受け入れられる行動を判断する能力を失い，その結果，以前であるならば抑制できていた衝動に駆られて行動することがある．恐怖や混乱に反応して，せん妄や認知症の患者が逃げ出そうとするかもしれない．認知症の患者は訳もなく乱費することがあるが，躁病で起きる誇大的な性質の乱費とは異なる．

　臨床検査：この結果が，疑われている認知症候群の原因と一致しなければならない．

　記憶の欠損：記憶の欠損は認知症で特徴的である．重症の認知症では長期記憶も障害されてくるが，最近の記憶の障害がもっともよくみられる．記憶の欠損を作話(話を作り上げること)で意図的に代償しようとする患者もいる．

　発病：症状の発展は急性の場合もあれば潜伏性の場合もあり，障害の原因や性質による．急性発症は，脳卒中，感染症，外傷が原因の障害に特徴的である．ビタミン欠乏症や脳腫瘍では徐々に症状が発展していくことが多い．

第 13 章　臨床的に興味深い領域の兆候や症状

　パーソナリティ変化：認知症候群の症状の多くでは，患者の元来のパーソナリティの変化を認める．たとえば，怒りを爆発させたり喧嘩早くなる，社会的に引きこもる，荒々しい態度を取る(下品な冗談を言う)，服装や身だしなみに構わなくなるなどである．あるアルツハイマー型認知症の患者は，常に人種の多様性を認めてきた人物だったが，突然，人種偏見に満ちた言葉を発するようになった．過度に身だしなみに拘るようになることもある〔器質的身だしなみ(organic neatness)と呼ばれることがある〕．

　精神病症状：妄想(一般的には被害妄想)が認知症で起こり得る(アルツハイマー病の患者は，誰かが盗みに入ってくるとしばしば信じる)．妄想は，統合失調症の妄想とは鑑別しにくい場合もあるだろう．幻覚は一般にせん妄で起き，普通は幻視である．

　睡眠・覚醒サイクルの変化：せん妄の患者の中には入眠に問題のある人もいるが，日中は眠気が強いのが典型的である．ありありとした夢や悪夢が起きることもある．

　自殺企図：自殺企図(そして既遂)が認知症でも起こり得るが，自殺行動の存在はうつ病の診断が疑われる．

MSE

外見と行動	思路
・身だしなみを構わない	・不明瞭な言語
・震え	・保続
・落ち着きのなさ	・ぶつぶつつぶやく，支離滅裂
・夜具や衣服をつまむ	・連合弛緩
気分	**思考の内容**
・無表情で浅薄な感情	・猜疑
・怒り	・現在の自殺願望
・不安	・錯覚
・無気力	・精神病的性質
・抑うつ	妄想・幻覚(とくに幻視)
・多幸	**言語**
・恐怖	・認知症の進行とともに理解力が減退
・焦燥(↗)	・中等度の認知症であっても，流暢さは

257

しばしば保たれている ・物品の呼称：失語 **認知** ・傾眠，覚醒し続けるのが困難 ・失見当識 　日付を答えられないというのがせん妄の初期症状かもしれない・場所や人に関する失見当識は後に現れる症状である（とくに認知症）（↗）	・抽象的思考の障害（例：類似点） ・注意集中が持続できない（容易に注意が妨げられる）のは，とくにせん妄で認められる ・記憶の障害 **洞察と判断** ・判断力の障害

不安，回避行動，覚醒度

　臨床的に興味深いこの領域の状態は，刺激を避けようとした結果として生じる不安症状に一般的に認められる．

警戒兆候

　この領域で調べなければならない症状には，不安や恐怖の症状，とくに理由もなく起きる呼吸や心拍の問題を示唆する身体的な症状などがある．

・不安
・胸部の訴え（痛み，重さ，息苦しさ，頻脈）
・強迫行為
・物，状況，死，迫りくる運命，発狂するのではないかという恐怖
・神経過敏
・強迫観念
・パニック
・トラウマ（過去に重度の感情的あるいは身体的経験）
・あれこれと思い悩む

第 13 章　臨床的に興味深い領域の兆候や症状

主診断

　臨床的に興味深いこの領域で押さえておくべき主診断には以下のようなものがある．

・パニック症*
・全般不安症*
・限局性恐怖症*
・広場恐怖症*
・強迫症*
・心的外傷後ストレス障害（PTSD）*

　不安症状はほとんどすべての精神障害に認められるが，重要な鑑別診断としては次のようなものがある．

・うつ病（さまざまな特定の診断）*
・物質誘発性障害
・統合失調症*
・身体化障害（DSM-5 の身体症状症）*

病歴に関する情報

　発病年齢：このような状態のほとんどは患者が比較的若い時に始まる．動物恐怖は小児期に始まり，状況恐怖は一般に 30 代で発症する．

　広場恐怖症：パニック症と合併して，あるいは単独で起こり得る．自宅から離れた場所，群衆の中，自動車内，橋の上といった，そこから逃げ出すことが難しかったり，困惑したりするような状況で症状が現れる．

　アルコールや薬物の使用：これは不安症状の原因であったり，あるいは結果であったりする可能性がある．

　予期不安：恐怖症でよく認められるが，これは恐れていた刺激（例：人前で話す）の数分〜数時間前に経験する非常に強い恐怖感である．

　カフェイン摂取：コーヒー（あるいは，紅茶）を過剰に飲むと，不安症

259

状が引き起こされることがある.

パニック発作の状況：これまでに何回の発作を認め，それはどのような時間帯に起きただろうか？ 発作は突然起きただろうか(パニック症の発作はとくに誘因もなく自然に生じる傾向がある)？

強迫行為：もっともよく認められる強迫行為には，手洗い，確認，計算，どうしてもしなければならない儀式(例：就眠儀式)などがある．このような行為は，儀式(決まり)として起きることもあれば，強迫観念への「対抗手段」として，あるいは反応として行われることもある．

抑うつ症状：抑うつ症状が，不安症状の前に現れたのか(一次性うつ病が示唆される)，後に現れたのか(うつ病が二次性であることが示唆される)を確認する．

パニック発作の持続時間：1回のパニック発作は数分間続くだけだが，週，月，年の単位で発作が再発するかもしれない．

パニック発作の頻度：一般に週に数回起きる．

生活の制限：不安の結果，患者は自宅にとどまるようになったり，特定の状況や物を避けるようになっただろうか？ これは，限局性恐怖症，強迫症，PTSD，広場恐怖症，パニック症でよく認められる．

パニック発作の心理的内容：死ぬのではないか，コントロールできなくなるのではないか，自制心を失うのではないかと，患者は恐れる．

強迫観念：もっとも多く認めるのは，(1)傷害や殺害，(2)はしたない言葉を口走るのではないかという考えである．このような考えは無意味で，自分の本心ではないとわかっていても，持続する．

不安の身体症状：ほとんどは，パニック発作，不安，他の関連障害で起きるのと同じ身体感覚である．

息苦しさ	頻尿
胸痛	動悸
顔面紅潮	悪心
めまい	筋緊張
喉の渇き	吐き気
倦怠感(↗)	落ち着きのなさ

第 13 章　臨床的に興味深い領域の兆候や症状

発汗	震え

　処方薬の使用：臨床家はしばしば処方し，不安を呈する患者も症状を抑えこもうとして薬を使用する．
　社交不安症：典型的には人前で何かを演じたり，話したり，食べたりするのを恐れる．公衆便所を使うのを恐れる．誰かに見られている場所で，何かを書くのが怖い．
　限局性恐怖症：もっとも多いのは，飛行機旅行，動物，血液，閉所，高所，外傷に対する恐怖である．
　ストレッサー：PTSD の契機として，身体的あるいは感情的な極度の外傷体験が認められる．
　取り越し苦労：実生活の状況についてあれこれと非合理的で過度の心配をする．たとえば，ローンの支払期日の数か月前だというのに，銀行に自宅がとられてしまうとか，会社の社長のお気に入りだとわかって自分が解雇されてしまうのではないかなどと心配する．

MSE

外見と行動 ・過剰な警戒心（常に周囲を見渡す） **気分** ・抑うつ ・不安 **思考の内容** ・強迫観念（↗）	・殺害 ・はしたないことを罵る **洞察と判断** ・恐怖心や態度が非合理的であるとの洞察は一般的に保たれている ・抵抗を試みる

身体的訴え

　患者が身体症状を訴える場合，身体疾患（解剖学的に明白な，心臓発作，喘息，潰瘍，アレルギーなど）はどの臨床家にとっても常に最大の

関心事となるはずである．しかし，多くの患者が，生理学，化学，解剖学的には十分な原因が見当たらないさまざまな身体症状を訴えて，精神科に受診してくる．そのような症状は，歴史的には，**心気症的**(hypochondriacal)とか**心身症的**(psychosomatic)と呼ばれていた．そういった患者がいよいよ精神保健の臨床家のもとに受診するようになるまでに，しばしばさまざまな検査や評価がすでに実施されている．ある人口動態学的，症状的共通点が認められるので，私は神経性無食欲症(anorexia nervosa)と神経性大食症(bulimia nervosa)をこのグループに含めることにする．

警戒兆候

　患者が以下のような問題を訴えた場合には，臨床的に興味深いこの領域について考慮する必要がある．

・食欲の障害
・慢性の抑うつ
・複雑な病歴
・複数の訴え
・明らかな疾病では説明できない身体症状(とくに，疼痛，けいれん，感覚の消失といった神経症状)
・小児期の性的，身体的虐待
・女性の物質誤用
・繰り返される治療の失敗
・曖昧な病歴
・慢性の虚弱
・体重の変化(増加，あるいは減少)

主診断

　この領域の主診断は以下の通りである．

第 13 章　臨床的に興味深い領域の兆候や症状

- 神経性無食欲症*
- 醜形恐怖症
- 神経性大食症
- 心気症(DSM-5 では病気不安症)
- 疼痛性障害あるいは慢性疼痛性症候群(DSM-5 では疼痛を伴う身体症状症)
- 身体化障害(DSM-5 では身体症状症)*

身体症状を訴える患者で考慮すべき他の障害は以下の通りである.

- うつ病*
- パニック症*
- 身体疾患
- 物質関連障害*

病歴に関する情報

　発病年齢：この領域の精神障害のほとんどは人生の早期(小児期あるいは思春期)に起きる．心気症は一般に 20 代で，疼痛性障害は 30 代か 40 代で発症する．

　小児期の身体的・性的虐待：かならず虐待について質問する．これは身体化障害の患者には一般的に認められる．

　慢性疼痛：疼痛性障害では，疼痛の原因が明らかでなかったり，実際の身体的原因をはるかに超える痛みが訴えられる．

　ドクターショッピング：必死になって治療を求めることは，DSM-Ⅳ の身体化障害(DSM-5 の身体症状症および関連症群)ではしばしば起きる．その結果，繰り返し，無意味な医学的検査が実施されるかもしれない．

　環境的ストレス：対人的な問題(結婚，職業，他の対人的な問題)のために，本人は身体的問題と考えつつも精神科治療を求めてくる．

　実際には存在しない身体疾患に対する恐れ：(しばしば繰り返し)そう

ではないと保証されていても，患者は自分が病気であるという非妄想的な考えが持続する．これは心気症(DSM-5では病気不安症)の主要な症状である．

　手術：身体化障害(身体症状および関連障害)の患者はしばしば手術を複数回受けた経験がある．

　小児期の身体疾患：患者は子どもの時に病気であったために周囲から注目を集めたことがあっただろうか？　このような経験が身体化の背景に潜んでいる例がある．

　(想像上の，あるいは誇張された)身体の欠陥：醜形恐怖症の本質的な症状で，妄想というほどの確信は一般的には伴わない．神経性無食欲症の患者は，明らかに痩せていても，自分が肥満していると考えるのが典型的である．

　二次性の利得：病気であることによって関心や支持を得ると，これが生じる．身体化障害や他の身体症状症に典型的である．

　自殺願望，自殺行動：患者はしばしば自殺すると脅したり，自殺を図ろうとし，時に既遂に終わることもある．

　物質使用：アルコールや薬物の誤用はしばしばこのグループの障害の病像を複雑化する．

MSE

外見と行動 ・演技的な振る舞い ・派手な服装 ・媚びるような態度 ・誇張された行為 ・顕著な痩せ **気分** ・症状に対して無関心 ・不安 ・抑うつ **思路** ・一般的には異常を認めない(↗)	**思考の内容** ・(時に想像上の)身体疾患に関心が向けられている **言語** ・一般的には異常を認めない **認知** ・一般的には異常を認めない **洞察と判断** ・身体症状を過剰に解釈する

第 14 章

面接の終了
Closure

　患者が治療を求めてきた理由と，個人的な背景について多くの情報を得るには，一般に 1 時間あれば十分である．この間に，正式な MSE も行っておく必要がある．たとえもっと知りたいことがあるとしても，それ以上，面接を続けないほうがよいだろう．あなたは面接をしているのであって，忍耐力の検査をしているのではないのだから，自分が聴き，そして見た物を，新鮮な気持ちで評価していく必要がある．おそらく，次の患者がやってきて，来週，あるいは予定次第では，明日もう一度その患者に来院してもらって，面接を終わらせるようにしなければならないだろう．あるいは，あなたも患者も時間があって，もう少し面接を続けたいと思うならば，少し休憩を取ってから，そうすることにしよう．

面接の終わり方

　初回面接の終わり方というのは，ある程度の注意が必要なささやかな術であると言える．よい終わり方とは，単に面接をまとめるだけではなく，患者(そして，あなた，あるいは他の臨床家)がこれから始まる治療の準備ができるようにすることである．患者は，面接者とともに過ごした時間に多くの希望と信頼感を覚えていて，その出会いから何らかの情

報を期待していたとしても当然である．そのメッセージの内容は，面接者との関係の質に部分的には関連している．

　あなた自身がこの患者の治療に責任のある臨床家であるとすると，おそらく，次のような段階を踏んでいくことだろう．(1)面接で明らかになった点を要約する．(2)患者の協力を得て，治療計画を立てる．(3)次回の予約時間を決める．そうすることが適切ならば，(4)将来の希望のメッセージを含める．以下がその一例である．

「あなたが話してくださったことからは，あなたとご主人が，娘さんが亡くなったことを受け止めていくうえで多くの問題を抱えているように思えます．その点についてあなたたちはまだ十分に話してきませんでしたし，コミュニケーション不足にも悩んでいます．私は何らかの手助けができると思いますが，具体的な計画を立てる前に，ご主人のお話も伺いたいです．ご主人も喜んで来院するだろうと，あなたはおっしゃいました．ご主人に来週予約するように伝えてくださいませんか？」

　あなたが研修生であるならば，初回面接の最後の言葉は次のようになるだろう．

「多くの時間を私と一緒に過ごしてくださって，ありがとうございます．あなたのうつ病について理解できるように大変協力してくださいました．セラピストができる限り可能な治療をしているように思いました．もしも都合がよろしければ，明日，あなたの家族背景についてもう少し質問したいと思います」

　患者が知りたいことを，あなたがすべて話さなければならないと考える必要はない．典型的な初回面接のように密度の濃いセッションでは，患者にとって重要な何かを話題にしないまま終わることはよくある．したがって，あなたが省略してしまったことで，ただちに取り上げなけれ

第14章　面接の終了

ばならないものが何かを知っておくのはよい考えである．面接を終える前に，その面接についての意見や質問を求めて，次のように伝える．

「これまでに私たちが話し合ってきたことについて何か質問はありますか？」(注：患者が何か聞きたいことがあるとあなたが思ったら，このようにして患者に質問するように働きかける．しかし，患者によっては，「何か質問はありませんか？」と尋ねると，コミュニケーションの流れを閉ざしてしまう場合もあるだろう)
「私たちが取り上げてこなかった何か重要な問題はありますか？」

取り上げてこなかった点について気づいたら，すぐに行動を起こす必要がある．たとえば，提案した治療法についての追加の情報，次回の予約の日時がはっきりしていない，予後についての保証などといった点についてである．重要な点について事実に即して応えるようにする．
　もちろん，たった1回の面接ですべてを取り上げることはできない．ほとんどの患者はこの点を受け入れ，他の心配事，質問，病歴に関する情報などを次回の面接で取り上げることに同意するだろう．
　時に，面接の最後になって，適切に取り上げるには非常に多くの時間が必要な課題が浮かび上がることがある．たとえば，

「私のような人にはどんな未来が待ち受けているのですか？」
「息子のアルコール依存症に対して，私は何をすべきだと先生はお考えですか？」

もしもあなたにも患者にも時間の余裕があれば，こういった疑問が生じた時に，それを取り上げることができる．しかし，葛藤を取り上げるには，詳しく調べていくのを次回の面接まで延ばさなければならないことがしばしばである．
　いずれの場合でも，この新しい質問が面接のいよいよ最後になって出てきたという理由について考えてみる必要がある．重要な情報を最後ま

で明かそうとしない習性がある患者もいる．おそらく，重要な問題を話し合う勇気を奮い立たせるのに，1回のセッション全体の時間が必要だったのかもしれない．患者は，あなたの答えを恐れているのだろうか？　面接が非常に貴重なものであると考えて，重要な問題を切り出すのを無意識的に先延ばしにする患者もいるだろう．

　最後の最後になって切り出された問題のほとんどに対応するには，関心を示して，次回のセッションで取り上げることを約束すればよい．

「あなたがそのことを言ってくださって，嬉しいです．それはさらに知りたいことです．次回にそれを最初に取り上げることにしましょう」

　もしも面接の最後に打ち明けられた情報が生命の危険に関わるものであるならば(例：自殺や殺人の願望)，予定の時間を延長せざるを得ない．このようなことがしばしば起きるようならば，こういったデリケートな話題を面接の初めの部分で取り上げるようにしなければならない．

患者が予定より早く面接を止めようとする

　稀に，面接者が終了する前に，患者が面接を止めようとすることがある．一般に，このような態度に出るのは，パーソナリティ障害，精神病，中毒，あるいは極度のストレス(おそらく，睡眠遮断や身体疾患)の患者である．これらのすべてが当てはまる患者もいる！　どのような原因であれ，コートを着て，その場を立ち去ろうとする患者から，情報を得なければらないことに気づく．あなたはどのように反応すべきだろうか？

　面接の終わりに近ければ，すべてを終えるまであと数分間だけ必要であることを指摘する．まだ尋ねていないもっとも重要な質問だけを選ぶことで，患者の焦燥感を和らげるようにする．

第14章 面接の終了

　新患の場合，面接者にはそれほど影響力もないだろうから，面と向かって直面化するのは控えるようにする．面接の初めの部分，とくに始まったばかりでは，患者は面接の理由について十分に理解していないかもしれない．もう一度説明を試みる．同時に，患者に対して共感的な態度を示す．

「あなたがとても困惑していることがよくわかります．さらに不快にさせて申し訳ありませんが，私たちは話し合う必要があります．あなたを助けるために必要な情報を集めるにはこの方法しかないのです」

　妥当な理由を挙げて，何とか面接時間の半分はもたせることができるかもしれない．そうできなければ，患者の協力を妨げている感情について話し合うことに焦点を当てなおすようにする．すでに述べたように，共感的な言葉で話を主導する．

「とても居心地が悪そうです．あなたの気分について話してくださいますか？」

　患者の恐怖，怒り，不快感などについて多くを知ることができるかもしれない．聞いたことをさらに探っていきながら，面接に戻ることができるだろう．

> 面接者：このことがあなたをまごつかせたのというのが，私にはわかりました．今どのように感じているのか話してくださいますか？
> 患者：（**立ち去ろうとして**）もう我慢できない．これで終わりだ！
> 面接者：その時も，とても困惑していましたか？
> 患者：そうさ！　先生だって，私のように扱われれば，同じように感じるはずさ．
> 面接者：ひどく不快な感じになったことでしょう．
> 患者：（**もう一度座って**）恥ずかしかった．そして，とても怖かった．

この例のように，首尾よくいかなかった面接を何とかしようと試みた過去の経験についてしばしば耳にするだろう．たとえ，現在の評価の理由とはほとんど何の関係もないかもしれないが，多くの時間をかけて，過去の治療(初回面接ばかりでなく，その後の面接も)について調べるようにする．ただし前医を批判したり，けなしたりしないように注意すべきである．というのも，あなたがこれまでに入手した情報はひどく偏ったものかもしれないからである．

あなたの最善の努力が失敗に終わったら，患者の感情とプライバシーを尊重する．面接を続けるように懇願したり，脅したり，恥辱感や自責感をかき立てるようなことは絶対にしてはならない．患者が立ちあがって，面接室を去ろうとしたら，身体を止めようとしてはならない．その代わりに，患者がこの決断を下す権利と，その権利を尊重するあなたの意図を大切にする．しかし，情報を収集するというこの重要な仕事をまた別の機会に試みることを約束してもらうようにする．

「今日のところは面接を中止するしかないようですね．それで構いません．気分がすぐれないのであれば，あなたには面接を受けないという権利があります．しかし，どのような問題があって，受診されたのかという点を明らかにするのはとても重要です．少し休んだら，私は今日の午後またここに来ます」

時には，1時間にも満たないのに早く止めることを**あなた**が決断することがあるだろう．このように決めたいと思うのは，とくに次のような場合である．

・夜遅い時間で，患者は入院したばかりで，面接者も患者も疲れ切っている．
・重症の精神病やうつ病であり，患者は一度に数分間以上は面接の状況に焦点を当てていられない．
・患者は怒りのために，協力的な態度に出られない．

第14章 面接の終了

・多忙な一日のスケジュールの中で何とか短時間の面接を組みこんだ．患者と同意のうえで，次の面接時間について相談し，主要な問題を明らかにするために話し合うようにする．

第 **15** 章

情報提供者との面接

Interviewing Informants

　ほとんどの患者は面接者が知る必要がある情報の大部分を語ることができるのだが，第三者の情報によって患者についての基本的な知識がさらに深まることがしばしばある．さらに追加の情報を求めて，情報提供者からの情報を確認しなければならないような状況の例を以下にいくつか挙げておく．

- 小児や思春期の患者はしばしば自分の行動について客観的にとらえていない
- 成人の中にも家族歴のある重要な事柄について知らない人がいる
- 知的障害を持つ患者は自分自身の情報についてもしばしば助力が必要である
- どのような年齢の患者であっても，過去の行動について恥ずかしく感じている人は病歴に関する情報を隠そうとするかもしれないので，家族や友人からその点について情報を得る．たとえば，無分別な性行動，物質使用，自殺未遂，暴力，あらゆるタイプの犯罪行為などについてである
- 精神病の患者は，事実を語るというよりは，事実についての妄想的解釈を述べるかもしれない
- 小児期の健康状態について，患者自身が知らないことも多いのだが，

それが現在の知的障害や特定の学習障害と関連している可能性がある．たとえば，統合失調症の症状が時々生じる患者に，出産時の合併症があったかもしれない
- アルツハイマー型認知症といった認知障害を持つ患者は十分な病歴を語ることができないかもしれない
- 情報提供者はある文化の基準を話すことができるかもしれない．たとえば，これは，患者の家庭では占星術を信じていることや，教会で訳のわからないことを話すことを知る唯一の方法かもしれない
- パーソナリティ障害（とくに反社会性パーソナリティ障害）の患者の中には真実を語るのを期待できない人もいる
- パーソナリティ障害が患者をそれほど悩ませていない場合もある．むしろ，悩んでいるのが家族や友人であることもある
- ある患者にとっては，診断や治療に役立つ情報を面接者に提供するよりも，家族の秘密を守るほうが重要であるかもしれない
- 対人的交流の家族的パターンが明らかになる可能性がある．たとえば，家族の中で感情表出のレベルが高い（しばしば，怒鳴りあいの口喧嘩をする）ということは，そのような家族と暮らしている統合失調症の患者の再発の可能性を示しているかもしれない
- 明白な理由で，司法精神医学的状況では自己報告だけに頼るのは賢明ではない

したがって，家族，友人，以前の臨床記録，他の臨床家など，他の情報源から，患者の現在の病気について，私は可能な限り情報を集めたいと考えている．入手した情報の妥当性を検討し，新たな事実を付け加えることで，患者とその環境について，明瞭で，包括的で，公平なとらえ方ができる．

ほとんど常に，患者を最初に面接する．両親によって受診させられた小児や若年成人を除くと，唯一の重要な例外は，自分自身で話す能力が障害されている成人である．たとえば，統合失調症で退行している患者，認知症の患者，知的障害のある人，面接者が言語を理解できない患

第 15 章　情報提供者との面接

者などである．しかし，たとえ面接者と患者の間のコミュニケーションが良好であったとしても，家族とわずかな時間を過ごすことによって，患者の障害についての理解が深まることが一般的である．これは，家族が初回面接時に付き添ってきた場合に，とくに当てはまる．家族の手助けがなければ，患者自身がすべての事柄を話さないのではないかと家族はしばしば恐れている．時には，不安感の強い患者は，面接者に受診の動機を話す際に家族の助けが必要なこともある．

最初に許可を得る

　一般的には，患者から許可を得たうえで，家族や友人と話す．ほとんどの患者はすぐに同意してくれるだろう．難色を示す人は，秘密にしておこうとしていることが，明らかにされてしまうのではないかと心配しているのかもしれない．このような怖れを和らげるには，面接者の仕事は情報を収集することであって，それを他に言いふらすようなことはないし，第三者の意見を聞くことは非常に重要であることを指摘する．以下のような言葉で患者に保証を与える．

「あなたが話してくださったことは秘密にしますし，私には守秘義務があります．あなたにも秘密が守られる権利があります．そして，あなたには最善の援助を受ける権利もあります．そこで，あなたについてもっと知っておきたいのです．それが，あなたの奥様と話をしたいという理由です．奥様も当然，あなたのどこが悪くて，私たちに何ができるのかを知りたいでしょう．私たちは奥様に話すべきだと考えますが，あなたと私がすでに合意したことだけを伝えます．前もって許可してくださらない限り，私たちが話し合ったいかなることについても，奥様には伝えません」

　このような合意に達したら，秘密の情報を打ち明けないように，誠実

かつ慎重な態度を取る．秘密が漏れてしまうと，その情報源が不思議と探り当てられるものである．稀にある許可を得られない場合には，面接者が家族や友人と話す時に，患者が同席することを提案してもよいだろう．これは，面接者が患者の知らないところで何らかの陰謀を企んでいるといった怖れを和らげることもできる．

しかし，一般的に，患者のいないところで，情報提供者に面接するようにすべきである．プライバシーが保たれていると，完全で，正確な情報を得る機会が増し，面接者も情報提供者も不安を感じずに済む．

まず患者の合意を得るという必要性についてはいくつかの重要な例外がある．以下はその例である．

・未成年(それでも彼らの合意を得ようとすべきであるのだが)
・成年後見制度にある人，合意する能力に欠ける人
・暴力的な人
・緘黙な人
・急性に自殺の危険が高い人
・他の身体，あるいは精神的な緊急事態にある人

自己決定の判断能力がないことが明らかな患者の場合，面接者が主導権を取って，患者にとっての最善の行動方針を決定する義務がある．これを達成するために，一般的にはいかなる方法であっても情報を得ようとするだろう．

家族や友人が電話をかけてきて，面接者に情報を伝え，それを患者には秘密にしておいてほしい，あるいは，少なくとも誰からその情報を得たか明かさないでほしいと依頼されたらどうしたらよいだろうか？　そのような約束をすると，面接者も事態をさらに複雑にさせてしまう共犯者になってしまので，私はそのような状況を避けるようにする．不必要に情報を話してしまって問題を引き起こすというのは問題外であることは明白である．しかし，どの情報を誰に秘密にするかを約束し，それを必死で守ろうとすると，面接者自身がすっかり参ってしまいかねない．

第 15 章　情報提供者との面接

情報提供者を選ぶ

　可能な限り多くの関連情報を得ることが目標であるので，患者についてよく知っている情報提供者を選ぼうとするのは当然である．配偶者やパートナーは最新の情報を持っていることが普通であるので，患者が結婚していたり，長期にわたり特定の人と親密な関係にあったりするならば，まずその人物と話をするとよいだろう．しかし，必要としている情報の種類によっては他の人を選ぶことになるかもしれない．たとえば，小児期の多動について知りたいのであれば，親に面接しなければならない．他にも考慮すべき点がある．患者と同様の疾患にかかっている家族は患者の症状をよく認識できることを明らかにした研究がある．これはおそらく，病気の症状や経過を自分自身がよく知っているためだろう．最後に，この点については後に詳しく取り上げるが，親戚，友人，あるいは同僚や他のカウンセラーといった人々に面接することになるかもしれない．

何について質問するか？

　この面接の目的について簡単に説明することから始める．面接者が病歴を確認したり，家族に情報を伝えたりしなければいけないことについて，家族は理解してくれるだろう．しかし，家族は，面接者に責められたり，患者に関して大きな責任を負わされたりするのではないかと心配しているかもしれない．
　すでに患者に面接して，多くの情報を得ているので，情報提供者との話し合いは普通は比較的短くて，おそらく数分〜30分間程度だろう．自分がどのような質問に答えてほしいか正確に知っていると思っているかもしれないが，面接者が気づいていなかった問題に関して新たな情報が出てきて，驚くことがある．そこで，情報提供者がどのようなことを

277

知っているのか明らかにするために，短い証拠集めから始める．答えを引き出すために，自由選択型の質問を用いる．

　以下の例では，患者は初回面接のほとんどの時間，以前のうつ病エピソードについて話した．そこで，患者の夫が来院した際に，面接者は，うつ病の症状，治療，治療の効果について質問しようと考えていた．幸い，最初は自由回答型の質問だった．

> 面接者：あなたの奥様の問題について何か話してくださいますか？
> 患者の夫：そうですね，妻の飲酒について何とかしてくださいませんか．私が仕事を終えて帰宅すると，妻はほとんど午後の間ずっと酒を飲んでいるのです．でも，妻は自分に問題があると認めようとはしません．

　患者と情報提供者が一連の同じ問題があると認めたら，面接者は必要としている追加の特定の情報を得ることに取りかかる．それは次の2点についての情報である．(1)患者が答えられなかった質問．(2)患者の話に一貫性がないために，面接者が混乱している事柄．そのいくつかの例を以下に挙げる．

- 親の精神疾患の既往歴
- 患者自身の発達史
- 患者の物質使用歴の再評価
- 患者の精神病の症状
- 自身の管理をする能力
- 退院後に患者を進んでサポートしようという家族の態度
- 結婚の葛藤の背後にある問題についての配偶者の意見
- 犯罪歴の可能性を示唆する行動
- 患者のパーソナリティ特性の評価
- 患者はどの程度忠実に治療を受けるか
- 行動の変化が家族に及ぼした影響

第15章　情報提供者との面接

　たとえ，患者について何か新しいことを多くは発見できなかったとしても，情報提供者に以下のような自由回答型の質問をすると，追加の情報を得るのに有用である．

- 家族はその病気についてどれほどよく理解しているだろうか？
- 患者は情報提供者に症状について何を話しただろうか？
- 最後に十分に機能していた時に比べて，患者は今はどの程度だろうか？
- 患者はこの事実をどのように解釈してきただろうか？
- 患者は面接者が話したことを歪めただろうか？

　もしも情報提供者からの情報が，面接者が患者から得た情報と一致しないならば，（もしもどちらかが正しいとして）どちらの話を信じるべきかを見きわめなければならない．情報提供者の視点をそのまま受け入れてしまうのは危険であるし，精神科患者の状態から自動的に他者の証言を否定してしまうようなことも避けるべきである．むしろ，一致しない話を評価する時には，患者や情報提供者について以下の点を考慮する．

- 情報提供者は患者とどの程度の関係があったのか？
- 情報提供者はどの程度記憶しているように見えるだろうか？
- 情報提供者は誰か（自分，患者，他者）を守ろうとしているように見えるだろうか？
- 家族のタブーのために，情報提供者はデリケートな情報について話し合うのを避けているように見えるだろうか？
- こうあってほしいという考え（たとえば，失敗しつつある結婚の想像上の幸せ）によって話がどの程度歪められているだろうか？
- 患者のすべての行動に（肯定的あるいは否定的な）影響を及ぼしている「ハロー効果」(halo effect)の客観的証拠はあるだろうか？
- 情報提供者は面接者に対して完全で正確な話を進んでしようとしているようにみえるだろうか？

後に，情報提供者との面接について，患者と話し合うというのはよい考えである．面接の一部を患者に話して，秘密を破らなかったという安心感を与えつつも，どの程度具体的に，あるいは一般的に話すかは，患者の必要性と面接者自身の方針による．情報提供者との秘密事項についても守るように注意する．

以下は患者にフィードバックする一例である．

「クレンショーさん，奥様とよく話し合いました．奥様からの情報によって，あなたが自分のうつ病について先週話してくださったことを確認できました．奥様と私は治療の必要性についても意見が一致しました．あなたの希望通り，コカインの使用については奥様に話しませんでした．しかし，勇気を出して，この件について奥様と話し合うと，あなたの気分はさらに改善すると考えます」

グループ面接

患者が大家族で，近くに多くの人々が住んでいるならば，全員一緒に面接することもできるだろう．とくに家族が患者のことを快く思っていなかったり，互いの主張をぶつけ合うような場合には，多数の人々を一緒に面接するのは難しいと考える臨床家もいる．多くの家族のメンバーに対応するのは難しいかもしれないが，このアプローチにはいくつかの利点がある．

- 一人ひとりと話すよりははるかに効率的である．家族がある人物を代表にして，面接者に会うことが時々あるが，情報が他の人に渡るたびに，失われたり，歪められる可能性がある．
- 家族は患者の周囲にいる重要な人々である．グループ面接によって，家族同士が互いに，そして患者とどのようなやり取りをしているのか観察する機会が得られる．彼らは互いに思いやりに満ちているだろう

第15章 情報提供者との面接

か？ 情報提供者の中に非難，スケープゴート化，罪責感が認められるだろうか？ 彼らは患者を心配しているのだろうか，それとも自分自身を案じているのだろうか？
- 場合によっては，家族と患者と一緒に面接したいと思うこともあるだろう．このようにすると一人ひとりが何を言ったかそれぞれ聞くことができるので，守秘義務の心配をする必要がなくなる．患者と家族がそれぞれどのようなやりとりをするか直接観察する機会も得られる．家族は患者を無視するのか，それとも患者のために答えようとするだろうか？ 彼らはしばしば意見が異なるだろうか？ 怒鳴りあうだろうか？ 喧嘩するだろうか？
- 家族間の力動が患者の問題に部分的にでも関与していると判断したら，家族全員と会うことによって，治療の補助として，自宅の環境を徐々に変化させていく下地を築くことができる．
- 患者の問題に対して有効な方法であるようならば，後に，家族療法を実施する基礎を築くこともできるだろう．

　一度に複数の情報提供者に会う場合には，全員が話す機会が持てるように配慮する．しばしば受動的で，おとなしい人がいるが，面接者が話をするように働きかけるべきなのはこのような人に対してである．面接者が傍らにいなくなって，自力で問題を整理させるのではなく，面接の最初に全員に話をするように働きかけるほうがよい．面接者は彼らに代わって判断を下してはならないし，どちらかの味方をすべきでもない．面接者の目的は，話し合うように働きかけて，家族全員が患者と家族の共通な問題を理解するようになることである．しかし，いずれにしても患者が秘密にしておきたいと考えている情報を面接者は明かすようなことがあってはならない．

他の面接状況

電話

　電話による面接でも上質な情報が得られることを明らかにしているいくつかの研究がある．これは実際に対面した面接ほど活発なものではないだろうが，質問紙に答えるよりははるかによいだろう．とくに，家族と話をする方法が他にない場合には，何もしないよりはましである．しかし，対面しないで，電話で初めての人に面接するのは難しさも伴う．単語や声の調子だけに頼らざるを得ないので，ボディランゲージが明らかに伝えてくるような意味のニュアンスを受け取ることができない．さらに，ビデオ会議でも用いない限り，電話では，家族は**面接者**がどのような人か判断できない．

　最近，スカイプやフェイスタイムなどのインターネットサービスでテレビ電話がごく一般的になってきた．それでも，個人的な面接は温かな感じを伝え，家族は面接者のことを秘密やデリケートな情報について話しても信頼できる人だと思えるようになる．最後に，守秘義務に関する法律についても考慮しておく必要がある．視覚的に接していないと，誰と話をしているのか確認するのはさらに難しくなる．配偶者と思って情報を伝えたのに，実際は雇い主だったりすると，患者の職業も，そして面接者自身の専門家としての評判も傷つけることになりかねない．

往診

　往診は一般的にインスリン昏睡療法と同じように過去のものとなったが，患者の置かれた環境のすべての側面について最大の情報を得たいと考える臨床家にとっては効果的な方法である．患者の環境（住居のタイプ，近隣）や家族（オフィスや病院でよりも，自宅のほうがリラックスしていて，より「正常」に振る舞うかもしれない）について全体像をとらえることができるだろう．

第 16 章

抵抗に対処する

Meeting Resistance

　ほとんどの面接では，面接者と患者のふたりが協力して，共通の理解に達することを目指す．大多数の患者は協力的で，知識があり，（程度の差こそあれ）洞察力がある．しかし，すべての患者にはそれぞれの課題があり，それが時には，初回面接の一般的な目標と一致しないこともある．これが，多くの患者が何らかの形で完全な情報を提供することに抵抗を示す理由である．その結果，ラポールを築きながら，完全な情報の基盤を作り上げようとしている面接者を欲求不満に陥らせてしまいかねない．

　抵抗（resistance）とは，面接の話題を避けようとする意識的あるいは無意識的な試みである．ほとんどの人はある種の話題に不快感を覚えることがあるので，抵抗に関してはおそらく臨床家が対処法を身につけておかなければならない，もっともよく遭遇する問題行動であるだろう．いくつかの理由で，その理由を見定めずに面接を進めていくよりは，抵抗が現れたら，それをただちに取り上げることが重要である．

抵抗を認識する

　抵抗に対処するには，まずそれを認識する必要がある．とくに「その

ことについて話したくない」といったはっきりとした言葉で表現されると，抵抗に気づくのは容易い．しかし，多くの患者はあからさまに反抗しづらいので，微妙な形でそれを表すため，面接者がそれに気づくのが難しい．面接が窮地に陥っているかもしれないこれらの行動のいずれにも注意を払う．

- 遅刻：面接に遅刻するというのは，抵抗の古典的なサインである．2回目以降に比べると，初回面接に遅刻するのはおそらくあまり多くはないだろう．
- 意図的な行動：視線を合わせようとしない，時計を見る，携帯電話やポケットベルに応答する，座っている位置を不安そうに動かすといった行動は，患者が今取り上げられている話題に居心地の悪さを感じていることを示しているのかもしれない．
- 意図しない行動：顔面の紅潮，あくび，飲みこむような動作は，不快感を示している可能性がある．PTSDの患者がフラッシュバックを呈して，茫然とした視線を投げかけている時は，意図的な行動と意図しない行動の中間のような状態である．
- 忘れっぽさ：「都合よく」物忘れが生じ，ある種の質問に対して「知りません」「覚えていません」などと答える患者がいる．
- 省略：患者はある種の情報を省略してしまう．信頼できる情報提供者に話を聞かないと，経験豊富な臨床家もこの種の抵抗に気づかないことがある．「私には何の問題もありません」という答えが，調べようとしている事柄を隠してしまおうとする明らかな試みであるのかもしれない．
- 矛盾：面接者がこれまでに集めた情報と矛盾する情報については，抵抗に比較的気づきやすいが，それを修正するのは難しいかもしれない．
- 話題を変える：会話を別の話題に移そうとするのは，患者が避けたいと考えている話題から面接者の関心を他へ移そうという試みかもしれない．たとえば，面接者がブロッカー氏に近々現実のものとな

第16章 抵抗に対処する

る離婚についてどのように感じているかと質問したところ，彼は妻の弁護士から慰謝料をむしり取られると答えた．
・誇張：自分がこれまでに成し遂げたことを誇張して言うのは，自分についての現実に向き合うのを避ける方法のひとつである．おそらく，一つひとつの誇張に気づくことはできないかもしれないが，そのうち，あり得ない主張のパターンに気づくようになっていくだろう．
・牽制戦略：たとえば，冗談を言ったり，飲み物がほしいと言ったり，トイレに行きたいなどと言う方法がある．面接者の個人的な生活について質問することで面接を自分の思い通りにしようとする患者もいる．
・沈黙：これは抵抗の主要なサインである．この沈黙を，患者が複雑な質問に答える前の考えるために必要な時間と混同してはならない．
・わずかな躊躇：すべての抵抗のうちでもっとも微妙なサインは，ある種の質問に答える前にわずかに躊躇することであるだろう．

なぜ患者は抵抗するのだろうか？

患者はさまざまな理由で臨床家に全体像を話すことに抵抗を示すかもしれない．その理由を理解すると，抵抗に対処するヒントを得られるかもしれない．

● おそらく，もっとも多い理由のひとつは，恥ずかしい思いをしないようにしているのであり，とくに初回面接でこのような気持ちが強まるかもしれない．これは当然理解できる．見知らぬ人に対して心を閉ざすというのは，ごく自然な自己防衛である．性，違法行為，何らかの判断を下されるような行動についてデリケートな情報を曝け出すのはとくに難しい．

285

- 批判を恐れ，話をすると面接者が驚いてしまうのではないかと心配している患者（あるいはその家族）もいる．その話題に触れないことによって，批判を避けることを身につけてしまっているかもしれない．批判を受けやすいと思う個人的な情報を秘密にし続ける．
- ある情報の持つ診断，予後，治療に関する意味合いを恐れるあまり，それを隠してしまう患者がいる．精神疾患や，おそらく「狂っている」と思われることに対する偏見がその一例である．
- とくに親密な関係を壊し，職業上や法的な立場を危うくするような考えについて，新しい患者はまだ十分に信頼感を抱くことができない面接者と完全に話し合うことができない．不幸なことに，これまでの経験から，精神保健の専門家が守秘義務を破るかもしれないという恐れが強まっているのかもしれない．
- 患者は他者を思うあまり，友人や愛する人を自分の言葉がもたらす結果から守らなければいけないと考えるようになるのかもしれない．
- ある出来事や考えがあまりにも些細なことに思われて，話すに値しないと考える．
- 面接者が十分に賢くて，隠されている情報を引き続き探そうとするのか（患者のことを本当に心配しているのか）を，患者が（意識的，無意識的に）確かめようとしている可能性もある．
- 患者は意識的あるいは無意識的な怒りから生じる情報を隠しているのかもしれない．いくつかの原因からその感情が生じている．面接者がふと患者を困惑させる何かを言ったか，あるいは，過去において患者が誰かに抱いていた感情を面接者との間で再燃させたのかもしれない．このような行動は**転移**（transference）と呼ばれる．もちろん，転移は怒りの感情だけに限定されるわけではない．

どのような原因であれ，対処もせず，明らかにもしないまま抵抗を放置しておいてはならない．原因をつきとめて，その対策を取る必要がある．重要な話題を飛ばしたり，患者の主導権に任せたまま面接を進めていくのは深刻な過ちとなりかねない．

第 16 章　抵抗に対処する

どのようにして抵抗に対処するか

　いずれにしても，抵抗の理由を理解する（可能ならば，それに対処する）ことがもっとも重要である．その第一歩として，面接者が何をしたために，抵抗が起きたのかという点について検討する．直接取り上げることができる何かはっきりしたものである場合もある．

> 面接者：あなたが突然黙ってしまったことに気づきました．何か問題でもあるのでしょうか？
> 患者：さあ，わかりません．
> 面接者：ご主人と話したいと言ったので，まごついてしまったのではありませんか．
> 患者：**（長い沈黙の後）**そうですね，先生がどうしてそうしたいのか私にはよくわかりません．
> 面接者：あなたが何を恐れているのか話してくださいませんか？
> 患者：先生に話した不倫のことを，夫は理解してくれないでしょう．夫はあまり寛容な人ではありません．
> 面接者：あなたがなぜ不幸に感じているのかわかりました．セラピストがそのような秘密を守れないのではないかと心配すると，誰でもそういう気持ちになると思います．でも，私はそうするつもりはありません．ご主人と話をしたいのは，あなた方おふたりの結婚の問題をご主人がどうとらえているのか知りたいからです．そうすることによって，全体像をとらえる助けになると思います．次の予約の時に，ご主人も面接に同席していただくことができるか尋ねてもらえますか？

　この臨床家の説明は患者にいくつかのことを伝えている．(1)臨床家が患者を理解している．(2)患者がそのような気分になっても当然である．(3)彼女の怖れには根拠がない．(4)夫との面接の際に，患者も同席できる．

しかし，特定の何かを同定して，すぐに修正できないこともしばしばある．そのような場合に取るべき方法は，以下のような抵抗のいくつかの特徴による．

・その原因
・その重症度
・そのタイプ
・面接者が求めている情報の価値

沈黙に対処する
　軽度の抵抗のよくある例として，困惑した沈黙がある．性についての質問に対してこの反応に出会うかもしれないが〔第9章(p. 137)参照〕，ほとんどのような面接状況でも起こり得る．面接者が取るべき最善で最初の反応は，面接者自身も少しの間沈黙することである．数秒間視線をずらして，患者がふたたび口を開くのを穏やかに待つ．しばらく何も言わないことで，患者に考える時間を与える．おそらくこれは沈黙が最初に示す意味だろう．しかし，それが初期の抵抗であるならば，患者に時間を与えて，葛藤を解決するように働きかける．
　しかし，もう少し長いこと反応がないという場合は，それがその後の面接でさらに情報を話すことを控える前例となってしまいかねず，患者にとっての最大の利益とはならない．（10〜15秒を超えない）ある程度の沈黙が患者から反応を引き出さないようであれば，おそらく面接者が介入しなければならない．
　短い沈黙の間，患者の思考は他の方向に向けられてしまっているかもしれないので，次の一歩として，少し違った形で質問をし直して，焦点を当てなおす必要がある．最初に，次のような短い例がある．

　面接者：あなたの性生活はどのようなものでしたか？
　患者：**(15秒間，黙ったまま床を見つめている)**
　面接者：性生活に何か問題があったのでしょうか．

第16章 抵抗に対処する

　もしも質問が重要に思えたならば(患者が答えられないこと自体が，その問題があったことを示唆しているようであるならば)，あなたは辛抱強く質問を続ける．会話の主導権は患者にあることを伝え，保証を与えることから始める．

> 面接者：あなたの性生活について気楽に話せることを話してください．
> 患者：本当にとても難しいです．
> 面接者：よくわかります．しかし，これは大切な点ですし，ここでその話をしても心配は要りません．

　他の戦術は，複数のアプローチを統合している．次のように話しかけることができるだろう．

　「多くの人はこのようなデリケートな話題について気楽には話せません．このことについて話すように無理強いして本当に申し訳ありません．しかし，あなたを助けるためには，できるだけすべての情報が必要なのです．どうか私を助けるように努力してみてください」

　この対話では，面接者が(1)共感を示し，(2)患者の感情が正常であることを強調し，(3)十分な情報を得ることの重要性を再び強調し，(4)患者の協力を個人的に求めている．
　しかし，他の方法として，患者が抱えている感情を取り上げて，それに名前を付けるようにするというものがある．これをうまく行うことができれば，面接者は共感に満ちていて，患者が信頼して，秘密を打ち明けられる人であるというイメージを育むことができる．以下の例のように，可能性のある感情のいくつかを正確に言い当てることができれば，成功する機会を増すことができるだろう．

　「その質問に対してあなたが深刻な問題を抱えていることがよくわかります．恥ずかしく感じていると，質問に答えるのが難しいと感じる

289

人がいます．あるいは，それは不安感や恐怖感かもしれません．あなたは今こういった感情を抱いていますか？」

面接者はここで元の質問とは異なることを尋ねているのだが，2つの質問には関連がある．患者は第2の質問のほうが答えやすいだろう．さらに，面接者が考えつくいくつかの否定的な感情について話すことで，患者の正しい感情を探り当てる可能性を増していることに注目してほしい．

面接者は患者が面接者に反応する習慣を強めてほしいのであって，たとえ単なる仕草で反応するだけでも何もないよりははるかにましである．何らかの反応が得られたら，それが肩をすくめるとか，眉をしかめるといった仕草であったとしても，それを活用して，面接の中に組みこんでいく．

> 面接者：あなたはこのことにとても困惑しているのですね．私の言っていることは当たっていますか？
> 患者：(うなずく)
> 面接者：面接を進めていこうと思います．かわりに教育について話しましょう．こうすることがあなたにとってよい考えのように思いますか？
> 患者：(うなずく)
> 面接者：それはあなたが話すことができることですか？
> 患者：はい，…そう思います．
> 面接者：他の話題はとても重要ですが，今はそれを取り上げるべき時ではないことは明らかです．後でその話題にもう一度戻ることにしましょう．

この例のように，難しい問題を話し合うのを先延ばしにするのは，おそらく中等度から重度の抵抗に対処するためにもっともよく用いられる方法のひとつだろう．ただし，この技法では，ラポールや面接の統合性を重んじて，情報を犠牲にするので，あまり頻繁に使うべきではない．

第16章 抵抗に対処する

重要な問題を取り上げるのを止めたのではなく，単に将来に先延ばしにしただけであるということを患者は理解していることが重要である．後にその問題にもう一度戻ってくるというのがこの面接者の意図である．

「わかりません」という答えは，まったくの沈黙と同様に，何の情報ももたらさない．こういった答えが繰り返されると，面接者はもうそれ以上動くことができなくなってしまう．時には次のように言うと，患者を少し動かすことがうまくいくかもしれない．

「そうですね，あなたはそれについてどう思いますか？」

残念ながら，これに対してもしばしばまったく同じく（そして，怒りに満ちて）「わかりません」という返事が繰り返されるだけかもしれない．

いずれにしてもあまり多くの情報が得られなくても，無理やり直面化するという大きな危険を冒すことはないだろう．抵抗の理由について理解するためのわずかな鍵を得ようとするのも手である．以下の例で，直面化されている患者は16歳の少女ジュリーである．

> 面接者：（**前かがみになって，微笑む**）何度かあなたは「わかりません」と言いましたが，あなたはその質問に対して答えを知っているように思います．秘密にしておかなければ，何かが起きるとあなたは思いますか？
> ジュリー：わかりません．
> 面接者：何かに困惑していると，多くの人は話をしたがりません．あなたも困惑している感じですか？
> ジュリー：たぶん．
> 面接者：（**微笑む**）おそらく私たちはその点について理解するように努力すべきでしょう．ついさっきのあなたの気分はどのようなものでしたか？
> ジュリー：馬鹿な母親に受診させられました．（**沈黙**）
> 面接者：それでは，受診はお母さんの考えだったのですね？

この例では，すでに解説したように，直面化と気分の同定を示した．

291

抵抗に対処するのに役立つ他のいくつかの技法を挙げておこう．

- 症状を表現することに焦点を当てる．今は，その意味については取り上げない．
- 事実から気分へと注意を転換する．抵抗は一般に感情に基礎がある．この面接者は病歴の聴取よりも，気分の認識を優先しようとした．
- 正常であることを強調する．患者は精神保健の専門家のもとに受診させられたのだから，自分がとても奇妙だと思われていると信じこんでいることがある．面接者がこのような態度を以前にも経験したことがあり，奇妙だとは思っていないということを知り，ジュリーの気分はよくなった．
- 行動ではなく，人物を受け入れる．前かがみになり，温かい言葉を用い，親しげな声の調子で，ジュリーの面接者は明らかに次の点を伝えた．(1)ひとりの人として患者を無条件に受け入れた．(2)他の反応のほうが望ましい．
- 言葉と態度を用いて患者を励ます．患者が話し始めると，面接者は微笑んで，患者を励まし，「たぶん」からもう少し詳しく話すように働きかけた．
- 反応した患者を誉める．他の励まし方(うなずく，患者の言葉を繰り返す)については第4章(p.53)で解説した．
- 患者の関心に焦点を当てる．この患者は受診させられたことに慣っていることが明らかになるとすぐに，面接者は，患者と母親の関係に焦点を当てなおした．その結果，セッションはより多くを生み出すことになった．
- なお，他の技法としては，問題になっている行動や気分に関してより感情を巻きこむことが少ないモデルを探して，そのモデルについてまず話し合うというのがある．患者には以前にも同様の出来事がしばしばあるのだが，それは友人や家族に起きた出来事であったかもしれない．以下のように面接を進めていく．

第 16 章　抵抗に対処する

面接者：あなたはひどい気分になって，自分を傷つけようとしたことがありましたか？

患者：わ，わかりません．

面接者：とても困ってしまうような話題ですね．

患者：（うなずく）

面接者：数年前に自殺を図ったことがあると言いましたね？

患者：はい．（**長い沈黙**）

面接者：その時，何が起きたのですか？

患者：妻の心臓の薬をたくさんのんだのです．でも，それを全部吐いてしまいました．

面接者：あなたはきっとすっかり絶望していたのですね．

患者：（うなずく）

面接者：今もその時のような気分ですか？

患者：そうだと思います．でも，そのことを話したくありません．妻が怯えてしまいます．

より直接的なアプローチがうまくいかない場合には，さまざまなやり方があるのだが，時にはこの技法が面接を活発なものにすることがある．しかし，さらに抵抗を生むようであれば，先送りしても患者に危険が及ぶ可能性がない限り，おそらく話題をすっかり変えるべきである．

時には，患者自身が自発的にこの技法を用いて，あまり感情を揺さぶられないような話題へと面接の方向を変えることがある．このようなことが起きたら，過去の例について，次のように尋ねる．

「その時に起きたことと最近のあなたの行動との間に何か関連がありますか？」

ほとんどの患者はこの質問の主旨を理解するだろう．理解できない人には，面接者自身の例を優しく説明してもよい．

遅刻

　たった一度のことであると，遅刻が慢性の問題となるかどうかはわからない．患者が最初の面接に遅れてきたのであっても，あなたに予備の時間があれば，それほど苦もなく，すべての評価を完了できるだろう．もしもそうでなければ，次善の策として，「残りの時間をできる限り有効に使いましょう」と言って，すぐに面接を始める．

　しかし，予約にしばしば遅刻してくる患者は多くの精神保健の専門家にとって頭痛の種である．これが一度か二度ならば，おそらく問題にしないこともできるだろう．しかし，習慣的にどこへでも遅刻する人がいるが，それを言い訳として受け取るのはあまり効果的ではない．慢性的な遅刻が支障をきたすのは，精神科治療の場合ばかりではない．常に遅刻する人に追加の時間を与えることを私は助言しない．これでは，個人的な義務を果たさなくても構わないというメッセージを送ってしまい，次に予約を入れている他の患者に不当に罰を与えることになってしまう．これは抵抗として対処すべき行動である．

　第1に，面接者が不快に感じていると患者に思わせないようにする．面接者は実際に不快に感じてはならないし，遅刻は面接者の問題ではなく，患者自身の問題である（おそらく，まず治療を受けようとした問題そのものかもしれない）．むしろ，面接者の言葉や態度で，「あなたが必要としている援助をあなた自身が求めようとしないことを，私は心配しています」と伝えるべきである．そして，「あなたは面接の際に何かが起きることを恐れているのですか？」と，患者に予想される理由を探るように働きかける．さらに，「ここに時間通りに来るようになるには，どうすればよいと思いますか？」と，行動を修正することに焦点を当てる．スマートフォンの無料アプリの時計やリマインダー機能について話し合ってもよいだろう．

特別な技法

　他のいくつかの面接技法が抵抗に対処するのに役立つことがある．ほとんどの場合，これらの技法は特定の状況や，特定のタイプの患者に適

第16章　抵抗に対処する

用される．面接の初心者がこのような特定の技法を使うことはあまりないだろう．

● 望ましくない情報に言い訳を言う．いかにもありそうな理由を思いつくように患者に働きかけて，恥ずかしくて，つらい問題を率直に話すようにさせる．

> 面接者：あなたは最近どのくらいお酒を飲んでいましたか？
> 患者：それほど多くありません．実際に記録していたわけではありませんが．
> 面接者：ご主人が亡くなって，多くのストレスがかかって，お母さんが亡くなった数年前と同じように，あなたが深酒をするようになったのかもしれないと，思いました．
> 患者：その通りです．すっかり参ってしまいました．毎晩，ダブルのウィスキーを4～5杯飲まなければ，まったく眠れません．

● 実際には起きなかった否定的な結果を誇張する．ある行動の想像可能な最悪な結果を強調することによって，実際に起きたことに関する患者の不安を和らげる．

> 面接者：喧嘩の最中，あなたは実際に奥様を傷つけたのですか？
> 患者：ええと，…（沈黙）
> 面接者：奥様を殺してしまったのですか？
> 患者：いいえ，少しばかり殴っただけです．

● 患者に自慢話をさせる．稀に，患者が何かの手柄についての情報を隠しているのだが，実際にはそれを誇りにしているように見えることがある．問題になっている行動のある側面をそっと誉めるようにほのめかして，患者が率直な態度に出るように仕向ける面接者もいる．

面接者：あなたはその時，どのくらいお酒を飲んでいましたか？
患者：そうですね，どのくらいかと言うのは難しいです．
面接者：あなたはとても体格がよいので，相当飲めるように見えますね．
患者：昔はかなりいけた口です．
面接者：きっと誰もあなたには敵わないでしょう！
患者：ええ，ビールの一気飲み大会でも勝ったことがありますよ．

　この技法は，情報を得るとともに，ラポールを築くこともできる．ただし，これが物質使用に適用されるならばおそらく無害だろうが，性的問題行動，喧嘩，犯罪行為などを呈するパーソナリティ障害の患者には誤った行動に賛同しているという間違ったメッセージを送ってしまいかねないと，私は懸念する．あなたがこの技法を使う場合には，そのような行動自体を大目に見たり，激励するようなことがないように注意すべきである．率直なところ，私はこの技法をめったに使わない．

予防

　他の問題に対処するのと同様に，抵抗に対処するには，第1にそれを予防すること以上によい方法はない．以下に挙げる戦略を用いれば，ここまでに解説してきた複雑な技法を使わずに済むはずである．

- 面接前に，患者の性格や対人交流のスタイルについて情報を得ておくことができれば，難しい問題に対するアプローチを修正できるだろう．紹介してきた臨床家から直接聞いたり，患者の以前の入院記録などから情報を得ておく．
- 時には，患者が話すのを躊躇していることがすぐにわかることがある．しかめ面，ため息，上目使いなどは，あなたが話す前からヒントを与えてくれる．もしも患者がそのような態度を取るのであれば，少し時間を取って，第1章(p.9)のルールに戻り，雑談から始める．共

通の話題(例：天候，スポーツ)についてしばらく雑談をすると，面接者のことを「親しげ」に感じ，患者の反抗心を和らげるのに役立つだろう．雑談では，潜在的に難しい患者と生産的な会話をするための潤滑剤にすることができるが，次の2つの点について警戒すべきである．(1)政治と宗教は決して「雑談」にはならないので，絶対に避けるべきである．(2)いかなる話題であっても，権威的とか，物議をかもすとみなされかねない立場を取らない．このような危険を冒すと，すでに困難な面接がもっとも避けるべき，直面化に陥ってしまうかもしれない．

- 収集できた情報についての面接者自身の反応を慎重に検討する．面接者の言葉や表情が驚きや反対のヒントを与えてしまうと，ラポールが妨げられ，情報の質・量ともに制限されてしまうかもしれない．
- 質問に対して，できる限り完全かつ正直に答える．もちろん，これはどの患者と話す時にも当てはまるのだが，面接者の意図や協力がもたらす利益の可能性について率直かつ慎重に話し合うことは，とくに妄想を呈する患者や，精神病の患者の猜疑心を和らげるのに役立つ．
- 病歴聴取の技法を個々の患者に合わせたものとする．単に慌てていないだけの患者もいる．彼らは精神病でもなければ，認知症でもなく，単に自分なりの方法で語っている．そのような患者に出会ったら，面接者は自分の予定を脇に置いておいて，リラックスして，患者との会話を楽しむようにしたらよい．いっときに少しずつ病歴を聴取し，ラポールも保つことができるだろう．
- まず，妄想，幻覚，見当識に関するMSEの質問から始める．この種の「定型の質問」は通常の完全な評価の一部であるということを忘れてはならない．患者が知的に反応が遅いとか，精神病的であるといった面接者の懸念を取り除くのに役立つはずである．
- 妄想や幻覚といった精神病的症状に気づいても，それに反論しない．患者が「知っている」ことが真実ではないと反論したところで，何の益にもならない．しかし，面接者が気づいたことの何かが誤りであるとも認めるべきではないし，面接者は患者の精神病症状を強化すること

は望まないだろう．その代わりに，患者がどのくらいの期間そのように感じていたかを尋ねるか，あるいは，それに伴う不快感に対する面接者の懸念を強調する．たとえば，患者は幻覚の内容に恐れを抱いているかもしれない．

面接者の態度

すでに述べたように，患者と面接を行うすべての場合において，面接者は自分自身の気分を理解しておくことが重要である．もしも，自分が飽き飽きしている，怒りを覚えている，うんざりしているならば，「なぜだろうか？」と自問する．この患者が，上司，親，配偶者といった誰かを思い出させるのだろうか〔患者に向けられたセラピストの気分が個人的な関係を超えたものになってしまうと，それは**逆転移**(countertransference)と呼ばれる〕？　おそらく，患者のパーソナリティのある特徴が，面接者のあまり望ましくない特徴を思い出させるのかもしれない．面接者は自身の健康，結婚，家族について不安があるだろうか？このような気分は至るところに認められ，たとえ経験豊富な臨床家でさえ，このような気分が治療的関係に影響を及ぼさないように努力する必要がある．

非協力的な患者や，他の理由で難しい患者は，特別な問題を引き起こす．臨床家としては，受動攻撃的態度，皮肉，怒りを爆発させてはならない．そのような否定的な感情は，とくに治療関係の初期に生じると，面接に失敗してしまったり，これから築こうとしているラポールを深刻に傷つけてしまいかねない．面接中に面接者が不快に感じたら，次のような質問を自問しなければならない．

「どうして私はこれほど困惑しているのだろうか？」
「私はどのようなメッセージを見逃しているのだろうか？」
「この患者に会うと，私は誰を思い出すのだろうか？」

第16章　抵抗に対処する

　このような質問に対する答えは，面接者の態度をどのように修正しなければならないかを決定する手助けとなるはずである．

第 17 章

特別で，困難な患者の行動と問題
Special or Challenging Patient Behaviors and Issues

　すべての患者が特別であり，その一人ひとりが独特である．しかし，とくに問題の多い行動を呈する患者もいて，それは漠然とし，敵対的で，不信感に満ち，混乱し，暴力的でさえある．さらに，行動だけでなく，ある種の患者の特徴(たとえば，身体的特徴)にも慎重な配慮が必要である．面接者は，困難な問題や状況にいかに対応し，患者を説得するかという技能を磨き，忍耐力を高めていく必要がある．

曖昧さ

　正確な情報を差し出す代わりに，患者がただ意味のない空しい言葉を発するだけかもしれない．たとえば，以下のような例がある．
　はっきりとしない主訴：あれこれと心配を訴えるが，そのどれもが治療を求めてきた十分な理由とは思えない．
　過度の一般化：実際にはそうではないのに，病気の一度だけのエピソードを典型的な例のように取り上げる．友人の行動の一例を「いつもの」行動と決めつける．「いつも」「決して～ない」といった言葉から過度の誇張に気づくかもしれない．
　おおよその答え：面接者が具体的な数字を求めているのに，患者はし

ばしば形容詞で答える．

> 面接者：あなたはどのくらいの期間お酒を飲んできましたか？
> 患者：長いことです．
> 面接者：どのくらいの期間か教えてください．
> 患者：そうですね，かなり長い年月です．

　時には，患者が単に正確な表現ができないだけのように見えることもある．

> 面接者：義娘が訪ねてきて，長期間一緒にいた時に，あなたはどのように感じていましたか？
> 患者：ひどい気分でした．
> 面接者：その時の気分を詳しく話してください．
> 患者：嫌な気分でした．

曖昧さに対処する

　最初に，なぜ患者は曖昧な態度を取ったり，漠然とした言葉を使うのかを見定めるようにする．それは患者のある特定の精神障害が原因の場合もあるだろう．曖昧な話しぶりは，知的障害，精神病，パーソナリティ障害の患者のまさに特徴であるのかもしれない．しかし，正確な言葉で考えるのに慣れていないほとんどの人が，このような曖昧な態度を示す可能性もある．おそらく，これが患者にとって，問題の多い感情を表現する最初の機会かもしれない．あるいは，面接に対する抵抗を示しているかもしれない．とすると，この患者は何かを隠そうとしているのだろうか？

　あなたも容易に想像できるだろうが，患者の言葉が「曖昧だ」と指摘しても何の役にも立たない．もしもその行動に名前を付けるとすると，「過度の一般化」が適切かもしれない．「そのことについて私が理解できるように手助けしてくれませんか？」と尋ねることもできる．枠組みを

第17章　特別で，困難な患者の行動と問題

設けることで，曖昧さに対処することもできる．たとえば，どのようなタイプの答えや，どの程度の正確さを求めているのかはっきりと示す．

> 面接者：あなたはどのくらいの期間刑務所で暮らしたのですか？
> 患者：ええ，とても長いことです．
> 面接者：何か月間，あるいは何年間でしたか？

それでも，「ひどく」といったような漠然とした表現をし続ける患者には，次のように応えてもよいだろう．

「『ひどく』というのはどういう意味ですか？」
「『ひどく』という意味で使っている具体的な例を教えてください」

臨床的に興味深い領域〔第13章(p.233)参照〕に基づいた，あるいは面接者が知っている特定の精神障害に関する，特定の質問を患者にしていくべき場合もあるだろう．

> 面接者：「ひどく」というのはどういう意味ですか？
> 患者：よくわかりません．ただ嫌な気分でした．
> 面接者：具体的な例を挙げてください．
> 患者：**(沈黙)** ただ本当にみじめでした．
> 面接者：気分が沈んでいましたか？
> 患者：時々は．
> 面接者：不安を感じていましたか？
> 患者：ええ，それです！　ガチガチに緊張していました！

どのような技法を用いるとしても，患者の意味が明らかにできたならば，それをまとめて理解したことを確認する．

「義娘が訪ねてきた時に，あなたは『ひどく』感じたと話しました．

それは，少し気分が落ちこんでいて，主に強い不安感を抱いたということですね」

　大雑把な答えをしがちな患者に，正確に話す習慣を身につけさせるには，熱心に働きかけていかなければならないだろう．多肢選択回答型の質問を使うとよいかもしれない．面接の初期に，焦点が定まらず，口ごもるような患者には，はっきりとした，短い質問を多用せざるを得ないだろう．面接者が懸命に努力しても，患者があいまいに答え続けるようであるならば，背景に抵抗が潜んでいることも疑われる．この抵抗の理由を探るために，直面化の危険を冒す必要があるかもしれない．たとえば，

　「あなたを助けるためには，もっとはっきりした答えが本当に必要なのです．私の質問に答えるのが難しい理由が何かありますか？」

一般化ができない
　曖昧さと関連する問題として，経験を一般化できない患者がいる．全体像を話すように言っても，患者は特定の例や細かい話で応えてくる．
　これに対処するには，面接者が求めていることが何であるかをあらためて定義しなおすことである．「普通」「しばしば」「いつも」といった単語を使うと，面接者が知りたいことを患者に教えるのに役立つ．

　　面接者：あなたは怒りを抑えるのにたくさんの問題がありますか？
　　患者：先週，義母にひどく頭にきました．かっとしました．
　　面接者：私がぜひ知りたいのは，あなたにはこのようなことがしばしば起きるのかということです．

　患者が単に一般化ができないのであれば，面接者が行った一般化の例をいくつか挙げて，それを利用するという方法もあるだろう．そして，そのまとめを声を出して伝えて，正しいかどうかを確認する．

第 17 章　特別で，困難な患者の行動と問題

嘘

　いかなる臨床的関係においても治療契約の一部として，患者は真実を語ることに合意している．どのような患者との面接でも，最初にこの合意を確認すべきである．しかし，さまざまな理由で，常にこのようにいくわけではない．

　恐れていたり，恥ずかしいと思っていたり，心配していたり，怒っていると，患者は嘘をつくことがある．このような感情は，おそらく精神保健の専門家のもとを受診してきたほとんどの患者に当てはまるだろう．そして，それは面接者にも一定の影響を及ぼす．あるいは，対人的な利益を得ようとして嘘をつく患者もいるかもしれない．仕事を得たり，仕事を失わないようにしたり，罰を逃れたり，あるいは尊敬されたいと思って，嘘をつくかもしれない．正確に報告すると面子を失うのではないかといった葛藤があり，それを克服するのが難しいと感じている患者もいるだろう．明らかな原因もなければ，利益も得られないにもかかわらず習慣的に嘘をつく人は，よく「病的(強迫的)虚言者」と呼ばれているが，これはおそらくごく稀であるだろう．

　患者が真実を述べていないことを示す次のようなさまざまなヒントがある．

- 患者が語る病歴が，面接者が疑っている障害の経過と一致していない．たとえば，長期にわたって重症の躁病の症状を認めるにもかかわらず，患者はこれまでの入院を否定する．
- ほとんどの人が恥辱感や自責感を覚えるような行動について，面接者が質問している．一般的な例としては，薬物使用，性的問題，自殺行動，暴力などである．このどれもが事実を隠そうとする動機となり得る．
- 患者が首尾一貫しない話をする．極端な例としては，義務教育を終えていない患者が，高い地位の重役であったと語る．

- 虚言に関連する何らかの行動に面接者が気づく．たとえば，患者がどのような答えが最善かを決めようとしている際に，視線を合わせようとせず常にあたりを見渡す，あくび，言葉に詰まる，発汗，過度の警戒心，落ち着きのなさ，顔面の紅潮，声の調子が上ずる，早口，答えの遅れなどを認める．このような行動のいずれにも他の原因があるので，結論を急ぐべきではない．むしろ，さらに観察を続けたり，他の情報提供者と話したりして，その疑惑を確認する．
- 重症のパーソナリティ障害が疑われる．たとえば，小児期の非行歴が，成人期の犯罪へと発展しているならば，反社会性パーソナリティ障害が疑われるだろう．このような患者はしばしば真実をほとんど重んじようとはしない．
- 十分に，客観的に検討もせずに，患者が否定的な個人特性についてすべてを否定する．たとえば，

> すっかり打ちひしがれた40歳の女性は，大学を卒業していたが，退屈な秘書の仕事に甘んじていた．彼女には恋人も友人もいないのは明らかだった．しかし，人生をやり直せるとしたら，自分の何を変えようとするかと，面接者が質問すると，「何もありません」と答えるのだった．

- 患者が人生で達成したことを誇張しているように見える．

嘘に対処する

　他の問題行動に対処する場合と同様に，嘘ではないかと疑われることに対処するには細心の注意が必要である．診断を下すためには正確な情報が必要であるが，あまりにあからさまに患者に直面化すると治療関係が早々に破綻してしまう危険を冒す(治療が進行している際には，治療関係には信頼が必要であるという点をいずれ話し合う必要があるだろう．治療が初回面接の主目的でないならば，あなたは後に患者と積極的に協力していくことを阻むようなことを言いたくはないだろう)．

　何らかの行動を起こす前に，患者が今言ったことをもう一度言い直す

第17章 特別で，困難な患者の行動と問題

ように頼むのがしばしば役立つ．

「もう一度言ってくださいませんか？」

面接者が誤解したのかもしれないし，患者が言い間違ったのかもしれない．いずれにしてもさらに詳しく述べられたことが問題を明らかにする可能性がある．

別の明らかな方法とは，嘘を無視して，たとえば，記録や他の情報者からといった具合に，どこか別のところから真実を探ることである．職歴，教育歴，社会活動などについて一年一年情報を集めて，それを組み合わせることによって，真実にたどり着くことができるかもしれない．これには時間がかかるが，生涯にわたる患者の生活史を検討していくのは，興味深くて，努力が報われる作業であると私は考えている．

情報が正しくない件について患者に直面化すべきだとの結論を下したら，患者を非難することを避けるように質問する方法を考えてみる．むしろ，誤解を解くか，面接者自身の混乱を解決してくれるように，患者に働きかけていく．

「少し混乱してしまいました．あなたは今，飲酒の問題はないとおっしゃいましたが，この健康記録によると，この1年間に2回中毒で救急部に搬送されています．その点について私がよくわかるように，手助けしてくださいませんか？」

反応が喧嘩腰な人(例：「私を嘘つき呼ばわりするつもりか？」)に対しては，患者に問題があるというのではなく，その話に問題があるのだと答えることができる．

「いくつかの矛盾点について私が理解できるように手助けしてください」

同様のアプローチ—要するに，面接者の理解を助けてほしいと優しく依頼するというアプローチが，誇張や症状を実際以上に小さな問題とするといった関連する態度にもうまく当てはまるだろう．
　そして，もしも患者が嘘をついていたり，（私はこの単語をなるべく使わないようにしているが）詐病を疑ったりしたら，面接者は誘導尋問をしないように常に注意する．患者が面接の際に嘘をつくということ自体望ましくない状況である．そして，面接者がその嘘を支持してしまうと，事態はさらに悪化する．

敵意

　問題行動の中でも，一般に特定の誰かに向けられている怒りや憎しみといった，敵意に気づくのはとても簡単だろう．しかめ面，固く握りしめた拳，怒った声の調子，皮肉な会話の内容に，患者の気分は明らかに表れている．否定的な気分であるにもかかわらず，はっきりと笑顔を作っている患者でさえも，顎の位置や声の緊張が隠されている気分を表しているだろう．どのように表現されていようとも，敵意にはただちに，そして巧みに対処する必要がある．そうすることによって，面接全体を危険に曝さずに済む．
　考えられる敵意の原因は数多くある．次にいくつかの例を挙げるが，そのうちのいくつかは他の問題行動を引き起こす原因としてすでに解説した．
　病気に対する恐れ：治療者が必要だという現実を拒絶することによって，患者は自分が病気であることを拒否する．
　置き換えられた感情：面接者や現在の状況にではなく，敵意の背後には，上司，配偶者，以前の精神科担当医が存在している．面接者は陰性の転移の言われなき対象となっている．
　親密さへの恐れ：この理由は精神科面接においてとくに関連があるだろう．敵意は，望ましくないことが明らかになることから患者を「守る」

第17章　特別で，困難な患者の行動と問題

という役割を果たす.

隠された気分：怒りを爆発させる人は，不安やおそらく抑うつといった，より恐ろしい他の感情を隠そうとしているのかもしれない.

依存に対する恐れ：何らかの問題に助けを求めなければならないことに憤りを覚えている患者もいる．彼らにとっては，敵意とは，権力を振りかざす人との間に安全な距離を置くための方法であるかもしれない．おそらく，これは対人場面で長期にわたって劣等感を覚えてきたことから生じている.

習慣：元々の原因が何であれ，攻撃的で敵意をむき出しにするのが習慣になっている人がいて，これは他者に対する支配力を維持するのに役立っている.

面接者の共感性の明らかな欠如：すでに述べた「患者中心の」原因に加えて，無関心で冷淡な面接者がもたらす影響についても考えるべきである．ほとんどの精神科患者は，すでに多くの否定的感情に耐えてきている．患者が治療的に振る舞うべき人と協力しようとしているのに，それが冷淡で共感性に欠ける人に出会ったら，患者がさらに敵対的となるのはごく自然な反応だろう.

敵意がしばしば面接者と患者との関係に影響を及ぼすようであるならば，最後の可能性について検討するとよいだろう．そのような場合には，スーパーバイザーか，面接者が研修を受けている学部の教官から診断的援助を求めるべきである．患者を面接している場面を録画しておき，スーパーバイザーに検討を依頼する．繰り返し怒りや敵意が表されるパターンは面接領域の専門家には一目瞭然である．こうすることは，あらゆる本に書いてあることよりも，改善に役立つ.

敵意に対処する

否定的感情を抱いている人は一般に不快感を覚えているし，友人や知人も同じように感じている．このような反応性の不快感を精神保健の面接者も抱くことがあり，面接者は話題を素早く変えようとするかもしれ

ない．もしも問題が面接者の一連の質問が引き起こした怒りや憤りであるならば，この戦略が成功する可能性がある．しかし，真の敵意とは怒りよりもはるかに全般的なものである傾向が強いので，それを無視しては敵意にうまく対処できないだろう．

　敵意の証拠に気づいたら，面接を続ける前に，患者の気分について取り上げる必要がある．面接を効果的に進めるには，その直面化を恐怖を与えずに，中立的な立場で行わなければならない．たとえば，以下のように進めることができるだろう．

> 面接者：あなたはなぜ受診してきたのですか？
> 患者：(背が高く，体格のよい 28 歳の男性)なぜ私が受診してきたか，だって？　どうして私がそんなことをあなたに言う必要があるのですか？　今日の午後だけで，私が話をするのは先生で 3 人目ですよ！
> 面接者：あなたはそのことについて話すのが飽き飽きしてしまっているでしょう．無理もありません．
> 患者：無理もありませんだと．イライラするぜ．
> 面接者：イライラさせるつもりはありません．あなたのようにイライラしている人は誰でも心の中で色々なことを考えているのだと思います．
> 患者：その通りだよ．
> 面接者：それは何ですか？　それほどイライラするのはきっととてもひどいことに違いありません．
> 患者：まさに，その通りだ．**(沈黙)** 妻が家を出ていった．

　この患者の怒りの言葉は面接者に向けられていたのだが，敵意の根底にある理由はより個人的なものであった．患者の態度を許し，その気分に共感することによって，面接者は患者の側に立ち，患者の敵意の中心に向けて入っていった．敵意の背後にある恐怖心に反応することは，しばしば敵意に対するすばらしい対応となる．面接者が，患者が悪口から距離を置き，詳しく話すように働きかけていき，患者を面接に引き入れていったことに注目してほしい．

第 17 章　特別で，困難な患者の行動と問題

面接者が別の反応をしたら，おそらくただ新たに否定的な気分を引き出すことになっただけかもしれない．

「私はただあなたを助けようとしているだけです」（罪責感）
「それについて話さないのであれば，決して克服できないでしょう」（不安）
「怒鳴らないでください！　私はあなたに何もしていません」（さらなる敵意）

この最後の反応は私たちが時に忘れがちな点を明らかにしてくれる．敵意は感染しやすい．面接者が慎重でなければ，敵意が面接者にも湧いてくるかもしれない．状況によっては厳しく言い返すことがごく自然に感じられることがあるかもしれないが，そうしてしまうと，面接が台無しになりかねない．おそらく，それはまさに患者が引き起こそうとしていた結果なのだ．患者はまだ面接者に出会って間もないのだから，個人的な敵意を持つことなどできないと承知していれば，面接者が冷静な態度を保つのに役立つ．したがって，どのような攻撃的な言葉も，患者自身の問題が作り出したものであるのだ．

面接を止めて，その場を立ち去ると言っているのが，自らの意思で受診してきた患者であるならば，面接者は途中で止めることもできる．しかし，患者がその意思に反して閉鎖病棟に収容されているならば，その決定権は面接者の側にある．

20 歳の男性が強制入院させられてきた．以下の対話では，面接者がどのようにして言い争いをせずに，患者の一言一言に同意し，患者に協力してもらうことが必要であるかを伝えている．

> 患者：俺はあんたや他の精神科医と話したくないんだ．ここから出してくれ！
> 面接者：私はそうしようとしています．私の仕事はあなたが退院できるように手助けすることです．しかし，法律の定めで，安全だとわかるま

で，あなたを退院させることはできません．それに，私は…
患者：ごちゃごちゃ言うな．俺はここから出たいんだ！
面接者：**(椅子から立ち上がって，その場を去ろうとする)** 私が必要としている情報があなたから得られるようになったら，また一緒に取り組んでいくことにしましょう．
患者：俺は一晩中ここにいなければならないっていうのかい？
面接者：**(ドアに向かって移動し)** そうですね，一晩ではなくて，数日かもしれません．
患者：ちょっと待てよ！　俺をここに置き去りにするのか！
面接者：あなたが話す準備ができたら，私は喜んで戻ってきます．
患者：裁判を起こして，お前の全財産を取り上げてやる！
面接者：法的権利については明日にしましょう．しかし，あなたが協力してくれるほうが早いのですが．

　この面接者はこれから 20 分後に患者の依頼があって，戻ってきた．患者は結局，完全に協力し，数時間後に退院となった．面接者は患者と同じ側に立っているという態度を貫くことで，直面化の緊張感を和らげた．そして，患者も望むものを得るには，自分の態度を変えるしかないと理解したのだ．

　敵意を和らげるのは，面接者の専門性に対するもっとも難しい試練と言えよう．それを達成するには，面接者は自分自身の感情を常に把握しながら，自分自身の欲求ではなく，患者の欲求に応えるようにする必要がある．

暴力の可能性

　患者が暴力をふるうほど敵対的になることはごく稀である．しかし，精神科医療従事者が患者から重傷を負わされることは滅多にないとはいえ，その多くは経歴のうちで少なくとも一度は恐ろしい経験をしてい

第17章　特別で，困難な患者の行動と問題

る．これは心を震わせる経験であり，予防に全力を尽くさなければならない．

　残念ながら，誰が暴力的になるかを予測するのはきわめて難しい．重症の精神科患者であってもその大多数は他者に対して危険はないのだが，米国で起きる殺人の約5％がこのような患者によるものである．統合失調症や気分障害による精神病に加えて，認知障害，パーソナリティ障害（とくに反社会性パーソナリティ障害），急性の物質中毒による暴力がある．このような診断が下されている場合は，男性患者であれ女性患者であれ，とくに注意を払うべきである．

　診断にかかわらず，いくつかの要因の有無が，誰が暴力的になるのかを予測するのに役立つ．たとえば，比較的若年，暴力の既往歴，小児期に身体的虐待を受けた経験，暴力行為を起こすようにという命令性の幻聴（他のタイプの幻覚は暴力を予測できない）などである．このような要因のいくつかを患者に認める場合には，私はとくに警戒する．

　面接中に，いくつかの安全のための原則を心しておく．これはどの臨床家にも当てはまるが，患者から弱い獲物と見られがちな，女性の面接者はとくに注意すべきである．自分以上に自分の安全を心配してくれる者はいないということを忘れてはならない．以下に，守るべき予防策をいくつか挙げておく．

- 面接の前に新患の記録についてかならず検討しておく．暴力の既往歴や，衝動性のコントロールが不良であることを示唆するような状況を示す患者にはとくに注意する．繰り返しになるが，精神病，現在の中毒，反社会的行為などを呈している患者は暴力的になる可能性が高い．
- 精神科救急施設の面接室には2つのドアがあって，どちらも外側に向かって開くようになっているのが理想的である．このようになっていないならば，第1章(p. 9)で述べたように，面接者と脱出口の間に患者が座るという位置にしないことである．
- 新患に初めて会う場合，とくに夜間や周囲に人が少ない場合には，安

全保安員に同席してもらうようにする．
- 多くのクリニックには，オフィスの机の下に警報ボタンが設置されている．そのような設備がある場合には，警報装置の使い方や予想される反応に慣れておく．
- 危険が予想される状況では，面接室のドアを開けておくほうが，安全な感じが増し，患者の行動を制限する他の理由を与えることになる．
- 緊張が高まっているサインに慎重に注意を払う．固く握られた拳，大きな震え声，怒りに満ちた言葉，眉をひそめて睨みつける，突然飛びかかろうとするなどのサインである．
- 患者の焦燥感が高まったり，脅しをかけてきたりしたら，冷静な態度を保ち，「どうか座ってください」と静かに語りかける．突然，暴力的な行為に見舞われるような状況もあり得るが，面接者の穏やかで自信のある態度によって，今にも暴発しそうな状況がおさまることもあるかもしれない．

他者やその所有物に危害を加える恐れにも対処する準備をしておく．他者に被害を加えることで人生を送ってきたような人もいる．そういう人は暴力に訴えなくても，脅しはしばしばうまくいくのだが，実際の身体的危害や，どのような状況で，誰が暴力に至ってしまうのかを予測することは難しい．したがって，3段階からなる計画を立てておくことが重要である．

1. すでに挙げたリストとバックアップ体制で，自分自身と周囲の人々の安全を確保しておく．
2. 患者がそれ以上脅したり，実際に行動化した行動に及んだ場合の結果について，面接者が患者に伝える際に，毅然とした態度を保つ．
3. 必要であれば，面接者が設定した限界をかならず守る準備をしておく．

面接者が最善の努力をして，ラポールを築こうとしているにもかかわ

第17章 特別で，困難な患者の行動と問題

らず，患者が常に敵意を表しているとしよう．面接を中止する必要があるかもしれないが，将来の関係の何らかの基礎を保つような態度で中止するようにする．面接者は次のように話しかけることができるだろう．

「残念ですが，面接を進められそうにありません．あなたは今ひどく困惑しているように見えます．また後で面接を再開することにしましょう」

そして，部屋を出て，安全保安員と同僚に告げる．敵意に満ちていて，暴力をふるいそうな患者とたったひとりで向かい合うというのは誰の仕事でもないということを覚えておいてほしい．「数が多ければ安全」というのは言い古された言葉だが，事実であり，患者，同僚，そして自分自身の安全を確保するのは常に精神保健の臨床家としての責任である．

錯乱

認知症やせん妄のために錯乱*(confusion)をきたしている患者は面接者にとって頭の痛い問題である．思考や話が遅く，出来事の時間の順を混同し，重要な事実を忘れていて，面接者の指示に従うのも難しい．うまく答えられないことに不満を感じ，敵意をむき出しにすることもある．そのような患者から得られたデータは断片的で，信頼性に欠けるため，妥当な診断を下すのが難しい．努力したにもかかわらず，面接の成果がほとんど得られないといったこともあるだろう．

この不満に陥りがちな経験に対する最善の解決法とは，予防である．面接の前に，あらゆる情報源(例：家族，医師，他の精神保健従事者，

---

*錯乱というのは適切な医学用語ではないが，思考が混濁している人や，自分のことを混乱していると話す人を表すのに便利な単語である．

以前の診療録）からデータを集めておく．最近の研究によると，慢性の精神病のような障害については，面接者が必要としている情報の非常に多くがこれまでの診療録から得られるという．このようにして，面接者は患者の精神状態の評価に集中することができる．

　他からの情報がなかったとしても，錯乱している患者との面接を進めるためにいくつかの段階を追うことができる．

- ゆっくり，はっきりと自己紹介する．質問を始める前に，あなたが誰で，どうしてそこにいるのか患者が理解できるようにする．
- 急がない．不正確なデータがいくつもあるよりは，わずかであっても信頼できる事実が得られるほうがましである．
- 短い文章で話す．長く話すと，錯乱を増悪させてしまうだけである．
- 慎重に単語を選ぶ．専門用語や俗語は，錯乱している患者にはとくにわかりにくいだろう．
- 簡略した文章を避ける．たとえば，錯乱している患者は，「あなたは声が聞こえますか？」という質問を，まさに字義通り受け止めてしまうかもしれない（注：「声」はここでは「幻聴」の意味である）．
- 繰り返してもらう．患者がその依頼に答えられるならば，それはおそらく理解されているだろう．
- ある日の出来事について尋ねる．普通の質問にうまく答えてもらえなければ，その日の活動や，典型的な一日の予定について話してもらう．
- 患者がよく知っている情報提供者に面接に同席してもらうのもよいかもしれない．とくに中等度の認知症患者の場合，そうすることによって，情報の信頼性が増し，患者にとっても支えになるだろう．ただし，最初に患者に許可を求める．
- あまり急いでMSEに進まない．軽度の認知症状のある患者は驚いたり，侮辱されたように感じるかもしれない．
- 微笑みを絶やさないようにする．情報が十分に得られない時に，イライラを表してしまって，ラポールが損なわれないようにする．

第 17 章　特別で，困難な患者の行動と問題

高齢の患者

　高齢であること自体が，障害があるということにはならない．あまりにもしばしば，面接者はこの点を忘れて，高齢の患者は混乱していて，耳が遠く，弱々しいと思いこんでしまう．面接者が適切な心配の気持ちを示そうとしたのに，高齢の患者が子ども扱いされたと怒り，歩き回り，怒鳴り出すかもしれない．患者が高齢であるからといって，若い人に普通にする質問を控えてはならない．患者は歳をとっているものの，死んでいるわけではない．高齢者の多くが薬やアルコールを誤用し，セックスを楽しみ，パートナーを楽しませようとあれこれ思い悩む．
　しかし，高齢の患者に面接する際に心にとめておかなければならない，いくつかの特別に配慮すべき点がある．

- 最低限の情報を得るために，おそらくより多くの面接時間が必要だろう．長い人生を送ってきたのであり，平均的な高齢患者は若い人よりも，よきにつけ悪しきにつけ，多くの経験がある．高齢患者の個人および対人的な病歴を聴取するには，とくに追加の時間が必要である．さらに，高齢者の精神的な問題は身体疾患のために複雑化している可能性が高いので，全般的な健康状況について把握するためにさらに時間が必要である．
- 話し方の変化は 70 代か 80 代のいつかに起きるようだし，パーソナリティ特性は先鋭化する．さらに，高齢患者はしばしば過去を振り返る．若い頃を思い出すと，おそらく気分がよいようだ．若い面接者は，高齢患者の遅々とした調子に慣れるようにしなければならない．はっきりと話し，反応する時間を与え，情報を完全に得るために必要であるならば，追加の面接を提案する．
- 高齢患者は，若い面接者がなかなか理解しがたい，独特の問題を抱えることがある．たとえば，あまりにも多くの余暇の時間を過ごすことは，多くの若い臨床家には経験がない．将来，増えることが見込めな

い低収入がもたらすストレスもそのような例のひとつであるだろう．食事の準備や交通手段の手配といったごく普通の活動も，孤立し引きこもっている人には重荷になりかねない．

● 高齢者に対する虐待の例に注意を払う．おそらく 65 歳以上の米国人の 100 万人以上がネグレクト，搾取，権利の侵害，身体的・心理的虐待といった問題を抱えているだろう．高齢者を世話をしてくれる人（しばしばこの人物が虐待をしている）に最近から依存的になった場合に，とくにこの問題が起こりがちである．次のような質問をして，高齢者虐待の例を探ることができる．

「あなたは家にいる誰かが怖いですか？」
「家の誰かがあなたを傷つけますか？」
「誰かがあなたに嫌なことをさせますか？」

虐待は，州や地区の適切な成人保護サービスに報告しなければならない．保健従事者が高齢者虐待を報告するのを怠ると，罪に問われて，罰金あるいは服役を命ぜられる州もある．

● 高齢患者はさまざまな喪失体験があり，加齢とともにその数が増していく．たとえば，健康，職業，収入，地位，友人，家族を失うといった経験がある．子どもたちは遠くの地へと転居し，自分は養護施設に移って，長年住み続けてきた自宅が売却される．おそらくそこには電話がなかったり，インターネットが使えないため，他者との接触が失われる．これらの喪失体験の一つひとつに対して，特別な感受性が必要となる．単に同情するだけでなく，否認の可能性にも注意を払う．自分の能力が衰えていることや，その見込みを自分自身でも認めるのが難しい患者もいる．その結果，過度の一般化や曖昧さが生じ，面接者は完全な情報を得るためにさらに慎重な態度が必要になる．一例を挙げておこう．

第17章　特別で，困難な患者の行動と問題

面接者：あなたはどのくらいの頻度で家族に会いますか？
患者：しょっちゅうです．
面接者：たとえば，最後に息子さんと会ったのはいつでしたか？　彼は町の向こうに住んでいましたね．
患者：そうだね，正確に言うと，約6か月前だ．

若い患者

　若い人を面接するのは，非常に大きな課題である（私はこのテーマで1冊の本を書いたことがある）．小児精神保健の専門家が幼い子どもの診察をすることが多いので，私は遊戯室や指人形の森の中で行われる面接について取り上げるつもりはない．しかし，ほとんどの精神保健の臨床家は，特別な問題が生じたティーンエイジャーや早期思春期の患者の診察を経験するだろう．ここでの私の意見のほとんどは，すでに解説してきた内容をふたたび強調しているだけである．
　第1に，ほとんどの成人患者や幾人かの後期思春期の患者は自ら求めて受診してくるが，子どもや思春期患者の大多数は滅多に自発的に受診してこない．ほとんど常に他者の考えで受診してくるので，協力してくれると助かることを彼らに説得しなければならない．したがって，面接者はいつも以上にラポールを築くことに努力する必要がある．このような場合に，面接の初めに雑談をすると，患者が面接者との関係作りに入っていくのに役立つかもしれない．
　多くのティーンエイジャーは受診の理由を話すことができるので，まずそれについて取り上げるとよいだろう．個々の子ども，家族，問題の性質によって正確な年齢を示すのが難しいが，幼い子どもは受診の動機がわからないので，まず親と話すとよいだろう．少なくとも子どもと親を一緒に面接するというのがよい考えであり，子どもが片親，あるいは両親とどのようなやり取りをするのかを観察する絶好の機会になる（親子同席の面接中に，親の不倫とか失業の見込みとかいった有害な可能性

319

のある情報から子どもを守るように注意する）．

とくにいくつかの問題に関して，若い人は事実を避けようとしがちである．たとえば，薬やセックスといったひどく個人的な質問や，秘密が守られないのではないかとの恐れである．率直な態度を取るように働きかけるには，大人以上に，子どもには面接者がどのような人で，治療状況といった点について詳しく説明する必要がしばしばある．私は次のようなことを言うだろう．

「さて，[セックスや薬]について質問しなければなりません．このようなことは[子どもや若い人]を不安にさせて，話をしたくなくなるものです．あなたが本当のことを言いたくないと感じたら，何か他のことを話したいと言ってください．わかりましたか？」

ほとんどの場合，患者はすぐに答えてくるのだが，返事を渋ったりしたら，その点について後にもう一度戻ってくる必要がある．

守秘義務については，最初からそれに向きあうようにする．私は次のようにして始める．

「私たちはあなたやあなたの問題について話すためにここにいます．あなたのためにここにいるのであって，それはこの部屋で話したことは秘密にするという意味です．でも，他の人に話してほしくないことを，私が言うかもしれない場合がいくつかあります．それは，あなたや誰かほかの人が危険だと私が考えた場合です．そうでなければ，私は家族に秘密を漏らしたりしません．でも，いずれにしても，もしも何かを他の人に言わなければならない場合には，かならず前もってあなたに伝えます」

ほとんどの子どもはこのような言葉を額面通り受け止める．面接者が他の人々に言う必要があると考える問題が明らかになったら，次のように患者に伝えて，選択の余地を与える．

第17章　特別で，困難な患者の行動と問題

「このことをあなたが家族に言いたいですか，それとも私が言うべきですか？」

その他の問題と行動

さまざまな状況，態度，行動が初回面接の成否を左右する．おそらくこのような場面に出会うことはそれほど多くはないだろうが，面接者の態度次第によって，このような場面が引き起こす影響を和らげることができる．私の一般的な対処法は，患者と私の関係を脅かす，どのような問題や行動も両者が協力して向きあっていくというものである．実際のところ，私と患者がチームを組み，協力して，問題に取り組んでいく枠組みを考えることにしている．

患者の要求

自己愛のためかもしれないし，地位の失墜の不安や配偶者や上司への怒りといった他の問題のためかもしれないが，自分には特別な扱いがされて当然だと感じている患者がいる．そのために，特別な病室を要求したり，喫煙の許可を求めたり，面接の際にメモを取る（あるいは録音する）権利を主張したり，特別な時間の予約を要求してきたりするかもしれない．そのような要求は論外であるので，臨床家は即座に拒否しようという衝動に駆られるかもしれない．私は一つひとつの状況を個別に検討し，どんどん拡大していく要求を受け入れがたいならば，患者が少しでも快く感じるようにすることを考えるようにしている．

> ロドニーは初回面接にレコーダーを持ってきて，面接内容を今彼が書いている自伝に含めたいと言ってきた．面接を不自然なものにしてしまい，必要な情報が得られなくなるので，面接を録音することは許可できないと，臨床家は説明した．すると，ロドニーはレコーダーをしまって，面接は普通に始まった．

初回面接の際にメモを取ってもよいかと，イレインは尋ねた．以前と比べて，記憶力が減退しているという不安がその理由であり，面接で話し合った重要なことを忘れてしまうのではないかと恐れていた．面接を妨げない限り，メモを取っても構わないと，臨床家は答えた．1時間の面接が終わるまでに，イレインは数行のメモを取っただけであり，臨床家は彼女の感情の問題をよく把握することができた．

　富，社会的地位，影響力や権力などを考慮して特別な扱いを望む患者の要求に対して，同様の合理的なアプローチをすることができるだろう．彼らの特別な地位を認めたとしても，他の「一般の」患者と同じように，彼らも面接者から公平で思慮深い扱いを受けることができると強調すべきである．

全盲や重篤な視力障害
　全盲や重篤な視力障害のある患者も，正常な視覚を持っている人と同様に，思考，感情，経験を伝えることができる．彼らにできないこととは，視覚が正常なすべての人が不安や要求を伝える手助けにしているボディランゲージを読むことができないという点である．視力障害を持つ人に対しては，面接者が相手に関心を持っていることを示すために声の調子をうまく使うとともに，相手に伝えたい単語を非常に慎重に選ばなければならない．たとえば，面接者が立ち上がり，引き出しをあれこれ探し，フォルダーを開くとするような場合には，その動きを一つひとつ言葉で表現する．このようにすると，すぐに質問に答えてくれるようになり，特別な必要性に対して面接者が敏感で，思いやりのある人であることを患者に伝えることになる．

聾や重篤な聴覚障害
　重篤な聴覚障害のある人でもそのほとんどは，面接者が彼らを見つめて話すことで読唇術を助けて，はっきりとゆっくり話せば，十分にコミュニケーションが取れるだろう．手や紙で面接者の口元が隠れたりし

第 17 章　特別で，困難な患者の行動と問題

ないように注意を払う．もちろん，どのような面接中でも，面接者は普通は飲み食いをしたりしないだろうが，重篤な聴覚障害のある患者との面接ではとくにそうしてはならないこのような理由があるのだ．さらに，大声で話しかけてはならない．重篤な聴覚障害を持つ患者のほとんどが補聴器を使っているので，大声を出すと，単に音声を歪めるだけである．聴覚障害の患者に残されている聴覚がどの程度あるかにかかわらず，彼らを貶めるような発言をしてはならない．彼らは聴覚に障害があるかもしれないが，子どもではない．

　聴覚障害を持つ人の多くは，聾の医学モデル，すなわち，彼らには何らかの病理があるという考えに立腹しているということも念頭に置いておく．彼らは聾についての文化的定義を誇らしげに支持している．すなわち，同一の身体的特徴と共通の言語で人々を団結させているコミュニティーであるというのだ(米国とカナダでは，米国手話法である)．患者がどちらの立場を支持しているのか，面接者は確認しておくべきである．聴覚障害を持つ多くの人々は，自分たちに障害があるということを強く否定していて，障害があるといういかなる示唆に対しても徹底的に反対する．次のようにして情報を求めることができるだろう．

「多くの人々が聴覚の障害を文化的な問題とみなしていると，理解しています．その点について何か私に話してくださることがありますか？」

面接者と異なる背景

　私たちはすべて人間性という共通点で結ばれているのだが，それでも，無数の特徴によって個々の人間は分けられている．精神保健の専門家としての訓練を受け，人々に対する関心もあるので，人生の状況が多様であることを重視しようとしてはいるものの，他者の生活様式が自分とは常に異なるということにもかかわらず留意しておく必要がある．

　年齢，性別，人種，言語といった明らかな特徴だけでなく，他の多くの要因についても探る必要がある．患者は地方で育ったのか，都会で

育ったのか？ 大卒か，それとも高校をドロップアウトしたのか？ ベジタリアンか，肉食か？ 米国は，スポーツ好きで，環境保護主義で，創造的で，進化論信者で，ワイン愛好家もいれば，絶対禁酒主義者もいて，政治への関心が非常に高い国だ．これらの特徴の一つひとつと，他の無数の特徴が人生の多様性を生み出しているのであって，良識的な臨床家はそれを認め，尊重するだろう．

　面接者自身の考えを否定しようとする患者もいるだろう．私が好ましく思っていた患者の家族がいたのだが，ある時，私と宗教が異なるという理由で私のもとを去っていき，ひどく落胆したのを覚えている．それほど極端な行動を起こすのはごく少数の人であるだろうが，面接者にどこか異なる点があるという理由で，(面接者が信頼を勝ち得るまで)完全に信頼を置こうとしない人もいる．

　文化的な溝を埋めるには，おそらく患者の病歴を活用することができるだろう．たとえば，現在では志願制なので，60歳以下の米国人で軍歴のある人はごく少数である．そこで，軍歴のある患者に出会った場合には，それは臨床家にとって非常に重要な手掛かりとなる．戦場での体験について詳しく尋ねることによって，情報も得られて，ラポールも築くことができ，患者個人が世界に対してどのように働きかけていったかという点について多くを知ることができる．

　実際のところ，習慣，人種，言語，儀式などについて教えてくれるようにと尋ねる，一般的なアプローチが勧められる．そうすることによって，患者に対する関心を示すことができるし，患者の信頼感や自尊感情が増し，それは患者の利益になる．面接者が臨床活動を行っている国で生まれたのではない患者にとっては，その人がいつ移民してきて，どのような肯定的経験や否定的経験をしたのかを知りたいと考えるだろう．面接者は性的志向について直接取り上げることに躊躇するかもしれないが，患者が自発的にその件を話題にしたのであればさらに多くの情報を知りたいと伝えることができる．他にも人間の経験の無数の例が挙げられるだろうが，上記はそのうちのいくつかに過ぎない．

第 17 章　特別で，困難な患者の行動と問題

通訳者を使う

　米国の住民の約 1/5 が英語以外の言語を話し，そのうちの半数近くは英語が流暢ではないという調査がある．このような状況はカナダでも同様である(ただし，カナダでは英語とフランス語が公用語である)．したがって，英語のネイティブスピーカーである私たちのほとんどにとって大きな問題となるのは，英語を話さない患者を理解し，治療の必要性を理解するように手助けするために，第三者を通じて理解し合わなければならないということである．

　便利であるし，費用もかからないという理由から，患者に付き添ってきた友人や家族に通訳を頼りたいと思うかもしれないが，問題が生じる可能性がある．素人の通訳者は，専門の通訳者よりも多くの間違いを犯すし，デリケートな件について困惑して，患者に近い人が不完全にしか伝えなかったり，まったく隠してしまったりするかもしれない．患者自身がデリケートな情報を身内に伝えるのを恥ずかしく思ったり，あるいは，人格の成熟度をはるかに超えた内容なので子どもに重荷を負わせたくないなどと考えるかもしれない．いずれにしても，手軽な通訳者では，あまり上質ではない情報しか入手できないし，患者も満足できないだろう．

　医学的かつ心理学的な問題を理解できる専門の通訳者ならば満足できるだろう．彼らは患者と同じ文化に属していることが多いので，患者が直面しているプレッシャーをよく理解できるだろう．もしも選ぶことができるのであれば，科学や医療の背景よりも，通訳者の人間的な温かさや信頼性のほうが価値が高い(インターネット検索で，あなたの地域の通訳サービスについて知ることができる)．たとえ，専門の通訳者に対しても，最初に，面接中に明らかになった情報については完全な守秘義務の重要性について強調しておく．

　患者に向かって話し，視線も逸らさない．たとえば，面接者が通訳者ばかりに顔を向けて，「彼女に〜について質問してください」などと言ったりしない．むしろ，質問は患者に向けて尋ねて，次に通訳者に話させる．三角形の位置に座ることを勧める人もいる．そうすれば，互いに見

ることができるのだが，通訳者は患者の脇で少し後ろに座ることを勧める，経験豊富な臨床家もいる．このようにすることによって，患者と臨床家のコミュニケーションに焦点が当たり，患者と通訳者の話し合いばかりが進んでいったりしないようにできる．ユーモアや比喩はうまく通訳できないことが多いので，なるべく控えるほうがよいだろう．

専門の通訳者が見つからなければ，何とか協力してくれる人で満足しなければならない．守秘義務について伝えた後に，臨時の通訳者に対して，面接者の言ったことの意味を説明しないで，可能な限り面接者が言ったことをそのまま繰り返し，同じ気分の調子も伝えるようにと指示する．もちろん，短くて，はっきりとしていて，自由回答型の質問をすることがより重要である．

デリケートな情報を通訳者に明らかにすることに抵抗を示す患者もいるかもしれない．たとえば，強姦や配偶者の虐待といったことを同じ文化に属する誰かに知られたくないと思うかもしれない．少なくともある程度は面接者の言語が理解できる患者であれば，そのような話題が出てきた時に，通訳者に退席するように頼むこともできるだろう．もしも，限られたコミュニケーション能力であったとしても，ストーリーの核心部分は理解できると思えば，私はこのような希望に応じる．しかし，患者がある程度面接者を理解できるとしても，面接者が通訳者を必要と考えるような，正反対の状況も時には生じる．たとえば，母語以外でトラウマや他の複雑な問題を説明するのが難しい患者がいるからである．

泣く

患者が泣き出すと，どのように対処したらよいか途方に暮れてしまう初心者がいる．たしかに，泣くことによって，面接がしばらく遅れてしまうかもしれないが，長い目で見ると，感情についての情報の流れが円滑になるかもしれない．そっと腕に触れ（患者と臨床家の間の握手以外の身体的接触の限られた例のひとつ），面接者が心配していることを患者に伝える．ティッシュペーパーを手渡すのも同じ目的がある．しばらく沈黙の時間が過ぎると，患者は我に返る．患者があまりにも大泣きし

第17章　特別で，困難な患者の行動と問題

て，あなたが心配になるようならば，次のように語りかける．

「このことであなたはとても困惑してしまったようですね．気を取り直すために数分間休憩を取りましょうか？」

ユーモア

ジョークは長い目で見て緊張を和らげるのに効果的ではあるが，臨床家があまりにも深刻に（そして，それ故に潜在的に危険なものと）とらえないようにするために，患者自身の心配をユーモアのような形で隠そうとする患者もいる．いずれにしても，患者がデリケートな情報をあえて軽い調子で扱おうとしている時には注意深く耳を傾けると，最初に考えていたよりも深刻な原因に気づくかもしれない．そして，もちろん，面接者がウィットに富む言葉を口にすることには常に細心の注意を払うべきである．互いによく知らないうちは，とくに初回面接においては，面接者が冗談好きで，デリケートな件を真剣に受け止めてくれず，信頼できないと新患に誤解されないようにすべきである．

多弁，冗長

ひどく話が回りくどい患者もいる．そのままにしておくと，面接者が知りたい以上のことを話すだろう．とくに患者がいつもはそれほどおしゃべりではないならば，これは受け入れ難い気分に直面することや，デリケートな情報を明らかにするのを避けようとしているのかもしれない．しかし，多くの場合，習慣ではない．回りくどい話しぶりは普通は病的ではないものの，あまりにも非能率的である．何の目的もない話に耐えていると，ラポールも妨げられるので，患者が冗長になったら，面接者は割って入るべきだろう．さりげなく遮ろうとするには，患者が言った何かをきっかけにするとよい．たとえば，薬の使用量に関する質問に答える際に，ある患者は数分間，従姉の飲酒について話した．

| 患者：彼女が午後6時以後に酒を飲んでいないのを見たことがないと思

います．それから…
面接者：(**話を遮って**)それでは，あなたの飲酒量はどうですか？

　患者がようやく話題に集中するようになるまで，臨床家は患者の話を遮ったり，望んでいる反応を何回か繰り返さなければならなかった．
　それが本意ではなかったとしても，多弁な患者は面接を自分のペースで操ろうとしているように見える(躁病の人はこの典型例である)．一連の質問を続けていきながら，ただ微笑んで認めることで，無関係な発言に対処できるだろう．唇に指を当てるといったもっとはっきりとした仕草で，多弁で躁的な患者の口数を減らすように働きかけられるかもしれない．時には，断固とした限界を定めて，直接的な直面化をする必要があるかもしれない．

「あなたは大変興味深いことをたくさん話しますね．しかし，時間に限りがあり，まだたくさんの課題が残っています．その課題に集中するようにしましょう」
「細かい点は素晴らしいですが，まず全体像をとらえる必要があります」

　面接者が話題を変えようとしているのに，患者がある話題に拘っている状況について考えてみよう．この場合には，その話題が患者にとって持つ意味について考えてみる．直面化がもっとも直接的な方法であるが，丁寧に話しかけなければならない．

「あなたはセックスの話題に夢中であるように思えます．私の理解は正しいですか？」
「息子さんの事故の話題だけになっているように思えます．その他にあなたにとって重要なことは何ですか？」

　極端に饒舌な患者には，選択回答型の質問だけをして，話がどんどん

第17章　特別で，困難な患者の行動と問題

膨らんでいくのに積極的に抵抗せざるを得ないだろう．

身体的愁訴

　身体症状症の診断に該当するほどではないのだが，自分の症状は身体的な原因があると固く信じている患者がいる．医師がどう説明しようとも，患者は自分の問題は薬か手術で治るという考えに拘る．こういった愁訴がおそらく心理的な原因であると説明してもほとんど意味がない．何度も同じ過ちを繰り返したとしても，患者は症状の改善をもたらす薬や手術を探し求め続ける．患者と言い争うのではなく，面接者の目標は，患者の味方になり，身体的な治療では効果がなかった（少なくとも十分な効果ではなかった）ことや，患者の気分について話すことが結果的に随伴する疾患の不安をいくらかでも和らげると指摘することである．また，患者を担当している医師とよく話し合って，身体的な問題や心理・行動的な問題が見逃されていないか確認しておく．

精神病

　救急部や入院病棟で，非常に重症の精神病で，コミュニケーションが成り立たない患者に出会うことがある．患者の思考は本題から逸れるか，ひどく障害されていて，考えと考えの関連がひどく非論理的で，まったく理解できない．そのような患者に自分の考えを説明するように求めても，その答えは病歴に関する情報というよりは，むしろ精神症状を明らかにするだけである．正確で関連性のある病歴を聴取するには，他の情報提供者か過去の入院時の記録に頼るしかない．精神病症状が落ち着いてから，患者を面接することにしてもよいだろう．

　もちろん，あなたは患者の誤った確信に賛同しないことが重要である．さらに，何か欺くように見えることのないようにする必要もある．精神病症状が重篤な人と話す時には，患者の猜疑心や確信に同意せず，行動や気分に焦点を当てる．

「誰かにつけられていると感じるのがどれほど恐ろしいかよくわかり

ます．その時にあなたの心に浮かんだことを話してくださいますか？」

患者が感じた経験を正直に話してくれたことを信じていると伝えて，保証を与える．

「実際に何が起きたのか一生懸命話してくださったことがわかります．その原因について他に可能性のある解釈があるでしょうか？」

精神病ではないものの，反社会性パーソナリティ障害や他のパーソナリティ障害のために，病識が妨げられている患者もいる．病識のない患者は面接を受ける差し迫った理由は感じられないだろう．法的強制力や家族からのプレッシャーのために，面接をしなければならない何らかの事情があったにしても，おそらく患者からは重要な情報はあまり得られない．この場合も，第三者からの情報が唯一の信頼できる情報であるだろう．

緘黙
　盲や聾などのように，緘黙もさまざまな程度で存在し，その原因も数多い．
　神経学的：さまざまな神経学的問題のために患者が緘黙になる．患者が意識清明であることを確認する必要がある．
　うつ病：重症のうつ病患者は完全な緘黙ではないかもしれないが，反応するまでの時間が非常に長くなる．
　転換：転換症状として緘黙を呈している患者は，うなったり，喉を鳴らすような音を出すことはできるだろう（また，患者は進んでそうしようとする）．忍耐強く，励まし，進歩を誉めながら患者に働きかけていくと，このような音を徐々に，音節，単語，句，文章へと変えていくことができるだろう．
　精神病：現実の人間と話をすると復讐すると脅してくる幻聴に注意を

第 17 章　特別で，困難な患者の行動と問題

払っている重症の精神病患者がいる．「はい」か「いいえ」かの質問をして，それに肯いたり，首を振ったりして答えることで，この診断を下すのに役立つかもしれない．紙と鉛筆を渡すと，患者は面接者の質問に対して書くことで進んで答える可能性がある．

　利得：この患者には完全にあるいは部分的に緘黙する実用的な理由があるのだろうか？　罰を逃れるとか経済的な利益（保険，労災補償）を得るといった動機がよく認められる．他の患者やスタッフとは普通に会話をしているならば，緘黙が意図的なものである可能性がある．私は**詐病**（malingering）という単語を使いたくない．というのも，この単語は侮蔑的であり，またそれを証明するのが難しいからである．緘黙について評価するには，面接を進める前に，友人や家族に退席してもらう．患者と面接者だけであると，患者は家族には知られたくない秘密を打ち明けることがある．次のように指摘して話すように促すことができるだろう．

「私は，以前の診療録，前医，友人や家族から情報を得ることができます．しかし，まずあなたの言い分を聞きたいと思っているのです」

完全な緘黙というのではないが，会話の内容が比較的乏しいというのは，恐れ，恥，混乱，理解不足，権威的な人物（すなわち，面接者）に反論することへのためらいなどを示しているのかもしれない．私はおそらく次のように働きかけるだろう．

「ほとんどの人ならば言うことがたくさんあるような状況で，あなたは実に静かに見えます．その理由を私に話してくださいませんか？」

極端に話が遅い患者も，どこか関連した問題がある．これはしばしばうつ病によるものであり，その際には微妙なバランスを取らなければならない．答えを考えるための十分な時間を与えるのだが，そのためにかえって患者の無力感や困惑をかきたてるようなことがあってはならない．そのような場合には，「はい」か「いいえ」かの質問に答えるほうがよ

331

いかと私は患者に尋ねる．そうでなければ，午後のゆったりした時間を面接にあてるようにする．

　稀ではあるが，押し黙って座っているだけでなく，無表情なままの患者に出会うことがある．これはおそらく困惑を表しているのかもしれない．後に，そのことについて健忘を呈することもある．このような行動について，私は2つの可能性を考える．側頭葉てんかんのようなけいれん性障害か，解離状態である．このような患者は同様のエピソードが以前にも認められただろうが，面接では明らかにできないかもしれない．そこで，次のように質問する．

「あなたは時々，自分の考えや白日夢にすっかりとらわれてしまうことがありますか？　もしもそういうことがあるならば，それについて話してください」

　このようなエピソードはすべて精査が必要であり，おそらく神経学的なコンサルテーションも要するだろう．そして，他の情報提供者からの確認もしておく必要がある．

誘惑的行動やその他の不適切な行為

　誘惑的行動は，初回面接では，その後の治療セッションほど問題になることは少ない．しかし，とくに面接者が男性で，患者が女性の場合，誘惑の可能性は常にある（患者と性的な関係になる医療従事者の大多数は男性であると研究結果が明らかにしているが，女性もその危険がないというわけではない）．

　誘惑的行動が自分に向けられていると気づいたら，「なぜこの患者はこのように振る舞うのだろうか？」という一般的な質問を自問してみるとよい．魅力的であると感じる必要性があるのだろうか？　患者は愛されたいのだろうか？　長年にわたって，物質的あるいは感情的な報酬系が，積極的な性的振る舞いを強化してきたのだろうか？　一年かけても記憶の底に埋もれた答えを探し出すのは難しいし，ましてたった1回

第17章 特別で，困難な患者の行動と問題

の面接ではそれ以上に難しい．パーソナリティ障害の問題であることもあり，経験豊富な面接者にとってさえ非常に難しい問題となる．

誘惑的行動は，流し目のようなごく微妙な形で表されるかもしれないし，派手な服装で示されるかもしれないし，抱いてほしいとかキスしてほしいとか非常に直接的に訴えられるかもしれない．どのような表現であれ，誘惑的行動の意味は常に同じであり，面接者にとっても，患者にとっても危険である．その理由は，誘惑的行動のあからさまな意味（「私を抱いて」）が，患者が真に感じていること（「助けてください．私を守ってください」）とは全く異なるからである．もしも医療の専門家が身体的な接触の依頼に文字通り応えたら，患者は怒りを爆発させ，報復してくるかもしれない．どれだけひいき目にみても，関係と治療はどちらも妨げられてしまうだろう．

誘惑的行動に対する最善の予防策は，常に適切な距離を置くことである．一人ひとりの患者を敬称付きで，姓で呼び，患者にも面接者に対して同様にするように依頼する．面接に集中し，面接者個人に関することを話すのを控え，過度の親密さを招かないようにする．あなたが男性で，仕事の一環として，身体の検査を行う場合には，いかなる年齢であっても女性患者を診察する際には，女性の補助者がその部屋に同席するようにしておく．もしもあなたが女性で，男性患者を診察するならば，男性の補助者に同席してもらう．

時々起きる可能性のあるその他の不適切な行動としては，患者が電話を使わせてほしいと頼んでくる，あなたの書棚から本を取り出す，面接者の椅子に座る，昼食を持ち込んでくるなどである．患者の明白な診断（読者にはどの診断であるか容易にわかるだろう）や違反行為の性質によって，あなたの反応が決まる．たとえば，必要ならば繰り返し，おそらく肩に優しく手を載せて，私は躁病の患者に面接の方向性を示そうとするだろう．パーソナリティ障害であることがすでに明らかな人には，私はおそらく「そんなことをしないでください」と（それも少し厳しい調子で）頼むだろう．ほとんどの場合，指示的にするだろう．事実を発見しようという段階は，解釈をするのに適切な時ではない．

知的障害

　正式に検査をしなくても，一般的な知能の下限で生活している患者にしばしば気づく．このような患者は自由選択型の質問では間違えたり，多くの患者が「はい」か「いいえ」かで答えられる質問では「はい」と答えたりするという偏りが認められることを，研究結果が明らかにしている．そこで，多肢選択回答型の質問に言い替えるほうがよいことが多い（「あなたに聞こえるのは見知らぬ人の声ですか，それとも誰か知っている人の声ですか？」）．そのような場合であっても，患者についてよく知っている誰かに事実を確認することが非常に重要である．当然，知的障害を持っていても高い機能を示している人は，信頼に足る面接を受けられるだろう．

　知的障害（以前は，精神遅滞と呼ばれていた）を持つ患者はしばしば自分の気分よりも，出来事についてよく語ることができる．言葉を文字通りに解釈する恐れがあるので，（子どもに話しかけるようにではなく）はっきりと話し，比喩を用いない．現在に焦点を当てることが最善であり，過去や将来の計画について話すことは患者にとって比較的難しい．感情が現れてきたら，面接の調子を少し和らげる必要があるかもしれない．これまでの人生で，このような患者は，兄弟姉妹，同級生，他の誰もが自分よりも好き勝手に生きてきたと思っているかもしれない．表面からそれほど深くない所に憤りの感情を抱いていてもあまり不思議ではなく，それが意外な形で突然姿を現すことがある．たとえば，知的障害を持つある女性が妹の結婚式に出席するのを拒んでいたのだが，自分は人生で大切な愛情関係を楽しむことは決してないだろうと痛々しいほどに自覚していたのだった．

　知的障害のある人が他者の素振りをするのを覚えていて，不適当な時に突然それを真似ることがある．たとえば，人々が悲しみに打ちひしがれているような場面で，突然，「ハイタッチ」をしようとしたりする．私の知人である若い男性は，ひいきの野球チームの試合を観戦したが，相手チーム側の観戦席にいた．応援しているチームが不利になって，相手チームのファンたちが盛り上がると，彼は立ち上がって，周囲の人々に

第17章　特別で，困難な患者の行動と問題

向かって「おい！　一体お前たちはどうしたんだ？」と怒鳴りつけた．
　知的障害のある人が自分の真の気持ちを確かめられないという危険もある．たとえば，ある冬の夜に，天使が頭に触れて，神の恩恵を祈ってくれたと言った患者がいて，臨床家はその人を精神病であると考えた．その患者は頑なにその確信に拘っていたが，彼の悪戯好きなルームメートが作った話だということが，長期にわたる努力の末に明らかになった．「私が実際にそれを見たわけではありません．ジェレミー［ルームメート］が話してくれたのです」と彼は結局認めた．同様に，すべての自傷が自殺未遂の証拠ではない．それは自罰，他者を操作しようという試み，あるいは常同運動障害の証拠かもしれない．

迫りくる死
　すぐであれ，近い将来であれ，間もなく死ぬことが予想される患者はしばしば怒りを覚えていたり，抑うつ的であったりする．あるいは，彼らは自分の身に起きることを否定するかもしれない．友人や家族が患者を避けるのは悲しいことである．セラピストが死や未来について率直に語るのを控えることも悲劇である．死にゆく患者の気分障害を診断するのは難しくはない．うつ病を確認するもっとも妥当な方法は，単に「あなたは気分が沈んでいますか？」と質問することであると，末期疾患患者に関する研究が明らかにしている．
　死というこの普遍的な経験に対する気分や反応を言語化するように，末期患者に働きかけていく．さまざまな（しばしば互いに葛藤する）感情以外に，恐怖，嫉妬，愛，希望，喜びといった，ごく日常的な多くの経験も存在する．患者はさまざまな後悔の念とともに，孤独も感じている．それぞれが一生にわたる記憶と感情であり，それを患者が永遠に生き続けるかのようにして整理していかなければならない．

患者の質問にどのように応えるか…

　患者は次から次へと質問を続けていき，いつ終わるとも知れない．質問は，保証，不安の緩和，妥当な解決策の強化などという機会を与えてくれる．しかし，質問によっては，注意深く考えないと，面接者が窮地に陥ることにもなりかねない．

- 「私のことをどう思いますか？」：この質問は，一般的には，あなたが患者のことを好ましく思い，受け入れるという保証をしてほしいという依頼である．あなたはそれに応えることができるが，より本質的な援助を与えられるような，何かの情報や指示を提供するようにする．次に2つの例を挙げておく．

　「あなたは大変素敵な人ですが，結婚でひどい問題を抱えていると私は考えています．あなたのご主人にもセッションに来ていただくことがとても重要でしょう」
　「あなたが入院しようとしたのにはとても勇気が必要だったでしょう．さあ，飲酒の問題について一緒に取り組んでいきましょう」

- 「先生は私が狂っていると思いますか？」：この質問に対する答えは，患者が精神病であるか否かによって，難しくもあり，簡単でもある．もしも精神病でなければ，そのように答える．もしも精神病であるならば，直接的な直面化は避けるようにする（精神病であると伝えたとしても，拒否されるだけだろう）．その代わりに，あなたが質問することで応えられるだろう．

　「なぜその質問をするのですか？」
　「あなたはそのことを恐れているのですか？」

第17章 特別で，困難な患者の行動と問題

あるいは，その質問から少しそれた答えを戻す．

「あなたは自分に起きたことにすっかり参ってしまっていると，私は考えます」
「あなたは普通ではない経験をいくつかしましたが，一緒に解決していくことができます」

それでも回答を迫られたら（例：「さあ，先生は私が狂っていると思っているのですか？」），私は事実を言うほうを選ぶだろうが，患者にとって受け入れがたいかもしれないことを私も認識しているといった言葉を選んで伝えるだろう．

- 「私は[患者が心配していること]をどうしたらよいでしょうか？」：もしもこの質問に簡単に答えられるならば，答えたらよいだろう．しかし，それは，初回面接では十分に答えられない援助についての要望かもしれない．そのような場合には，何が必要なのか（より多くの情報や時間），いつそれを患者に与えることができるのだろうかを明らかにするようにする．
- 「私のどこが悪いのですか？」（そして，面接者はそれを知らない）：第1に，自信をなくす必要はない．初回面接の約20％では確定診断は下せないし，たとえ経験豊富な臨床家であっても時には判断に迷うことがある．患者を驚かせたり，脅えさせたりしないような何らかの可能性を思いつくならば，それを伝える．さらにデータが必要ならば，そう説明する．適切で一般的な反応は次のようなものである．

「あなたが[患者の主訴]について深刻な問題を抱えていることは明らかです．さらに多くの情報が必要で，一緒に最善の計画を考えましょう」

- 「私を助けることができますか？」：その答えとしては，「そうできる

ことを望みます．しかし，私たちはまずもっと情報が必要です」というものか，あるいは形を少し変えたものであるべきだ．

● 「どうして私は人から好かれないのでしょうか？」：たとえ初回面接であったとしても，面接者にはこの答えが明らかに思えるようなこともあるだろう．自己中心的で，横柄で，偏見や敵意に満ち，その他にも閉口させられるような態度や行動が目に余る場合である．しかし，率直な意見を決して伝えてはならない．まず，第一印象はしばしば誤っている．あなたはたまたま具合の悪い日に患者のある行動を認めたのかもしれないし，ストレスに曝されている人に向きあっているのかもしれない．他の理由として，情報を集めるとともに，患者との関係を築くという，初回面接の主目標を忘れてはならない．質問に直接的に答えるよりは，患者の不幸な気持ちに同情を表し，将来に向けた希望を差し出すようにする．

「そのような気分になるととても傷つくと思いますが，それが本当かどうかは私にはわかりません．本当に問題を抱えているのか一緒に探っていきましょう」(この答えによって，面接者と患者が問題の同じ側に立っていることを強調している点に注意してほしい)

● 「先生はこれまでにこのようなことを経験したことがありますか？」：ほとんどの患者はセラピストの個人的生活に興味があり，あなたも自分の生活の何かを患者と共有したいという欲求に駆られるかもしれない．この欲求は，最初の数セッション後に，互いによく知りあうようになってくると，影響を及ぼしてくる．臨床家は個人的なことはどのような状況でも決して明かしてはならないと私は確信しているわけではないのだが，とくに初心者にとっては，自己開示が難しい問題をはらんでいるという意見に，私は同意する．もちろん，初回面接では，面接者の個人的な生活やパーソナリティが話題にならないほうが，面接は円滑に進められるだろう．個人的な質問に対しては，面接の目的を優しく説明しなおすことで答えられるだろう．同時に，患者が質問

第 17 章 特別で，困難な患者の行動と問題

したからといって，面接者が困惑していないという点も慎重に伝える．

「多くの患者が，面接をしている人がどのような人かと考えます．関心を持つことは全く当然のことです．しかし，問題の解決に役立つ情報を集めることに集中しましょう」

● 「私が正しいということに，先生も賛成してくださいませんか？」(そして，面接者は賛成できない）：精神病，物質使用，違法行為，配偶者との喧嘩など，さまざまな問題を経験した患者からこの種の質問を受けることだろう．初回面接では，口論を避けたいと考えるだろうが，どうしても意見を求められるとしたら，それがもたらした副作用は後に対処することにする．そのような状況ですべきなのは，患者が問題を抱えているか，あるいは不快であるということを認めることである．

「あなたはこのことでひどく傷つけられ，イライラさせられ，悩まされたことがよくわかります．後で，深く探っていくことにしましょう」

それでも患者が面接者の同意を求めようとするならば，次のように言うこともできるかもしれない．

「すべての事実を見きわめる前に，私に結論を出せと言うのでしょうか．面接を進めていって，さらに多くの情報を集めましょう」

● 時に，患者は「私ほど具合の悪い人には［弁護士，医師，会計士］が必要だとは思いませんか？」などと質問することによって，いかに病気が重症であるかを強調しようとすることがある．研修生は，自分の真の感情と患者に何と言うべきかとの間に必死でバランスを取ろうとし

て，この質問に何とか答えることができるかもしれない．最善の方法は質問に直接的に答えずに，政治家が答えたくない質問をぶつけられた時にするように，次のように問題の枠組みを変えることである．「個人的な問題をこれほどたくさん抱えているのに，誰か他の人の問題にまでどうやって対処するか，私にはわかりません」

●最善の答えがわからない他の質問には，私は次のような実用的な答えをする．「私には今どうすればよいか答えられませんが，どうやってそれを探し当てるかについての計画があります」．そして，インターネット検索，同僚との議論，さらに事実を探る努力，他の合理的と思われる方法について，私ならば説明するだろう．

もう一度強調しておくが，ひとまず持ち帰るという態度は，患者に反するのではなく，患者とともに協力していく方法を探り当てるという点が重要である．これは普通は簡単だが，工夫，柔軟性，忍耐が大いに必要となることもある．

第 18 章

診断と提案

Diagnosis and Recommendations

　面接がすべて完了すると，情報を評価するという課題に直面する．それを総合して，提案としてまとめ，患者や他の専門家に伝えるのに役立つ形にする．この課題については第 20 章(p. 373)で解説する．

診断と鑑別診断

　かつて診断は，個々の患者の独自性を否定し，画一的にひとまとめにしているとの理由で，「整理棚」と揶揄されたことがあった．しかし，今ではそういった意見は影をひそめた．診断は臨床活動の本質的な基礎として認められているというのが大多数の意見である．診断によって，治療の方向性を定め，疾患の経過を予測し，家族に助言を与え，他の精神保健の専門家とのコミュニケーションを図る．この意見とあなたの一般的な思考法が一致しているか否かにかかわらず，病院の記録室，第三者の支払機関，そして時には患者自身からの要請により，現在の精神保健活動においては，診断を下すことがしばしば要求される．あなたの専門領域が何であれ，可能な限り最善の診断を下すことを身につけておくことが役立つ．

　正確な診断ほど重要なものはない．できるだけうまくいったとして

も，不正確な診断は効果的な治療を遅らせてしまう．最悪の場合には，治療効果を妨げ，危険でさえあるかもしれない．不正確な診断は個々の患者にあまりにも悲観的な予後，あるいはあまりにも楽観的な予後を伝えることになるといった危険も冒す．そして，結婚，就職，子育て，保険の購入，その他のさまざまな課題といった，治療計画にも精神障害が影響を及ぼしかねない．

いったん診断の誤りを犯すと，修正するのが難しい．診断は臨床家から臨床家へと伝えられ，診療録から診療録へと書き写され，誤りは患者やその家族にも影響を及ぼし，家族の神話として(時には数十年間も)引き継がれていく．臨床家が新たな視点で精神科患者の古い病歴を再検討するまでには長い年月がかかるかもしれない．しかし，最初に慎重に正しい診断を下そうとするならば，多くの場合このような問題はすべて避けることができる．

正確な診断を下すというのは一般的にそれほど難しいものではない．ほとんどの患者は多数の専門家が同意する診断基準に明らかに該当し，他の混乱した診断基準に当てはまらないことがほとんどである．しかし，約20%では状況はそれほど明らかではない．診断を下すのに不十分な情報しかないかもしれないし，同時にいくつかの診断基準に当てはまるように見える患者もいるだろう．そして，時には，患者とのやり取りを重ねていくにつれて，最初に決定したと思われた事実が消え去るか，変化することもあるかもしれない．

そこで，ほとんどの精神保健の専門家は**鑑別診断**(differential diagnosis)という術語で自分の印象を述べる．これはある患者にとって考慮する必要のある，可能な診断のリストである．たとえ可能性が低いと考えるようなものであっても，すべての精神障害を鑑別診断に含めるべきである．正しい診断に少しでも疑いがあるならば，この点はとくに重要である．そのリストが幅広く，多くを含んでいれば，最終的に正しい診断を選択する可能性が高まる．

鑑別診断を考える際に，2つの原則を考慮しなければならない．それらは時に互いに相容れないことがあるので，議論が必要となる．

第 18 章　診断と提案

1. 第 1 の原則は，最も可能性の高い診断を最初に挙げて，残りは確率の高い順からリストに含めていく．最も可能性の高い診断は**最善診断**（best diagnosis）と呼ばれることがある．というのも，それが，病歴に関する情報，兆候，疾患の症状などをもっともよく説明できるからである．病歴と MSE のすべての要素が最善診断を支持していれば理想的である．しかし，最善診断が不正確である可能性がわずかでもあるならば，**除外**あるいは否定すべき他の診断もリストに挙げておく必要がある．さまざまな可能性のある診断をあなたが考える理由の順に並べたリストこそが鑑別診断となる．
2. 私は第 2 の原則を**安全原則**（safety principle）と呼んでいる．これは，鑑別診断のリストの中には，引き起こされる可能性があまりにも悲惨であって，それを無視するのは危険であるようなものが含まれるかもしれないという意味である．このような診断はリストのまさに最初に置いておき，それが実際に症状を引き起こしているか否かにかかわらず，最初に除外しなければならない．普通，このように安全について配慮しなければならないのは，発見した症状を説明**できるかもしれない**，物質関連疾患と一般的な身体疾患である．常に最善診断とはならないのは明らかである．しかし，リストの中のある診断が正しいことが結局わかるといつでも，それが最初に考慮されなかったことに患者は落胆するだろう．

これらの 2 つの原則の間の葛藤を解決するために，私は第 2 原則を第 1 原則よりも優先させることにしている．次の例を見てみよう．

> しばらく前のことであるが，数人の学生と私はアマンダを面接した．37 歳のアマンダは，彼女とパートナーが「薬物売買の司令官と中心人物」として FBI の罠にかけられていると信じていた．彼女はその根拠を確信していて，他の解釈は不可能だった．彼女は早口で訴え，時々，同じ考えや言葉を繰り返した．考えはあちこちに飛び，理解するのが難しかった．「マリファナを少し吸っただけで，たくさんではありません」と彼女は認めた．

> 身体的には健康であった．「少し気分が落ちこんだ」こともあったが，自殺したいと感じたことはなかったという．
> 私たちはアマンダにとって可能と思われる診断のリストを作り，確率の高いものから順に並べたのだが，最初に置いた診断に注目してほしい．
> ・アルコール誘発性精神病
> ・診断不能な身体疾患による妄想性精神病
> ・妄想型統合失調症［これが私たちの最善診断］
> ・精神病症状を伴う気分障害［双極Ⅰ型あるいはうつ病］
> ・妄想性障害
> 私たちのうちの誰も最初の2つの診断にはそれほど自信がなかったが，少なくとも可能性はあるので，安全原則に則って，鑑別診断のリストの最初に載せ，まず除外すべきであると考えた．私たちは心の奥底では，アマンダにはおそらく統合失調症の診断が下されるのではないかと考えていた．

　診断過程の構造について詳しくは，拙著『Diagnosis Made Easier, 第2版』を参考にしてほしい．

治療の選択

　幸いなことに，今では，精神科患者もそのセラピストも，生物学的，心理学的，社会的なさまざまな効果的な治療が得られる．ほとんどの治療法は単独の診断だけに特定されるものではなく，ある診断スペクトラムに幅広く応用される．現在入手可能な身体的・非身体的治療を**表18-1**に挙げておく．ほとんどの診断に対しては，1～2の治療が他の治療よりも有効である．現在，さまざまな教科書が，特定の診断の治療に役立つ治療法について詳述している．

　個々の患者の問題に働きかけるうえで十分に練られた計画ほど重要なものはないと，私は強調しておきたい．まず，それは，あなたが何が問題であると考えているか，そしてどのように治療を進めていくかを，患者に理解させる手助けとなる．次に，このような問題を治療者が常に留

第18章 診断と提案

表 18-1　精神科治療の概要

心理学的
　個人療法
　　認知療法，認知行動療法/洞察志向療法/分析療法/短期療法
　集団療法
　　疾患志向療法(アルコホーリクス・アノニマス，リチウム・クリニック)/一般科クリニック/家族療法/自助グループ
　行動療法
　　単なる保証/相互抑制による体系的脱感作/集団訓練/病棟におけるトークンエコノミー/思考停止
生物学的
薬物療法/電気けいれん療法/経皮電磁刺激療法/迷走神経刺激療法/光療法/精神外科療法
社会的介入
職業リハビリテーション/社会技能訓練/家族教育/急性期，中期，慢性期の施設での治療/強制入院治療/後見人制度

注：Morrison J. & Muñoz R. A. 著『Boarding Time: A Psychiatry Candidate's New Guide to Part II of the ABPN Examination (4th ed., p. 110)』, Washington, DC: American Psychiatric Press, 2009 より，許可を得て転載．版権：American Psychiatric Press, 2009

意しておくことに役立つ．さらに，時々，治療計画を再検討することによって，治療者と患者は，進展を測ったり，あるいはいつ他の方法を選択すべきかを決定する尺度が得られる．治療計画を立てる際に役立ついくつかの質問を以下に挙げておく．

●第1に，何らかの治療がこれらの障害の経過を改善することができるだろうか？　残念ながら，答えが「いいえ」である場合もある．たとえば，ハンチントン病による認知症である．そのような患者でも多くは生活の質を多少改善できるかもしれないが，症状のために社会的関係は経過とともに減っていき，病気の最終結果を食い止める特別な治療はない．一方で，ドネペジルなどのコリンエステラーゼ阻害薬を使用することによって，一時的でも，アルツハイマー型認知症の進行を遅くすることはできる．若年男性の約1%(若年女性では率はさらに低い)に影響を及ぼす慢性のパーソナリティ障害である反社会性パー

ソナリティ障害では，時間の経過以上に有効な治療法は今のところない．
● その診断はどの程度正確であるだろうか？　臨床像を正しく把握し，妥当な診断を下されている患者であれば，治療が成功する可能性はきわめて高い．治療プログラムに対する信頼性は，いかに正確な診断を下したかという確度に大いに関連している．一般に，危険で，複雑で，高価で，時間もかかる治療は，より簡単な治療に反応しない，正確な診断を下された患者にのみ実施すべきである．

　実験的な治療法を試すことはどうだろうか？　私の基準を挙げておくので，参考にしてほしい．効果が証明されている治療法を不確かな診断に用いることや，診断が確定されている場合に実験的な治療を使うことは受け入れられる．しかし，効果が証明されていない治療法を不確かな診断に対して用いることはまず受け入れられない．そのような場合には，2つの不確実性に賭けることになり，その見返りは悲惨な事態ということになりかねない．少なくとも，たとえあなたがこの基準を破ることに決めたとしても，患者と家族に完全に情報を開示すべきである．

　診断は，治療を決定するうえで重要であるのだが，決してこれだけが決定要因ではない．あまりにも重症であって，確定診断が下されていなくても，治療を始めなければならない患者もいるだろう．急性の精神病はもっともよくある例である．双極I型障害か統合失調症かが議論されている最中でも，患者の安全と平穏をもたらすために抗精神病薬が開始されなければならないことがある．十分に定義された診断が下されていなくても，介入によって改善される問題もある．結婚の問題もその一例である．

● 治療の緊急性はどの程度だろうか？　ほとんどの入院患者では，その答えは「十分に緊急性が高いので，ただちに開始すべき」である．外来患者では，それほど緊急度は高くないかもしれない．一般的に，治療の緊急性は以下の3種の状況によって高くなる．

第 18 章 診断と提案

1. 症状の数が増しつつある．たとえば，長年にわたって不安発作のあった患者が，最近，抑うつ気分，食欲不振，不眠を訴えている
2. 症状が悪化している．たとえば，ここ数日，上記の患者は，自殺について繰り返し考えるようになってきた
3. 症状が危険な結果を招いた．この1週間，この患者は出勤できずに，13年間務めた会社を辞めてしまった

この3つの基準は，患者が複数の診断を下されている場合に，どの障害から治療を始めるかを決定するのにも役立つだろう．

●その治療にはどの程度の費用がかかるだろうか？ 残念ながら，21世紀の現在でも，私たちは患者の支払い能力について考えなければならない．あなたは，医療保険に入っていない苦学生に，長期の心理療法を勧めるだろうか．健康維持機構 (Health Maintenance Organization：HMO) や私的・公的な保険プログラムによって完全にカバーされていて，最新の抗うつ薬治療を受けられる人もいるかもしれないが，自費患者には，古いタイプの一般薬しか処方できないかもしれない．医療費負担適正化法 (Affordable Care Act) がこの種の問題にどのような影響を及ぼすのか今後見守っていかなければならない．

　患者に会う前に，あなたはすでに患者の保険についての情報を手にしているだろう．HMO，在郷軍人局，他の政府機関は，それぞれの保険料率を設定していて，患者もそれについてよく知っている．そして，あなたが個人開業しているならば，すでにオフィスには料金などの情報があり，その一式が最初の予約前に患者に送られていることだろう．もしもそうでない場合には，初回面接の最後にこの情報について取り上げ，後になって患者が突然驚くことがないようにしておく．

　治療法を選択したら，その治療の効果が副作用を上回っていることを確認する．これはとくに処方薬に当てはまる警告である．心拍数の増加や覚醒度の上昇のために，患者は夕方の服薬を「忘れて」しまうことはないだろうか？ 怪我や，死さえももたらしかねない他の副作用

はないだろうか？　他の薬との相互作用はどうだろうか？
●あなたが考えている治療の相対的禁忌は何だろうか？　ある治療を用いるのをためらうような問題があるが，絶対的にそれを使えないというわけではない．よくある例として，薬のアレルギー，他の薬との相互作用の可能性，心臓病の患者に対する電気けいれん療法の実施などである．病識に乏しい患者や，予約を守りそうもない患者に集中的な心理療法を勧めることも躊躇するだろう．これまでにも治療を定期的に受けなかったという事実があるならば，危険で複雑な治療の効果はさらに減ってしまうだろう．
●可能な治療法をすべて検討しただろうか？　いかなる領域のセラピストでもいつも自分が実施している方法を提案しがちである．これはよく理解できるのだが，セラピストがほとんど経験していない効果的な治療が患者に実施されないということになりかねない．このような治療の陥穽に落ちないように予防するには，柔軟な態度を取ることである．

・薬物療法が専門の精神科医であったとしても，薬よりも，家族療法のほうがより早く，安全に，効果が表れる可能性に注意を払う．
・ソーシャルワーカー，臨床心理士，その他の心理療法家は，効果的な薬物療法の適用について念頭に置いておく必要がある．

ほとんどの精神障害には複数の原因があることを考えると，すべての臨床家は，ある患者に対して複数の治療法を用いることを検討すべきである．

予後の評価

予後（prognosis）という術語は，ギリシャ語が語源で，「前もって知る」という意味であるが，もちろんそれは不可能である．しかし，過去

第18章　診断と提案

数十年の科学の進歩により，個々の患者の結果がどのようなものになるかという**可能性**を探る能力は大いに向上した．まず何を予測しようとしているのかを定義した後に，予後について解説することにしよう．

予後が示す領域

　予後という術語はいくつかの意味を示唆している．

- 症状：症状は部分的に，あるいは完全に緩和されるだろうか？
- 病気の経過：慢性か，あるいは挿話性だろうか？　後者であるならば，1回のエピソードか，あるいは複数回だろうか？
- 治療に対する効果：どの程度早く効果が現れるだろうか？　完全か，中等度か，軽度か，それとも効果なしだろうか？
- 回復の程度：（治療の結果か，あるいは時間経過で）急性のエピソードが終わったら，患者の以前のパーソナリティは完全に戻るだろうか，それとも残遺性の欠陥が残るだろうか？
- 病気の時間経過：回復にはどの程度の時間がかかるだろうか？　病気が挿話性であるならば，エピソードとエピソードの間にどのくらいの期間があるだろうか？
- 病気がもたらす社会的結果：患者の職業能力に及ぼす影響はどの程度だろうか？　家族生活への影響は？　自立した生活能力は？　経済的なサポートが必要だろうか？　もしも必要ならば，どの程度の期間か？　後見人が必要だったり，特別な法的手続きを取る必要があるだろうか？　投票権，自動車の運転，契約能力などに影響を及ぼすだろうか？
- 家族の他の人もこの病気にかかる危険はないだろうか？：遺伝性の病気ならば，一親等の家族にどの程度の危険を予測できるだろうか？　子どもを持つことについて質問する患者に，あなたはどのように助言するだろうか？

予後に影響する因子

　正確な予測をするのに役立ついくつかの因子がある．しかし，残念ながら，ある症例について，あるひとつの因子が結果にどの程度影響するのかは定かではない．個々の因子が重要であるので，とくに優先度を設けずに，そのような因子をすべて挙げていく．

● **主診断**：主要な影響を及ぼす診断(たとえば，気分障害，認知症，統合失調症)は，さほど影響力の強くない診断(摂食，排泄，睡眠，性の障害)に比べて，予測力は強い．主要な診断に該当しなかったり，正確な診断が下されていない場合には，パーソナリティ障害はとくに重要であるだろう．患者に複数の診断が下されているならば，診断のさまざまな側面について検討する際に，すべての診断を念頭に置いておかなければならない．

● **主診断に対する治療の実施可能性**：効果的な治療が存在する場合，それを用いることができるだろうか？　患者の居住地が重要な因子となる．患者は，効果的な治療を実施しているセンターの近くに住んでいるだろうか？　他の因子としては患者の経済的状況がある．次の例は広く語られてきた．1990年代初頭に統合失調症に効果的なクロザピンという薬が開発されたが，患者一人当たり年間1万ドルかかった(当時としては非常に高額であった)．製薬会社に対して検査費用を減らすことを強く要求されるようになるまで，ほとんどの患者はこの薬を用いることができなかった．

● **病気の持続期間と経過**：過去の行動が，将来の行動を予測する．

・以前にも同様の病気のエピソード(たとえば，気分障害)があれば，ある程度自信を持って，将来にも同様のエピソードが起きることを予測できる．
・以前に下された誤診が正されないままだと，長年にわたって病気であった患者が完全な回復を見る機会はほとんどない．

第18章 診断と提案

- **過去の治療に対する反応**：予測因子として，過去における治療反応は過去の治療と同様に信頼に値する．躁病の患者が以前には抗精神病薬だけで治療されていたのであれば，今後，気分安定薬を処方することによって，予後を改善できる可能性がある．
- **アドヒアランス**：患者が治療の指示を守ろうとしなければ，非常に効果的な治療も価値がない．患者が治療についての指示を守るかどうかを評価するためには，主な精神医学的診断，パーソナリティ障害，治療歴について検討する必要がある．
- **周囲から得られるサポート**：予後は，患者にとって残されている絆と大きく関連する．次のような援助源をすべて考慮に入れる．家族，配偶者やパートナー，子ども，友人，サポートグループ，地域の機関，医師，宗教団体などである．患者は快適な気分を味わうだけでなく，治療を受け続けるとともに，物質使用といった有害な影響を避けることにも援助してもらえる．
- **病前のパーソナリティ**：予後は，患者が病前にどの程度良好に機能していたかに直接関連している．精神障害の急性エピソードから回復すると，病前の機能レベルに復する傾向がある．病前に友人が多く，よく働き，家族を養っていた人は，おそらくまたふたたびそのように生活できるようになるだろう．正反対に，病前の機能レベルが低かった人は，やはり同じように予測することが可能だろう．
- **最近の最高の機能レベル**：過去1年間に職場や学校で生産的に活動できていたら，現在の病気のエピソードが終わると，患者はおそらくその状態を回復することだろう．もちろん，これは，徐々に悪化する，慢性の病気が発病していないということが前提である．全般的機能評価（Global Assessment of Functioning）は，ある患者の予後を評価するのに便利な尺度である．これは拙著『DSM-5 Made Easy』の中やオンラインで入手できる．
- **その他の因子**：各診断の中の個々の因子がある患者の経過にしばしば影響を及ぼす．たとえば，統合失調症の患者の比較的良好な予後を示している次のような特徴がある．比較的高齢の発病（30代以後），既

婚，女性，高卒以上の学歴，未治療の期間が短い，過去の治療への良好な反応などである．

将来調査すべき点についての提案

　特定の診断を確認したり，除外したりするためにさらに調査が必要であるかもしれない．この点に関する情報源として以下のようなものがある．

・これまでの診療録や他の記録の検討
・放射線医学的検査を含めた臨床検査
・正式な神経心理学的検査
・家族との面接

　さらに面接を重ねたり，既存の記録を調査することは普通はそれほど費用がかからない．このようにすることで，患者に対する理解が深まる新たな情報，あるいは関連の情報がしばしば手に入る．検査には時間も費用もかかるので，個々の患者についてその正当性を検討すべきである．初回のルーティン検査で，必要性を十分に検討されないままに実施される検査の費用対効果は低い．

　臨床検査や心理検査を実施しようとする場合には，次のような点について検討すべきである．

・**検査の費用**：ほとんど費用がかからないものから，数千ドルもするものまで，その幅は広い．
・**検査に伴う危険**：質問紙に鉛筆で書きこんで答えるような心理検査にはほとんど危険はない．健康に害を及ぼしたり，生命の危険をもたらしたりしかねない侵襲的な検査もある．
・**検査の意義**：検査の結果が診断を確定するためにどの程度役立つだろ

うか？　高価な検査であっても，難しい診断を確定できる可能性が高いのであれば，高い費用を払う価値がある．しかし，診断にまったく関係のないルーティンの尿検査は，非常に高価であるとも考えられる．
- 障害の有病率：稀な障害に対してルーティンに検査を行うのは，費用対効果は高くない．しかし，これは，病歴や身体検査の結果から，あまり一般的ではない病気が考えられる場合には，確認のための検査を依頼することを控えるべきだという意味ではない．
- 解明すべき病状の複雑さ：患者の病気が比較的単純であるならば，臨床検査を完全に省略しても構わないだろう．
- このような手順が治療を促進するだろうか？：何が悪いのかを知るのはよいことであり，それを治す方法を知るのはさらによいことである．

紹介

次に，患者の主訴にとくに焦点を当てた精神科治療を提案する．必要とされる治療や紹介先の範囲を念頭に置いておくべきである．たとえば，現在の患者の訴えを管理するのを手助けするのか，あるいは，主な問題と関連する社会的，心理学的，生物学的問題に対処するのかについて考える．

多くの機関や個人によってあなたの遭遇した問題に対処する手助けをしてもらえる．すべてに単独で対処できる訓練や経験を積んでいる臨床家はいないので，これは幸運なことである．自分の能力の限界を知っておき，個々の患者の問題を外部の人々によってよりよく治療してもらえるように，適切に紹介することが重要である．

外部の援助がどの程度必要であるかは，以下のような因子に関係してくる．

- 問題のタイプ：行動療法の技法について研修を積んでいない臨床家は，強迫性障害や恐怖症の患者について他の治療者から何らかの援助が必要だろう．
- 問題の重症度：軽度のうつ病は認知療法が効果的かもしれないが，重症のうつ病には薬物療法が専門の臨床家による治療が必要になるかもしれない．
- サポートネットワークの広がりと強さ：たとえば，ホームレスの患者は，家族と同居している患者よりも，社会的なサービスが必要であるだろう．
- 患者の動機づけと協力的な態度：当然，患者が入院を拒否するような場合には，提供される治療が限られてしまう可能性がある．
- 臨床家の研修，経験，治療に当てられる時間：学生はできる限り多くのタイプの治療についてよく学び，経験を積んでおくことを，私は強く勧める．

　本章で述べる資源の多くは，伝統的にはソーシャルワーカーが連絡し，手配してきたのだが，精神保健の専門家のすべてが，自分が活動している地域でどのようなタイプのサービスが入手可能であるかよく理解しておく必要がある．個人開業の臨床家はしばしば自分自身で紹介を行わなければならない．もちろん，自分が知っているサービスしか利用できない．以下のようなサービスをリストにしておく．

他のセラピスト
　すべてを知っている人などいないので，賢明な臨床家は自分自身の限界を認識している．もしもあなたが集団療法を実施していて，患者にオランザピンが必要であると考えるならば，当然，患者を医師に紹介して，処方してもらう．あなたが薬物療法が得意であるが，認知行動療法を実施していないのならば，その治療が適応と考えられる患者は適切な機関に紹介することが重要である．

第18章　診断と提案

精神科病院
　一般の人は入院は最後の手段と考えがちであるが，次のような場合には，最近の精神科病院はもっとも治療に適した場所である場合もある．

・患者に自傷の恐れがある場合
・患者に他害の恐れがある場合
・患者が自分自身の世話ができない場合
・望ましい治療法が入院患者にしか実施できない場合
・患者を環境から引き離さなければならない場合
・医学的あるいは法的な目的のために集中的な評価が必要な場合

　患者の生命を守るという点になると，臨床家は保守的な態度を取りがちである．少なくとも自殺願望に関しては，これはおそらくもっとも多く挙げられる入院の理由であるが，実際の必要以上に入院させるという誤った判断を下すほうが（危険を過小評価して，患者に生命の危険をもたらすよりは）ましであるという点で，多くの臨床家が賛同するだろう．

シェルター
　入院は必要ないが，さまざまな理由で自宅では生活できない患者にとって，シェルターは重要な資源である．虐待された子どもや妻，家出した思春期の人，ホームレスの男女や家族のための特別なシェルターが運営されている．

法的な援助
　精神障害の原因となっている問題に対して法的な援助が必要であるかもしれない．法的問題が必ずしも関連していないこともある．患者には不十分な資源しかなく，遺書を書くとか，起訴に対応するといったことのための支援が必要ならば，法律の専門家の元へ患者を紹介する．高齢者虐待，児童虐待といった問題が起きていたら，それぞれ高齢者保護サービスや児童保護サービスに通報しなければならない．こういった機

関の連絡先の情報は，インターネット検索や，ほとんどの大都市の電話帳にある郡の行政機関のリストで入手できる．

サポートグループ

　有名なアルコホーリクス・アノニマスの12段階をモデルとして，多くのサポートグループが組織されている．ほとんどのグループは無料で入会できて，全国に支部があり，各地に存在している（全世界に広がっているグループもある）．グループ名は一般にその機能を表している．サポートグループの完全なリストなどは実用的ではないので，ここには代表的なものをいくつか挙げておく．

- アルコール依存症のアダルトチルドレン（Adult Children of Alcoholics）
- 小児期に虐待された成人が団結する会（Adults Molested as Children United）
- （家族のための）アルコホーリクス・アノニマス（Alcoholics Anonymous for Families）
- ティーンエイジャーのためのアルコホーリクス・アノニマス（Alateen）
- アルコホーリクス・アノニマス（Alcoholics Anonymous）
- 虐待者アノニマス（Batterers Anonymous）
- ギャンブラーズ・アノニマス（Gamblers Anonymous）
- 麻薬依存症者アノニマス（Narcotics Anonymous）
- 過食者アノニマス（Overeaters Anonymous）
- ペアレンツ・アノニマス（Parents Anonymous）（子どもを虐待した親のための会）
- 片親の会（Parents Without Partners）
- 回復の会（Recovery Inc.）（気分障害の人のための会）

第18章 診断と提案

その他の資源
・急性の物質使用の治療：郡の精神保健センターの紹介を通じて，一般に解毒治療が受けられる．
・医学的評価：強姦，外傷，HIV，あらゆるタイプの疾病の評価は，郡，州，市，私立病院などで受けられる．
・職業サービス：障害の評価，職業訓練，失業補償などについて，州や郡の職業安定所で情報を入手できる．

第 **19** 章

面接の見立てを患者に伝える
Sharing Your Findings with the Patient

臨床的な知見とそれに基づく提案は，他者と共有することによって，その有用性が増す．もっとも重要なのは患者と共有することだが，家族に伝えることもしばしば同様に重要である．

患者と話し合う

表面的にはそれほど神経質そうには見えなくても，患者はあなたが面接の結果をどのように見立てたのかという点にとても不安を感じていることだろう．したがって，できるだけ早くこの点について患者と話し合う必要がある．多くの臨床家は初回面接の最後にこれを行う．複雑な問題の場合，情報を検討するために，さらに面接を重ねたり，時間が必要だったりするかもしれない．そのような場合でも，たとえ数行の文章であったとしても，ある種の中間報告をすると感謝されるだろう．

あなたの言ったことは，患者の理解力によってある程度は左右される．これは同様に，障害それ自体によっても大きく影響されるかもしれない．しかし，ほとんどの患者は事実を理解し，それに感謝できる．そして，それこそがあなたが常に努力して伝えようとしていることである．私が精神科医になって間もない頃は，患者に統合失調症の診断を告

359

げることに躊躇した．というのも，それはしばしば予後不良という意味を含んでいたからである．しかし，同様の経験を数回繰り返すと，患者は他の診断と同じように統合失調症の診断も受け入れていくものだということを私は発見し，診断が正しい限り，患者への告知についてあれこれ悩むことはなくなった．

患者に見立てを伝える際にいくつかの決まりを守れば，面接者のメッセージに患者が耳を傾け，受け入れてくれる可能性は高まる．

問題を要約する：こうすることによって，患者の受診理由を面接者が真に理解していることを示して，患者を保証することができる．自分が感じているほど面接者が理解していない場合には，患者が面接者にさらに教える機会を得られる．

診断を伝える：患者の理解力や教育程度にふさわしい言葉で，診断を伝える．診断が不確かな場合には，率直にそれを話す．診断が不確かな点を明らかにするための計画について伝える（さらに検査をするのか？試験的な治療を開始するのか？）．

簡単に言う：患者が真に知りたいと考えていることは何かを念頭に置きながら，わかりやすく伝える．患者に見立てを伝えることは，診断について大学院生対象に講義している時間ではない．

専門用語を使わない：情報は単純明快な言葉で伝える．複雑で小難しい単語をたくさん使うと，患者はそれを懸命に理解しようとして，かえって面接者が伝えようとしているメッセージを曖昧にしてしまう危険がある．

患者からのフィードバックを求め続ける：問題についての面接者の説明や，提案した治療法を患者が理解しているか確かめたほうが，患者が提案を守り，満足してくれる．

「これについてどのように感じますか？」
「ここまでのところで何か質問がありますか？」

肯定的な点を強調する：精神保健の専門家が自由に使うことのできる

多くの治療法によって，統合失調症や双極Ⅰ型障害といった非常に重篤な問題に対しても，援助可能である点を強調する．

　同情を示す：情報を開示している時の，患者の感情の変化に注意を払う．患者の気分を受け止めて，同情を示し，どのようにして事態を改善させるかについての助言を与える．誰にとっても希望の光が必要であることを忘れてはならない．

治療について話し合う

　臨床家と患者の共同の努力の結果として，治療計画をまとめ上げる必要がある．このように治療計画を立てるには，当初は手間がかかるが，結局は誰にとっても利益になる．患者とともに治療計画を立てるのは，初回面接の重要な部分となる．

　患者は臨床家に何を望んでいるのだろうか？　この重要な質問に対して，私は「もしも私が患者ならば，一体，何を望むだろうか？」という別の質問で答える．診断と合理的な治療が結びつけられた賢明な計画を私は望むだろう．さらに，治療過程，予想される危険，他の治療法，治療が成功するという率直な評価などについても，明確な説明をしてほしいと思うだろう．

　治療に加えて，追加の調査についての具体的な計画も，将来に希望を持たせてくれるだろう．そうすることは患者自身の支配感を増すので，計画に対して熱心に取り組み，計画の実施に尻込みをするような態度が減るだろう（熱心に取り組もうとする患者は，治療に協力的な態度を取ると，私は繰り返しておこう）．さらに，私が患者であるならば，私が質問をしても，臨床家がそれを権威に対する挑戦ととらえずに，むしろ患者が治療経過に参加する絶好の機会ととらえて，患者への理解を深めることに熱心な臨床家であってほしい．患者は治療の指示を守るようになるだろう．予約を守り，与えられた課題をこなし，服薬を忘れるようなこともめったになくなるだろう．順調に回復していき，治療の失敗が起きることなく，途中で治療から脱落することもないだろう．もしも何かひどいことが起きて，治療がうまくいかなかったら，それはそもそも

患者自身が熱心に治療計画に取り組まなかったからであって，臨床家を責めるようなことはないだろう．

　臨床家と患者が交渉しながら治療計画を立てていくというアプローチでは，その両者が協力していく．これは，患者が望むものをすべて手に入れられるという意味ではなく，臨床家が患者の主張に耳を傾け，協力していくということである．臨床家が最善だと考える計画を患者も「望んだり」，選んだりするように働きかけていくのだが，臨床家の提案とは異なることを患者が選択したとしても，患者の主張に耳を傾け，適切に対応する．たとえば，ティーンエイジャーの患者が，うつ病に対する薬を拒否し，誤った選択をすることを時々経験する．「自分の思う通りにしたい」というのが典型的な反応である．しかし，私は常にその決定を優しく受け止める．そして，しばしば，何回か受診した後に，「自分が思っていたほどには，それはうまくいかない．たぶん，先生の薬を試してみるほうがよいだろう」と患者自身が言ってくる．

　臨床家と患者が協力して治療計画を立てる際に，以下のいくつかの点について考慮しなければならない．

- ●選択肢について話し合う：複数の選択肢があるほうが，自分には状況を支配する力があると感じるのは人間の本性である．したがって，考え得る治療の選択肢をすべて検討すべきである．めったに話し合われないのだが，まったく治療をしないという明らかな選択もある．私はしばしばこれから始める．というのも，こうすることによって，治療をしなかった（あるいは治療が不十分な）場合の結果を予想し，徹底的に話し合うことができるからである．これは，他の治療の予想される長所と短所を検討していくうえでの，役に立つ原点とすることができる．
- ●欠点について話す：すべての治療には何らかの欠点がある．薬には副作用があり，心理療法は時間がかかり，集団療法には他の参加者が必要であり，行動修正には努力も必要で不安もかきたてられる．どれもみなコストが高い．治療の否定的側面について考えるのは愉快ではな

第 19 章　面接の見立てを患者に伝える

いが，当事者はこれらのことを考慮して，合理的な選択が可能となる．州によっては，薬物療法，電気けいれん療法，他の身体的治療などについて，他の選択肢を患者に伝えることを定めている法律がある．

- **ある選択を勧める**：ほとんどの場合，おそらく面接者の意見を直接伝えるだろう．しかし，権威に反抗する必要性を感じている患者や，特定のタイプの治療法を強く希望する患者に対しては，さりげなく面接者の影響力を及ぼす必要がある．たとえば，薬物療法が必要な患者に対して，それに関するよい報せを探るといったことができる．

「症状を抑えるのを永遠に待つ必要はありません」

患者にとってのよい報せを探すこともできる．とくにパーソナリティ障害の患者で，薬物療法の必要がない場合である．

「自分の身体をコントロールすることを諦める必要はありません」

このどちらの言葉も嘘ではないし，精神保健の専門家の目標を追求している．患者を助けられることを受け入れるように患者に働きかけるのだ．

- **患者がさまざまな選択肢を理解していることを確かめる**：ほとんどの患者が理解できるのだが，ストレスに曝されている人が自分に言われたことに集中するのが難しいことがある．患者が治療についての指示に耳を傾けているのか不確かな場合には，「私がはっきりと話したかどうかを確かめるために」と語りかけて，あなたが言ったたことをもう一度繰り返すように患者に依頼する．治療に関する提案を短く書き上げて，患者に手渡すのは，患者があなたを理解するのを助けるためのもうひとつの方法である．
- **自分の能力でできる以外の約束をしない**：もちろん，あなたは将来を予見することはできないし，患者もある程度はそれを承知している．

363

しかし，患者(そして，家族)はしばしば将来について不安に感じ，精神保健の臨床家に実際にはできないことを期待してくる．臨床家はデータや自分の経験から予測できる以上の楽観的な将来を語らなければならないという難しい立場に追い込まれる．あなたが患者に希望を語る場合には，状況を現実的に把握し，将来について合理的な計画を立てるという立場を守る必要がある．臨床家の結論や指示がよくわからなければ，かならず質問することも含めて，患者は治療のすべての側面に協力することが重要であると強調すべきである．

患者の動機づけを高める

当然のことながら，最高の治療計画も，実施に移さなければ正確には何も達成できない．しかし，きわめて多くの場合，これが精神科コンサルテーションの結果である．臨床家が必死に努力して計画を立てたのにもかかわらず，患者は服薬を忘れたり，行動面での練習を怠ったり，飲酒をしたり，違法な薬物を服用したりするかもしれない．

なぜこれほど多くの患者が進んで病状を改善させようとしないのだろうか？　それはおそらく長期にわたる精神保健医療システムに絶望しているのが原因かもしれない．あるいは，パーソナリティ障害や物質使用障害のために，治療計画に反するような行動に及んでいるのかもしれない．精神障害に関する知見が拡大してきたために，問題の原因が明らかにされてきたのだが，個人の自己支配感は必ずしも拡大せず，教育だけでは変化をもたらす動機づけを高めることにはならないと研究結果も明らかにしている(これはすでに熱心に試され，そしておそらく覆い隠され，そして葬り去られてしまったのかもしれない)．

動機づけ面接(motivational interviewing：MI)を実施する．これは当初は物質使用障害の患者に用いられた，クライエント中心のアプローチである．MIでは，健康あるいは他の理由から必要とされる新たな行動を身につけるように患者に働きかける．直面化ではなく，協力を強調する．教育のために，喚起を強調しているのだが，これは患者がすでに持っている力を変化のための能力として呼び覚ますという意味である．

第 19 章　面接の見立てを患者に伝える

　MI は患者の過去の両価性を克服し，自身の内的な動機づけを見きわめるように助力する．対照研究において，大多数の統合失調症の患者でさえ，MI が有効であることが繰り返し証明されてきた．

　MI は，否定的な何かをしないようにすることよりも，肯定的な何かをさせることのほうが容易であるという原則に基づいている．これは「酢ではなく，蜂蜜を使うほうがたくさんの蝿がつかまる」というアプローチである．患者はあまりにも大きな変化よりはむしろある特定な行動の変化のほうが動機づけを高めやすい．MI について 1 冊のマニュアルが書かれているほどであるが，4 つの基本的な段階をまとめておこう．

1. 共感する．批判するのではなく，患者が気分や考えを表すのを助力する．治療者は患者の視点に同意する必要はなく，ただ患者が意見を述べるように働きかけていく．MI を実践している人々はこの段階を「共感の表明」(Express Empathy)と名付けている．
2. 現在の行動が長期的な願望をどのように妨げるかについて患者が理解するように助力する．この矛盾について認識すると，患者は行動を変化させようという動機づけが高まる．これは「矛盾の認識」(Develop Discrepancy)の段階である．
3. 抵抗について議論しない．その代わりに，患者の気分についてさらに探っていく機会とする．MI では，抵抗とは，臨床家が他のアプローチを取る必要があることを意味している．この段階は「抵抗とともに進む」(Roll with Resistance)である．
4. 患者が必ず成功すると臨床家が信じていることを示して希望を育む．変化が可能であるという自信を患者に持たせる．これは「自己効力感の支持」(Support Self-Efficacy)の段階である．

　ある若い患者との面接をまとめたものを以下に挙げておく．彼女(ミスティー)には軽度の知的障害があり，ルームメートと暮らしながら，地元の食料品店で棚に商品を補充する仕事をしていた．ミスティーは長

期にわたるクライアントで，経済的な問題を抱えていた．**太字**で示した部分は，MI の 4 段階を使っている部分を強調している．

面接者：あなたは銀行から手紙を受け取ったのですね．
ミスティー：はい．私がまた預金を過剰に引き下ろしたというのです．ジャニス［患者の自立生活施設であるシービューの居住マネージャー］に，口座を失ってしまうと注意されました．
面接者：それは困りますね．
ミスティー：ええ，とてもがっかりしています．
面接者：そうでしょう．誰でもそうなります．何かがあって，過剰に引き下ろすことになったのですか？
古典的な共感の表明：第 1 段階
ミスティー：小切手をたくさん切りすぎたからです．
面接者：何のためにですか？
ミスティー：ええ，ケーブルテレビの料金，ボトル入りの水，アパートの賃貸料，電話．それで全部です．
面接者：それほど多額とは思えませんが．
ミスティー：多くはありません．いつもきちんと払っています．
面接者：よくわかっていますよ．あなたはきちんと支払いを済ませてきました．とても立派なことです．
これまでうまくやってきたことを誉め，面接者は過去の関連を再確認し，彼女の能力に対する信頼を表明した．患者から新たな行動が出てきた場合にはすぐに第 4 段階の支持を表す．
ミスティー：それに，ぬいぐるみの動物をいくつか買いました．私はぬいぐるみを集めているのです．
ミスティーと面接者は，彼女の収入と支出をリストにしていった．ミスティーは休暇が終わってからというもの，仕事の時間が減り，収入も減っていることに，面接者は気づいた．
面接者：それでは，以前に比べて，収入は減ってしまったのですね．
ミスティー：はい．

第19章　面接の見立てを患者に伝える

面接者：あなたには何ができると思いますか？

ミスティー：母にお金をもらおうと思います．

面接者：お母さんは助けてくれるでしょうか？　この前は何が起きましたか？

ミスティー：母には断られました．無駄使いをしないようにと言われました．

面接者：それはうまくいきましたか？

ミスティー：そうですね，家賃を払わなければなりません．

面接者：もちろんです．このリストの他のことはどうですか？

ふたりは他の請求書についても話し合い，電話は絶対に必要だと意見が一致した．面接者はボトル入りの水は必要だろうかと思った．

ミスティー：それは透明できれいです．

面接者：シービューでは他の人々もボトル入りの水を買っていますか？

ミスティー：いいえ，私とアーリーン[ミスティーのルームメートで，彼女の経済状態はミスティーよりもしっかりしている]だけです．

面接者：それがなければ，どうなるでしょうか？

ミスティー：水道水を飲まなければならないでしょう．

面接者：他の人たちと同じように？

ミスティー：ええ．

沈黙の時が続いたのは，重要な抵抗の証拠であるととらえて，面接者は少し方向を変えて患者に働きかけることにした(第3段階)．

面接者：変えたくないということですね．

ミスティー：そうです．

面接者：ボトル入りの水はたしかにいいですね．あなたもそれに慣れているし．

ミスティー：そうです．料理にも使っています．

面接者：ケーブルテレビにも慣れていますね．

ミスティー：もちろんです．ふたりとも料理ショーが大好きです．

面接者：それはよかった．ふたりとも料理も料理ショーも好きなのですね．

ミスティー：食べるのも好きです．
面接者：ボトル入りの水もケーブルテレビも今のままがいいのですね．
ミスティー：はい，両方とも必要です．

ミスティーとアーリーンは，すべてのスポーツ，映画，ショーなど，ケーブルテレビ会社が提供している全部のサービスに契約していた．ミスティーがしたいことと現実に経済的に可能なこととの矛盾（第 2 段階）は明らかであり，おそらくその点をはっきりと示す必要があった．

面接者：私も以前ケーブルテレビで，映画とショーの契約をしていました．でも両方は必要ないと思って，そのうちのひとつをキャンセルしました．
ミスティー：へぇ．
面接者：あなたはどう思いますか？
ミスティー：自宅に住んでいる人はお金があると思います．そのような人はもしもそうしたいなら，選ぶことができるでしょう．
面接者：そうですか．あなたにはそれほど選択の幅がないと感じているのですね．
ミスティー：その通りです．

ミスティーにははっきりとした意見がある．彼女に迫られた選択に対する抵抗を示している，おそらく驚くほど洞察に富む意見である．彼女が経済的に可能なことと自分が望むことの矛盾に気づいていることを面接者は知っていたが，何をすべきかを明らかにするには時間が必要だと考えて，面接者は一歩引き下がって，その問題を解決するために次回もう少し取り組むことにしようと言った．自分を支えてくれる言葉を聞き，ミスティーは自分の言葉がきちんと受け止められる思いがして，将来に何らかの希望を抱くことができた．その週の後半に，彼女は電話をしてきて，彼女とルームメートはしばらく水道水で生活してみることにしたという．

MI そのものは比較的新しいが，臨床家は長年にわたって患者と交渉を続けてきた．その技法は精神科医の Adolf Meyer によって 80 年以上前に提唱された．パターナリズムを避け，治療前決定に患者を参加させ

ようとする臨床家は，患者の満足度を増すことが多い．さらに，臨床家との間に肯定的な関係を持っている患者は，たとえ電気けいれん療法であったとしても，治療に満足し，それが効果的であると感じる傾向が強い．臨床家が共感を示し，情報を共有し説明し，何かあれば患者の求めに応じるような場合には，患者は治療を受け入れ，治療の指示に従うことを，他の研究も明らかにしている．

　MI は，進行した認知症，重篤な精神病，急性の自殺計画，生命の危険が迫っている神経性無食欲症には適応ではない．しかし，ミスティーと臨床家とのやり取りが示しているように，MI は知的障害の患者にも効果がある．

家族と話し合う

　親密な家族は，患者にできることはすべて知りたいと思うものである．多くの家族はこれまでにも精神保健の専門家とさまざまなやり取りがあり，かならずしも満足のいくものではなかったと感じている者もいるだろう．今回の経験の質は，以下の要素に一般的には関連するだろう．

・臨床家と接触している時間の長さ
・十分に情報を得られたという感覚
・臨床家がどれくらい家族に関心を払ってくれるかという感覚
・臨床家や治療計画についての患者の意見

　あなたが家族と会う時に，患者も同席しているならば，守秘義務の問題を避けることができる．もちろん，患者から得られる情報よりも多くの情報が必要ならば，患者を抜きにして，家族と会うこともあり得る．もしも両者を別々に面接するのであるならば，患者は家族が同席せずに，面接者とだけの秘密のセッションをこれからも何度も持つことがで

きると必ず伝えておく．どこで，どのようにして面接をするにしても，患者と交わした秘密の内容の詳細は慎重に隠しておくようにする．

もしも初めて家族と会うのであれば，障害について何を知っているのかを尋ねることから始めるとよいだろう．こうすることによって，家族がすでに知っていることを見きわめて，これまでに知らされていることと矛盾するようなことを話して不快にさせるようなことも避けられるだろう．たとえば，以前のセラピストが統合失調症と診断していたのに，あなたは双極Ⅰ型障害と考えるならば，両者ともに精神病症状を重要な症状ととらえていることを強調する．とくに家族が役立つ情報を与えてくれる場合には，あなたが考えるいかなる診断についても伝える．患者が飲酒を始めたのが，抑うつ的になる前なのか後なのかといったことはこの好例である．この出会いの最初の部分は，病気が家族に及ぼす影響について患者が心配していたといったような，患者が打ち明けた肯定的なメッセージを家族に伝える絶好の機会である．

必要な情報が得られたならば，治療計画について説明する．説明には，治療の長所と短所を含めておくと，後に出現した問題について非難されることを予防できる．家族や友人が援助できる側面を強調する．たとえば，行動や感情面に現れる変化は，患者自身よりも，家族のほうが気づきやすい．副作用の出現についても触れておく．あるいは，双極Ⅰ型障害だが現在うつ病エピソードを呈している患者の場合，躁病のサインに注意するように家族に説明しておくこともできる．

たとえば，急激に進行していく認知症の患者のように，あまり効果的な治療が実施できない場合には，家族が対処していくことを助けてくれるさまざまな資源について話し合う．家族の精神障害に向きあおうとしているいかなる家族も何らかの社会的サポートから利益が得られる．何が必要で，どのような資源が活用可能かを調べる．家族のほうから，あなたがこれまで知らなかったような資源について話してくれるかもしれない．

最後に，どのようにして家族があなたと連絡が取れるかを確認しておく．そして，患者，家族，そしてあなたの三者が協力して，ともにパー

トナーとして，問題を解決していきたいという点を強調する．

治療計画が拒絶されたらどうするか？

　精神障害が家族にもたらすストレスのために，誰か（一般には患者だが，時には家族の誰か）が治療計画に反対することがある．もしも反対しているのが家族や友人だったら，あなたと患者でどのように進めていくかに同意して，治療計画を進めていく．しかし，意見の相違についてあなたが考えたことを家族に何か伝える．

　「あなたが弟さんを入院させたくないと伝えてくれて嬉しいです．しかし，弟さんと私は，今，もっとも安全なことをすべきだと感じていて，入院を決めました．ぜひあなたも面会に行ってあげてください．あなたは弟さんのことを誰よりもよく知っているので，治療の進展を見守ってほしいのです」

　治療に反対しているのが患者であるならば，窮地を脱するいくつかの段階を踏む．

1. 計画のどこが受け入れられないのか探って，保証を与える．たとえば，副作用が出たとしてもごく一過性のものであることを説明されれば，薬の副作用に耐えることができるかもしれない．
2. あなたが同意する部分を見つける．何らかの治療が必要であれば，次の段階に進む．
3. どのような治療法ならば患者が受け入れるかを探る．あまり効果が期待できない治療法であっても（たとえば，中等度のうつ病に心理療法だけを実施する），害をもたらさないと思えることを，しばらくの期間試みることに同意する．その期間が終わったら，最初に提案された治療に患者は同意するかもしれない．

4. 臨床家が実験的な治療に同意する．ただし，その結果を慎重に監視し，患者が満足できないようであれば，治療を中止したり，変更したりする条件を付けておく．
5. セカンドオピニオンを求められるようにする．これがとくに有効であるのは，信頼している家族や友人が，患者に影響を及ぼして，あなたの提案する治療を拒否している場合である．しかし，寛大な気持ちでいなければならない．セカンドオピニオンを求められた人が，あなたの意見とは異なる何かを提案する可能性がある．
6. 最後に，あなたが必要だと考えた治療を拒否したのが患者自身か，家族なのかを知ることである．私の決まりは次のようなものである．私が完全に正当であると考える治療であるならば，患者か家族が拒否したとしても，それを進めるだろう(患者自身が拒否する場合は，強制入院となる)．しかし患者と家族の両者ともに私の助言を拒否した場合は，一般に，その患者の治療は成功しないと感じる．そのような場合には，患者が他の臨床家を見つけるように助力する．

第20章

知見を他者に伝える
Communicating Your Findings to Others

　どこか，ある所で，精神保健の臨床家が患者以外には誰とも話さずに，診察を行い，全治療を完了するといったことがあるかもしれない．このような稀な出来事があり得るとするならば，それは隔絶された個人開業の臨床家の診察室においてだろう．しかし，保険会社，健康維持機構(HMO)，政府機関の要求が強まってきているため，あなたがどこで働いていようと，そして，どのような患者を対象にしていようと，知見を誰かと共有しなければならないだろう．

書面の報告

　たとえ経験豊富な臨床家でさえも，データをどちらかというと無作為に集めている．そこで，報告する前に，情報を総合する必要がある．書面の報告も口頭の報告も，情報を総合する方法は同じである．書面の報告のほうがより完璧を期するので，最初に詳しく取り上げることにしよう．付録C(p. 435)に，完全な面接と書面の例を挙げてある．

識別情報

　情報を識別することによって，報告書を読む人が，患者の精神の全体

像を思い浮かべる枠組みを提供することになる．最初の1〜2行で，患者の氏名，年齢，性別，結婚状況，宗教，他の関連の項目などの基本的な人口動態学的データについて述べる．軍歴については，患者の階級を含めたデータも含める．在郷軍人病院では，患者に戦闘関連障害があるか否かについても情報に含めるだろう．

いずれにしても，患者があなたの機関に新しく受診したのか，過去にも受診歴があるのかを明記する．

主訴

第2章(p.23)で述べたように，主訴とは，患者が語る治療を求めてきた理由である．しばしば患者の述べた言葉がそのまま引用されるが，それがあまりにも漠然としていて，まわりくどく，不明瞭な場合には，それを言い換えたり，まとめたりすることもある．時には，2つの主訴が書かれていることがある．すなわち，ひとつは患者から，もうひとつは家族，友人，他の情報提供者からのものである(誰からの情報か明記する)．あなたが情報を求めた際に，患者が非協力的であったり，あまりにも錯乱していたりして(あるいはあまりにも若くて)適切に答えられない場合には，ふたつの主訴を挙げておくことがとくに有用である．

情報提供者

情報を得た人の名前を短く記載し，それぞれの信頼性についても評価しておく．患者以外に，家族，友人，他の医療関係者，これまでの診療録などに当たる．患者の全体像を浮かび上がらせるのに役立てることができるいかなる人や情報も参考にする．

現病歴

現病歴は報告書全体の中でもっとも重要な部分である．現病歴を記録する際に，いくつかの決まりを念頭に置いておく．

●時系列的に記録する．すべてのすばらしい物語と同じように，起承転

第20章　知見を他者に伝える

結を明らかにすべきである．ほとんどの場合，病気の最初のエピソードの出現で始まる．以下のような書き出しの言葉でその時点について慎重に記録する臨床家もいる．

> ターナー氏は32歳になるまで健康であったが，その年になって最初のいくつかのうつ病エピソードを認めた．

この短い文によって，報告書を読む者は次の点に注意を払うだろう．(1)臨床的に興味深い主領域（気分障害：うつ病），(2)発病年齢，(3)ターナー氏の問題が新しいものではない，(4)うつ病の発病以前の成人期において患者は健康であった．記述を進めていく際に，時系列的に記録すべきであり，最後に，患者がその時点で治療を求めてきた理由について述べる．

同じ病気のために同一の機関に入院を繰り返してきた患者の場合には，診療録から診療録へと不必要に冗長に繰り返す代わりに，短くまとめることもできるだろう．

> 32歳の時以来，ターナー氏はこの病院に重症のうつ病で過去に5回の入院歴があり，各回，電気けいれん療法で治療は奏効した．2年前に最後に退院した後は，自立した生活を送り，プロのイラストレーターとして働いていた．2週間前に，無気力と仕事に対する興味の喪失を訴えたが，これは一般的にうつ病エピソード発症の先行症状である．

●最善の診断を支持する．これは，もっとも可能性が高いと考えた診断が，現在の診断基準（北米ではDSM-5）に該当するという意味である．たとえば，患者にうつ病と精神病の両方の症状があったと考えてみよう．もっとも可能性の高い診断が精神病症状を伴うメランコリア（DSMによれば，抑うつエピソード，重度，精神病性の特徴とメランコリアの特徴を伴う）と考えて，現病歴では，重症のうつ病の期間以外には，精神病症状を認めなかった点を強調する．もちろん，不明

375

瞭な点や，他の可能性のある診断の証拠を隠そうとすべきだなどという意味ではない．しかし，書面の報告書は，データと一致している限り，病歴，精神状態，診断が，全体像と矛盾していない必要がある．

● 病歴が複雑な場合には，わかりやすくまとめるようにする．こうするには，あなたの考えた最善の診断を支持しないさまざまな点は後まで残しておく．あまり関連のない情報は後に個人的・社会的病歴に含めることができるだろう．現病歴には，新たな段落として，明白なテーマ（相互関連するテーマ）を記載しておく．入院の実際の理由となったうつ病について記載した後に，次のように続けることができるかもしれない．

> うつ病に加えて，ターナー氏には服装倒錯の傾向があった．これは6歳の時に始まった．

● 報告書を編集する．あなたが1時間に及ぶ面接を実施し，米国連邦予算書並みの部厚い過去の診療録を読み終えると，報告を受けるほとんどの人が知っておくべき情報を手に入れることになる．情報をまとめるために，これまでの治療を1～2行で記載し，入院回数を列挙し（躁病のために何回の入院歴，うつ病のために何回の入院歴），典型的なエピソードにおける症状を記録する．こうすることで，報告書を読む人は，重要な同一の情報を繰り返し読む手間が省ける．

> うつ病の最初のエピソードの際に，まず商業イラストレーターの仕事に対して無気力になり，興味を失った．その後の数週間，ますます食欲が減っていき，体重が10ポンド（約4.5 kg）減り，不眠となり，早朝覚醒し，室内をウロウロと歩きまわるようになった．この症状のパターンはその後のエピソードでも繰り返された．

PlattとMcMath(1979)が指摘しているように，「現病はこれらの最初のデータで詳述されるべきであって，医療の大物語ではない」．

● 重要な否定的情報も含めておく．臨床的に興味深いさまざまな領域を調べていく際に，ある障害を考慮に入れたり，除外したりするための多くの質問に答えなければならない．時には，否定的な答えの中に，鑑別診断の中からもっとも可能性の高い診断を確定するのに役立つものがある．これは**重要な否定的**(あるいは**関連する**)答えと呼ばれていて，重要な肯定的な答えとともに，現病歴に記載しておく．

> リーボーグ氏は失業して以来，ひどく気分が落ちこんでいたが，不眠，食欲不振，セックスに対する興味の喪失は否定していた．

● 簡潔な言葉で知見を報告する．報告書を読む人の中には，精神保健領域の専門用語に慣れていない人もいるかもしれない．ごく一般的に使われているものを除き，略語は使わないようにする．簡潔な能動態の文章は，明晰な思考を表す．

● 患者は人であって，「物」ではない．患者を「この躁病患者(this manic)」とか「統合失調症者(a schizophrenic)」などと言及するのはあまりよい呼び方ではないとする臨床家が多い．常に患者を「躁病を持つ人(a person with mania)」とか「統合失調症の人(a patient with schizophrenia)」などと呼ぶようにすべきである．このような言葉遣いをすることは，報告書を読む人が患者の人間性を感じるのに役立つだろう．

個人的および社会的病歴
小児期から成人期

情報を提示する際に，できる限り時系列的に順を追っていく．誕生と早期幼児期から始めて，学歴，(もしもあるならば)軍歴，性的志向，結婚，職歴，法的履歴，宗教と進んでいく．段落か概要のどちらかのスタイルを用いることができる．前者は，言葉を書き取ってもらう場合に都合がよいし，後者は，情報を手書きにするかキーボードで入力する場合に都合がよいだろう．

この部分では，患者の背景の全体像を可能な限り提示する．しかし，

すでに現病歴で述べたデータは一般に省略できる．患者が自分の人生について常に語る話や些細な点は省いてもよいだろう．しかし，解離症の可能性のある患者であるが小児期の性的虐待が認められないとか，反社会性パーソナリティ障害の可能性のある患者であるが学校へは皆勤であったなどといった，関連の事項を否定する情報は含めておく必要がある．同様に，過去における薬物やアルコールの誤用などの重要な過去の情報で，患者の現在の生活に影響を及ぼしていないと考えて現病歴に含めなかったものを取り上げておく．

家族歴
　患者個人の生活史の一部であるが，家族歴は伝統的には別の段落として報告されてきた．このようにするのは，個人の発達に家族が及ぼしている生物学的・環境的影響を強調するためである．身体的な検査や精神障害から得られたデータを含める．精神障害について報告する際には，単に診断ばかりでなく，その診断を支持する（あるいは支持しない）情報はすべて含めておく．たとえば，

> ガーウッチ夫人の父親は統合失調症と診断されていて，2回の入院歴があるが，退院後は，完全に回復し，歌手兼ウェイターという難しい仕事を再開することができていた．

　後に，要約の部分で，父親の病歴は気分障害の可能性が高いと結論することができるだろう．
　患者が養子に出されていたり，家族歴にまったく特記すべきことがなければ，その旨を記載して，次に進む．

身体医学的病歴
　手術，重篤な身体疾患，現在と過去の服薬，精神障害とは関連しない原因での入院歴などについて触れておく．とくに薬物アレルギーだが，いかなるアレルギーも列挙する．アレルギーがなければ，そのように記

録しておく．患者に薬物療法を実施するようならば，この情報は重要である．ここまでに言及していなければ，タバコ，マリファナ，アルコールなどの習慣についても触れておく．

症状の検討

過去あるいは現在の身体的問題についての質問に対するいかなる肯定的な返答についても言及する．身体化障害(身体症状症)が鑑別診断の検討対象であるならば，とくにその障害で検討すべき症状として重要であると考えたものをリストに挙げておく〔詳しくは付録B(p. 411)参照〕．

MSE

多くの患者では，MSEの多くの部分が正常であるために，ごく短く触れておけばよいだろう．さまざまな領域を報告する順序は，言及する事実ほどには重要ではなく，単にすべてを検討したことを示すだけである．患者の精神状態を描写する際に，鑑別診断の中の特定の診断を支持，あるいは除外するのに必要な程度に詳しい情報が含まれていれば十分である．鑑別診断の中であなたが下した診断の占める位置を示すために，重要な肯定的情報や否定的情報も含めておく．

患者の一般的な外見や服装を記述する．見かけの年齢と実年齢の差についても述べる．感情のすべての側面についても触れておくことを忘れてはならない．感情のタイプがあまり顕著でなければ，「ごく平均的」といった表現でもよいだろうが，感情の不安定さや適切さについても言及する．異常な点を表現しようとする時に，「奇妙な」とか「変な」といった一般的な単語を使わない．このような単語は正確でなく，患者の行動や外観が示す意味合いを伝えることができない．実態を真に描写する単語や文章を使う．「患者の服装は奇妙であった」ではなく，「患者は短いバレー用のスカートと小麦粉の古い袋から手編みで作ったボディストッキングをはいていた」などと表現したほうがよい．

精神保健に関する書面の記録は法律的な書類である．この記録は弁護士や患者自身から証拠として法廷に提出するように求められることがあ

るので，記録内容や用いられた言葉が法廷での精査に耐えられるものにしておく必要がある．冗談，不満，他の私的な意見などは記録しない．危険と思われるような意見を表明しなければならない場合には，それがあなたの推測であることを認める言い方をすべきである．

> 彼は中毒状態にあるように**見えた**…
> 彼女の振る舞いは誘惑的に**見えた**…

　思路については，思考の関連性や会話の調子やリズムの異常について言及する．直接的に引用することで例示し，患者の会話の雰囲気を表すとともに，後に判断を変更する際の基準とする．
　思考の内容の項で報告する知見は，現病歴ですでに述べたことを一般的に反映しているだろう．まだ提示されていない可能性のある思考の内容についても触れておく．多くの患者が病的な精神症状を示さなくても，（完全な緘黙ではない限り）何かを発言する．それが何であれ，直接短く引用しておく．

> 患者の思考の内容は，主に過去における不倫と妻が今にも患者のもとを去るということに関連していた．患者には妄想，幻覚，強迫思考，恐怖症などは認められなかった．

　患者に言語の障害がある場合は，その点について述べるとともに，具体例を挙げておく．

> トゥリート夫人は簡単な指示を理解でき，流暢に話をしたが，物品の呼称に失語があった．彼女はクリップやボールペンのペン先の名前が言えず，私の腕時計を「時間の物」と呼んだ．

　認知能力について報告する際に，単に患者は「正常であった」とか「正常範囲内」と述べるだけでは不十分である．どのような検査を実施し，

どのような反応が得られ，その反応をどのように解釈したかを記録する．不正確な反応はどの程度的を外れたものだっただろうか？　その誤りはある状況で説明できるだろうか？　たとえば，患者が物品の名称，色，通りの住所を5分後に思い出せなかったとしたら，それはうつ病のために集中力が低下していることが原因であるだろうか？　抽象化の能力が障害されているだろうか？　もしもそうならば，どの検査を実施し，その反応はどうだっただろうか？　100から7を連続して引いていく時に，どのくらいの間違いがあり，計算はどの程度の速さで行われたのだろうか？　患者は指を使って計算しただろうか？

洞察と判断について報告する際には，一般的に解釈(優，良，可，不可)をするが，解釈の理由も述べておく．

> ラファエルさんは，明らかな躁病の症状を呈していたものの，人生で一日も病気であったことはないと主張し，その点に関する病識が乏しいように思われた．しかし，判断力は比較的保たれていて，「検査のために」入院を続けることに同意した．さらに，炭酸リチウムを再開してもよいと述べた．

診断を記録する

北米では，精神医学的診断として，米国精神医学会が定めた『精神疾患の診断・統計マニュアル(Diagnostic and Statistical Manual of Mental Disorders：DSM)』が定期的に改訂され，それが標準とされてきた．他の世界の国々の多くでは『国際疾病分類(International Classification of Diseases：ICD)』の各版が使われてきて，これもDSMと同様に研究者や専門家の意見に基づいてまとめられている．DSMは専門家の委員会によってまとめられ，経験的な研究に基づいたものであり，各患者をいくつかの領域で評価することを求めている．

●まず主要な臨床症候群が含まれている．ほとんどの精神科患者には少

なくともこれらの診断のひとつがある．たとえば，精神保健の専門家が診断し治療する，うつ病，精神病，不安症，物質使用障害などや，知的障害やパーソナリティ障害である．もしも複数の診断が該当する場合には，すべてを含めるのだが，最近の評価の主な対象となった診断を最初に挙げておく．

●たとえば，喘息，糖尿病，肥満，側頭葉てんかんなど，患者を理解するうえで有用な身体疾患の診断を記載しておくことは，それを読む者がその患者の医学的問題を理解する手助けとなる．

●次に，患者の精神状態や，治療に実際に影響を及ぼしかねない，過去1年間に生じた心理社会的ストレッサーについて取り上げる．第5章の**表5-1**(p.71)に注目すべきストレッサーのタイプを挙げておいた．その領域についてではなく，実際に重要なストレッサーを書きとめておく．

●機能の全体的評定(Global Assessment of Functioning : GAF)は患者の全般的な機能を評価するものである(GAFはDSM-IV-TRまでは取り上げられていたのだが，DSM-5では省略されている．しかし，私はそれでもこれを勧める)．GAFでは2つの点について評価する．ひとつは現在の機能水準を，そしてもうひとつは過去1年における最高の機能水準を示す．尺度には1点(最低)から100点(最高)までの評点がある．拙著『DSM-5 Made Easy』を参照するかインターネット検索でGAFについて知ることができる．

定式化

　症例の定式化(formulation)では，患者について調べたことすべてを統合し，よりよい将来への道を探ろうとする．定式化を試みるためのいくつかの理由がある．

・臨床家の思考を患者に焦点を当てる

第 20 章　知見を他者に伝える

- 診断の背景にある論理をまとめる
- 将来必要となる情報や治療を見定める
- 患者についての簡潔な要約を示す

　いくつかのフォーマットを使うことができるが，中にはあまりにも詳しすぎて，すでに検討してきたすべての情報を挙げる危険もある．ここに挙げておく方法には，簡便，完全，単純という利点がある．
　定式化のさまざまな領域の中で，鑑別診断と寄与因子の 2 つがもっとも重要である．これらには，収集してきた情報をまとめてきた面接者の最初の考えが含まれている．
　次に，定式化の例を少しずつ提示していこう．

簡潔に要点を繰り返す

　最小限の関連情報の次に，現病歴や MSE に基づいた患者の最近の疾病についての症状や経過を述べる．必要ならば，報告書のすべての部分から引用する．

> ジュノー夫人は 27 歳の既婚女性で，これまでに統合失調症と告げられていた精神病のために 2 回の入院歴がある．3 週間，彼女は部屋に引きこもり，食を絶ち，自分が引き起こした「世界の終わりに備えている」と述べていた．体重減少を心配した夫がジュノー夫人を病院に連れてきた．

鑑別診断

　鑑別診断の中に可能な診断を挙げ，その一つひとつについて，診断を支持したり，反論したりする情報を付記する．パーソナリティ障害を含めて，すべての可能な診断に触れておく．

> **精神病(妄想)を伴う神経認知障害**：8 年前に頭部外傷の既往．
> **物質使用**：過去の 2 回の精神病エピソードでは患者は深酒をしたが，精神病から回復すると飲酒を続けることはなかった．

うつ病：ジュノー夫人は，悲しくて，絶望的で，結婚前に犯したはっきりとしない罪について自分を責めていた．彼女は食欲が極端に落ち，ほとんど眠れず，体重が10ポンド(約4.5 kg)減少した．
統合失調症：彼女には現在，妄想がある．以前のエピソードでは，彼女はユダヤ人を救うために地球に遣わされたと信じていた．

最善の診断

　もっとも適切であると考える診断を挙げ，それを選んだ理由と根拠（DSMかICDの最新版）を述べる．あなたが考える最善の診断が鑑別診断の最上位を占めるわけではないかもしれない．この好例が神経認知障害であり，その可能性があれば，最初に除外しておかなければならないが，しばしばそれはもっとも可能性の高い診断というわけではない．

　ジュノー夫人はおそらく双極I型障害のうつ病相(DSM-5)だろう．以前の精神病エピソードは完全に寛解した．夫によると，薬物の維持療法なしでも，エピソードとエピソードの間には彼女の状態は良好だった．精神病症状のすべては，その時の彼女の気分と一致しているように思われる．8年前に頭部外傷を負ったものの，後遺症はなく，器質性精神障害を疑わせる症状は認められない．アルコールの誤用は単に精神病エピソードへの反応として起きているように思われ，振り返ってみると，おそらくそれは精神病症状を伴う躁病であったのだろう．

寄与因子

　同定されたさまざまな因子が患者の主要な問題が生じることにどのように寄与していたのかを記載する．適切であるならば，生物学的，力動的，心理学的，社会的因子について述べる．あなたが同定した情報次第では，この項は長くも，短くもなり得る．

　ジュノー夫人の病気の生物学的基盤は家族歴の中に認められる．彼女の母親も反復性のうつ病に罹患していた．心理的契機はおそらく2か月前に

起きた父親の死だろう．以前のエピソードの治療費の負担が今回のうつ病の重症度と関連している可能性がある．

さらに必要な情報
診断を確定させるために必要と思われる面接，検査，記録について簡単に触れておく．

ジュノー夫人が以前の入院の際に躁病の症状を呈していたかを確認するために入院時の診療録を依頼する必要がある．過去の頭部外傷の後遺症を除外するためにMRIを検討する．

治療計画
治療に関する提案の概要を示す．ジュノー夫人には，次のような治療が勧められる．

生物学的治療
・炭酸リチウム 900 mg/日（躁病の再発を防ぐため）
・fluoxetine 20 mg/日（うつ病に対して）
・オランザピン（精神病症状をコントロールするため必要量）
心理学的治療
・心理療法（自責感と悲嘆に焦点を当てる）
社会的治療
・資産計画の補助
・アルコーホーリクス・アノニマスへの紹介（？）
・患者の家族に対して双極I型障害について教育する

予後
この患者に起きる可能性の高い結果はどのようなものであるだろうか？

ジュノー夫人は完全に寛解することが期待できる．気分安定薬を予防的に使うことによって，今後のエピソードを予防できるかもしれない．

口頭による提示

　面接の情報について口頭で伝える場合も，一般的には，書面の時と同じパターンに従う．ただし，口頭のほうが普通は短く，5～6分間以上の口頭発表は聴く人を退屈に感じさせて，集中力も低下する危険がある．しかし，完全かつ公平に患者を描き出し，あなたが患者を理解していることを示すようにしなければならない．

　さらに，あなたの思考がどれほどまとまっているかを示すこともできる．正式な症例提示のためには，小さなカードに知見の概要をまとめておく．こうすることによって，円滑に提示ができて，必要な時に記憶を蘇らせることも可能であり，情報を探して診療録のあちこちをひっくり返すような無様な感じを覚えずに済む．

　患者について口頭で提示する際には，診断と鑑別診断について検討しておく．情報や論理でその診断について鋭く質問してくる指導医もいると思われるので，自分が最善だと考えた診断理由について十分に考えておく．

第 **21** 章

面接のトラブルシューティング

Troubleshooting Your Interview

　どの面接にも，そしてどの面接者にも何らかの欠点がある．専門家による面接の技とは，面接の欠点を代償し，面接者のもたらす影響を可能な限り少なくするということである．本章では，面接の初心者がしばしば出会う問題，あるいはそれに気づいたら，かならず対処しなければならない問題について取り上げる．

　もちろん，初期評価がさまざまな形で当初予定した方向からずれてしまうこともあるが，その結果はいくつかの点で影響を受けるだけにすぎないかもしれない．問題の多い面接であまり影響を受けないのは患者とのラポールであるだろう．ほとんどの臨床家がうまくいくひとつの領域があるとするならば，患者との間に良好な治療関係を結ぶことである．それでも，面接の過程で何らかの失敗が起きたために，患者が治療を中断してしまうことも時にはある．

　問題のある面接のために他にも影響を受ける可能性があるのは，探し求めている情報である．すなわち，正確で完全であると臨床家が思っている情報でも，実際にはそうではない場合がある．初回面接では，新患について関連の事実を意識的に探ろうとしている．どの程度患者について知ったと思うかにかかわらず，1時間あるいはその後の数回の面接が必要かもしれないが，最初の情報収集段階を終えると，私たちは何らかの印象を抱く．後に第一印象に反する情報に直面したとしても，一度，

診断的印象を形作ってしまうと，その第一印象を修正するのが難しいかもしれない．

問題のある面接を認識する

ほとんどの面接状況は，何が誤っているかに気づくことができれば，修復可能であるというのは，吉報である．一方，何が誤っているかに気づくのは難しいというのは，凶報である．以下にいくつか気づきのヒントを挙げておこう．

面接中
患者と話している最中も，面接に問題が起きていることを示すような態度に注意を払っておく．

- 患者が押し黙ったり，喧嘩腰になったり，批判的になったりする．患者とのやり取りのほとんどがうまく始まったのに，そのうち，面接の途中で患者を苛立たせるようなことが起きる．患者の態度の変化がその証拠である．最初は協力的で，よく話をしていたのに，面接者の何気ない言葉に反論し始めたりする．他にも，最初は多弁であったのに，自分のほうから話すのを止めてしまったり，自由回答型の質問に対してぶっきらぼうに答えたり，文句を言ったりすることもある．
- 部屋のあちこちに視線を投げかけている患者は，幻覚に注意を払っているのかもしれないが，それ以上に，会話に興味を失い，何か他のことをしたいと考えている可能性のほうが高い．突然，席を立ち，面接を終えずに出ていってしまった患者もいた．注意を払っていないというどのようなサインも重要である．患者が積極的に参加しなければ，面接者が得たどのような情報も確固としたものでもなければ，正確でもあり得ない．
- 本質的にまったく同じ質問をしているのに，矛盾する答えが戻ってくる．

第 21 章　面接のトラブルシューティング

- 面接者が鑑別診断の重要な点を押さえるためにしなければならない質問を思いつかない．
- 患者が面接者に質問を繰り返すようにしばしば頼む．
- 面接者が席を立って，診察室を出ていってしまいたいと思う．

面接後
　患者が退出した後，他の証拠から何かがうまくいっていないことが明らかになるかもしれない．

- 面接者が重要な情報を見逃したと気づく．
- 患者が次回の予約を拒否する．
- 集めた情報が，以前の診療録や他の情報源と一致しない．
- 面接者が集めた情報が鑑別診断の1項目にしか当てはまらない．
- 野球についてはいろいろとわかったが，患者の病歴についてはほとんど何もわからなかった．
- 患者の気分については十分にわからなかった．
- セックス，物質使用，自殺願望といった，どの面接でも重要な問題を取り上げることができなかった．

何が間違っているのかをどのように見定めるか

　以下のような診断のステップは，面接のどこが間違っているのかを見定めるのに役立つ．すでに述べたことのどれにも当てはまらないのであれば，時々，勇気ある第一歩を踏みだすことを私は勧める．いずれにしても，うっかりしているとつい犯しがちな間違いのほとんどは，そもそも注意に上らないものであるのだ．

録音する
　もちろん，患者の許可を取っておかなければ面接を録音することはで

きないが，これが障害になることは滅多にない．面接の過程について詳しく学びたいとか，面接を録音しておくことによって患者の必要性をよく理解できると説明すればよい．あなたの面接のレベルであれ，私のレベルであれ，面接についてもっと学ばなければならないと認めても，私はまったく恥ずかしく感じない．私の経験では，録音を取ることを許可してくれなかった患者はごく稀である．

　小さな録音機を患者と面接者の間で机の上にさりげなく置いておけばよい．比較的静かな部屋であれば（廊下にラウドスピーカーがなく，暖房装置が音を立てたりしていないのであれば），両者の声を問題なく録音できるはずである．周囲からの音が大きいようならば，Y字型のコネクターで一組のクリップ式のマイクを使えば，明瞭に声を拾える．

　ビデオ録画であればさらによい．患者と面接者の両者が映るようにカメラを設置しておく（明瞭な音声を拾うには，カメラに付属しているマイクではなく，別にマイクを用意したほうがよいだろう）．患者の外見だけでなく，面接者自身の表情やボディランゲージの他の要素についても興味があるだろう．面接者は顔をしかめたり，目を細めたり，退屈そうにしたり，目をぎょろりとさせたりするだろうか？　あるいは，時々笑顔で患者を励ましたりすることができていないだろうか？　面接者は患者と視線を合わせているだろうか，それともいつも視線を落として，ノートを取っているだろうか？　付録E（p.501）に挙げた方法によって，面接者が自己評価をする際の何らかの枠組みを与えてくれるだろう．

誰かに面接をモニターしてもらう

　自分自身で面接を録音したり，録画したりするのと同様に，外部からわずかな援助を求めることによって，効果をさらに増すことができる．長年にわたって，誰かに同席してもらったうえで面接をするというのは，精神科医が専門医として認証される資格があるかを証明する標準的な方法であった．同僚に1時間ばかり時間を割いてもらうことによって，あなた自身が同じ利益が得られる．ただし，専門医の資格を得よう

第 21 章　面接のトラブルシューティング

としている人が経験する生か死かといった苦しみは感じないで済む．もちろん，あなたが新患に面接している場に，指導医に同席してもらうことはできるだろうが，あなたと患者と指導医という三者の予定を調整しなければならないし，あなたが診察をしている間に同室に誰かが物理的に存在することが患者に及ぼす影響も考えなければならない．一般的には，すでに述べた録音（あるいは，録画）を利用して，面接について造詣の深い近くにいる専門家と話し合ってみるというのが実際的である〔他の臨床家が録音（録画）を聞く（見る）ことについて，患者の同意を取っておく〕．

　しかし，適切なコンサルタントを探すことにはそれ自体にいくつか問題がある．よく知っていて，無理を頼める人がよいのだが，あまり親しすぎないほうがよい．あなたを傷つけるかもしれないなどと心配せずに，正確に何が間違っているのか進んで言ってくれるような臨床家を探す必要がある（コンサルタントには率直な態度が大いに求められるので，正直な人を探すようにする）．面接について多くの経験がある人に頼む．おそらく，あなたがすでに研修を修了していたならば，研修プログラムの教官だった人に依頼するとよいだろう．時間をとって，あなたの面接の全過程を聞いて（見て）くれて，あなたの面接のスタイルについて 30 分間ほどフィードバックしてくれる人を見つける必要がある．あなたとは専門領域が異なる臨床家でもよいだろう．その人の経験や視点はあなたがこれから身につけようとしているものかもしれないし，理論的な立場もいくらか異なるかもしれない．面接の多くで問題を抱えてきた場合にはとくにこのような人は価値がある．

何を学ぶか（そしてそれにどう対処するか）

　言語性チックを何とか抑えこもうとすること以上に（たしかにこれもつらいが），上記の方法は，これまでに取り上げてきた面接行動の幅広い分野に現れるさまざまな問題を明らかにしてくれる．出現し得るいく

つかの問題を以下に挙げておく．あなたが練習しておく必要のある行動について解説してある本書のページを示しておく，参考にしてほしい．

- 面接の範囲があまりにも限られている：ひとつかふたつの中心的な疑問だけに焦点を当てて（たとえば，重症の気分障害と精神病だけしか考えない），辺縁の問題のように思えるかもしれないが，いずれにしても重要な問題を取り上げないままにしてしまいがちである．たとえば，物質使用とパーソナリティの問題のために生じている結婚の問題と家族の問題があるが，他のいかなる主要な診断と同様に事態を複雑にする．自由に話をすることによって，広い分野を押さえることになる（p. 287 参照）．

- 重要なヒントを十分に追求しない：面接中に示されたヒントを深く追わないと，誤りを犯す．たとえば，患者が「父が家を捨て，私はやりたい放題でした」と言ったとする．患者が「やりたい放題」とはどのような意味で使ったのか，あなたはさらに詳しく尋ねていくとよいだろう．そうすることによって，行為障害や小児期の学習の問題などに関連する多くの情報が得られるかもしれない．しかし，あなたは父親がなぜ家を出たのかと質問するのを忘れてはいなかっただろうか？　離婚，服役，精神科病院への入院，子守を残して家出をしたのか，いずれにしてもこれらの出来事は診断をつけるうえで重要である（p. 79 参照）．

- 自由回答型の質問を十分に活用しない：さらに探っていかなければならない領域を見定めたら，どのような質問をするかによって，得られる情報の量や質が決定される．「子どもの頃に虐待された」と聞いたならば，誰が，いつ，どのような状況で患者を殴ったか，あるいは患者が性的虐待も受けたのかと質問できるだろう．まず「その点についてもう少し私に話してください」といった自由回答型の質問をするのがよいアプローチだと，専門家のコンサルタントは助言することだろう．そうすることで，重要な質問領域を時期尚早に打ち切ってしまうことが避けられる．さらに，自由回答型の質問は，その経験に伴う感

第 21 章　面接のトラブルシューティング

情についても何かを明らかにしてくれる可能性が高い．面接者がある情報を明らかにしようとあまりにも熱心になってしまい，患者自身がもっとも心配していることを自由に打ち明けられないというのはよくある失敗である．自由な話にあてられる時間があまり（もしくはまったく）ない，面接の初期にこのことがとくに起きやすい（p. 80 と p. 91 参照）．

- **不十分な調査**：患者の心の中で何が最大の心配かがわかったら，その領域の特定の情報が必要となる．十分に工夫した質問でないと（質問が長すぎたり，曖昧過ぎたり，否定的に尋ねられたりすると），些細なことに拘泥してしまったり，まさに袋小路に入り込んでしまったりしかねない．「なぜ～？」という質問では，正確なことは何も得られないことが起こり得る．その代わりに，正確さ，簡潔さ，的確さを求める質問に焦点を当てる（p. 83 参照）．

- **面接の方向性が定まらない**：多弁な，あるいは敵意に満ちた患者はラポールを妨げ，面接者が得られる情報量も限られてしまう．もちろん，これは常に問題となるわけではなく，ほとんどの患者は面接者に協力しようとする．しかし，録音した面接を見ると，ある種の性格や行動の癖がある患者が必死になって面接者と主導権争いをしようとしていることがすぐにわかるだろう．主導権争いに敗れてしまうと，目標地点からはるかに離れた所にいる自分に気づくだろう．たとえば，患者の無礼な義理の息子や配偶者の飲酒問題についてはたくさんのことを知ったのだが，患者自身の症状やパーソナリティについてはほとんど何も知らないといったことになりかねない（p. 167 参照）．

- **不十分なラポール**：録音を終えるまでに，あなたは患者とどの程度良好なラポールを築くことができたかよく理解できるだろう．あなたが温かい調子で話しているか，患者の話に関心を持って反応しているか，患者をひどく苦しめている出来事について聞いた時に心配の念を示しているかについて気づくだろう．もしも疑問があれば，この問題のようにデリケートな事柄に対して客観的な意見を述べてくれるコンサルタントに相談する（p. 37 と p. 173 を参照）．

- **患者を無視する**：たしかに，「無視する」というのはあまりにも響きが強すぎる．しかし，臨床家が必要としている情報を収集することに熱心になるあまりに，患者の欲求にほとんど関心を払わず，初回面接が失敗してしまうことがある．その結果，時間が経つにつれて，患者は落ち着かなくなり，面接が完了する前に突然退出してしまうかもしれない．重大なことに，この臨床家(そしておそらく他のどの臨床家でも)との面接の機会は二度とないだろう．脚を揺さぶる，指を曲げる，視線を合わさなくなる，答える前にためらう時間が増えるといった，患者の心配が増しているわずかなサインに注意することが重要である．「あまり気分がよくないように見えます．どのようにして面接を進めていきたいですか？」とタイミングよく尋ねると，面接の失敗を防ぎ，面接者と患者との関係を保つことができるだろう(p. 283 参照)．

- **面接についての実質的な計画がない**：私が精神科医になって間もないころ，認定医試験に不合格になった臨床家が私に助けを求めてきた．その人の面接を見学してみたところ，どのようにして診断を支持するのに必要なデータを集めるかという点について研修を受けていないことがすぐにわかった．その臨床家は少なくとも十分に慣れて，使わなくても済むようになるまでは，付録 D(p. 471)に挙げてあるような半構造化面接法を使う必要があった(私は今でもまずこの点を指摘し，診断のためのデリケートな情報や対人関係についての病歴を詳しく調べていくのを忘れないようにするために，時には半構造化面接法の一部を用いることがある)(p. 471 参照)．

- **面接者自身が話し過ぎる**：録音を検討したところ，面接者が多くの時間話をしていたことが明らかになったならば(おそらく，複雑な質問をして，どのような意味かを説明していたのかもしれないが)，その面接からは十分な情報が得られないだろう．言葉に出さずに患者を励ますことが役立つし，どのような質問をするのか慎重に考える(p. 53 と p. 83 参照)．

- **陰性の逆転移**：面接者がある特定の患者(あるタイプの患者)が好きに

第21章　面接のトラブルシューティング

なれないことがある．録音された面接を検討すると，面接者の言葉やボディランゲージが明らかに拒否を表していることがわかるだろう（おそらく，面接者よりもコンサルタントのほうがこの点についてよく気づく）．たとえ経験豊富な面接者であっても，個人的な好き嫌いは面接者自身に影響を及ぼす．しかし，経験豊富な面接者のほとんどは自分の感情を脇に置いておいて，診断に必要な情報を収集する．そして，必要ならば，初回面接後に，その患者を継続的な治療のために他の臨床家に紹介し直す．同僚にこの種の患者役をしてもらい，練習すると，面接者の過去の気分を把握するのに役立つかもしれない．面接者自身の態度に気づくと，それはおそらく完全に正常で理解できるものであるかもしれないが，面接者の隠れた気分は精神科評価という状況では受け入れられないことを認識するのに長期的に見て役立つだろう (p. 40 参照)．

- 誤解の問題：おそらく患者は単に注意を十分に払っていなかっただけなのかもしれないが，面接者が専門用語を使っていたために混乱をきたした可能性はないだろうか？　あるいは，面接者と患者が異なる文化の出身だったり，異なる訛りで話しているのではないだろうか？　文化差の問題は，これはほとんどすべての臨床家が少なくとも時々経験するのだが，両者の差を率直に話し合って，両者を隔てる壁を低くするように努力すると，しばしば解決できる．一方が他方の言語を，比較的流暢に話せたとしても，通訳者を使うと能率が上がることがある (p. 45 と p. 325 参照)．

- 時間不足：あやうく「時間の管理ができない」と見出しをつけそうになったが，かならずしもそうではないだろう．患者が遅れて来るとか，複雑な精神科病歴の重要な点をすべてとらえるには与えられた時間が短すぎるとか，状況が複雑なことがある．そのような場合には，評価のための追加の時間を計画しなければならない．十分な情報なしに治療についての提案をするならば，提案自体の内容も少なくする必要があるだろう (p. 9 参照)．

- 診断に有利な情報を重視する：あまりにもしばしば繰り返される典型

例を挙げておく．患者の内科医からの情報をもとに，ある臨床家はうつ病の診断を下し，抗うつ薬療法を開始する．薬物療法はこの臨床家の専門領域である．後に，コンサルタントからこの患者がある種の身体化障害(身体症状症)である可能性を指摘されたのだが，治療は変わらない．面接者の期待ではなく，患者の実際の症状のパターンによって，診断が決定されなければならない(p. 125 と p. 341 参照)．

●性急に結論を下す：これが問題になる領域は数多いのだが，とくにそのひとつを挙げておく．家族歴についての診断である．家族に統合失調症と診断されていた人がいたかという質問がある．何歳で発病したのだろうか？　どのような症状を認めたのだろうか？　その期間はどれくらいだったろうか？　回復しただろうか？　この結果，患者について面接者の思考が誤った方向に向けられてしまう可能性がある．新患の診断に，前医の診断を単純に受け入れてしまうという危険もある．録音された面接を検討すると，患者，家族，以前の診療録から得た結論を面接者が独自に確認していないことが明らかになるかもしれない(p. 126 参照)．

●鑑別診断を無視する：あり得ない診断かもしれないが，鑑別診断にすべての可能性が含まれていないことがある．その結果，患者が内分泌障害の結果としてうつ状態を呈している可能性を考慮せずに，患者のうつ病を一般的な方法で治療する危険を冒してしまうかもしれない(p. 341 参照)．

●診断基準について熟知していない：診断を確定するには，まず，その基準について知っておく必要がある．精神科診断の場合には，さまざまな精神病，不安症，気分障害，物質使用障害，他の主要な精神状態に関する本質的な特徴について熟知しておく必要がある．こうすることによって，確固とした，正確な診断を下すために必要な質問を忘れずにおくことができる(p. 411 参照)．

●個人的および社会的関係についての病歴を軽視する：一般医や外科医であっても，患者の個人的な背景に関連する情報を集めないのは間違いである．もしも精神保健の専門家がそういった過ちを犯すと，重大

第21章 面接のトラブルシューティング

な事態を引き起こす可能性がある．もちろん，躁病や不安症の症状について確かめようとしている時に，小児期の対人関係とか学業成績などといった問題を無視しがちだろう．しかし，このような情報は診断や治療に影響があるかもしれないし，患者の全人格を知るのに常に必要な一部である(p. 113 参照)．

- **危険なサインを無視する**：診断につながるさまざまな兆候や症状が面接者の前に現れてくる．たとえば，小児期の虐待，親の躁病，違法薬物所持による逮捕といったサインである．危険なサインと思ったものが，実は，診断にはそれほど重要ではない惑わされるような情報であることも時にはあるのだが，決定的な兆候を見逃さないようにすべきである(p. 233 参照)．

- **気分について触れるのを忘れる**：もちろん，このようなことは決して起きてはならないのだが，現実に起きることがある．病歴に関する事実のすべてを慌ただしく聴取しようとすると，ある状況における患者の気分や，患者の現在の気分の状態について質問するのを忘れてしまうことがある．気分について話したがらない患者や，気分について自覚できない患者では，とくにこのようなことが起こり得る(p. 89 参照)．

- **曖昧な点を許してしまう**：何かにつけて曖昧な患者というのは，十分な経験を積んでいない面接者にとって不満に陥りやすい患者である．話が要領を得ない患者に直面化して，リラックスし，気分を晴らそうという誘惑にかられがちである．もしもこれがある患者に対するあなたの反応であるならば，正確な診断を下すのに必要な情報を十分に手に入れていないことだろう．選択型の質問や繰り返し正確さを求めることが役立つだろう(p. 170 と p. 301 参照)．

- **他の情報源を無視する**：私は面接の約 10% の時間，患者について知ったことについて「私が得た印象は正しいだろうか？」と考えている．しかし，多くの場合，それを確認するために他の情報源にあたるということをしないまま，時間に追われて，いかにもありそうに思えることを受け入れてしまいがちである．率直に言って，この分野で

は，カップル療法や家族療法のセラピストには利点がある．彼らは常に複数の人々から情報を得られる．これは自動的な修正過程であり，他の臨床家にとっては羨ましい限りである(p. 273 参照)．

他の多くの問題は，あなたが診察する患者の数による．すでに解説した方法のどれかを用いて，問題の原因を探り，本書の情報を活用して，適切な対処法を探ってほしい．

付録 A：初回面接の要約
Summary of the Initial Interview

情報	過程
面接の開始と紹介	
面接者の自己紹介	**面接の最初の目標**
・患者の治療に果たす面接者の役割を説明する	・患者に積極的に面接に参加するように求める
・時間と面接の目標の概要を示す	・患者の居心地がよいようにする
主訴	
治療を求めてきた理由について患者に質問する	はっきりと，ただし自由回答型の質問で，主訴について質問する
自由な話	
数分間，受診理由について患者が自由に話ができるようにする	面接の初期の部分では，非指示的にする
・臨床的に興味深い領域について尋ねる	**ラポールを築く**
思考の問題(認知の問題)	・患者の必要性に応じて面接者の振る舞いを調整する
物質使用	・面接者の気分をモニターする
精神病	・面接者の肯定的感情を明示する

情報	過程
気分障害(躁病とうつ病)	・患者が理解できる言葉を使う
不安，回避的行動，過覚醒	・患者や他者を非難しない
身体的愁訴	**適切な距離を保つ**
社会的，個人的問題	・面接者自身の話をしない
次に進む前に，患者の語った問題をまとめる	・患者を敬称と姓で呼ぶ
	黙ったまま励まして，会話を進めるように働きかける
	・視線を逸らさない
	・適切であるならば，肯いたり，微笑んだりする
	言葉で励ます
	・「はい」「ああ，なるほど」
	・患者の言葉を繰り返す
	・さらに情報を求める
	・患者からの反応がなければ，もう一度情報を求める
	・短くまとめる
	必要ならば，患者に保証を与える
	・事実に基づき，信頼のおける保証とすべきである
	・ボディランゲージを使う
	身体症状や精神症状についての誤解を解く

現病歴

症状を描写する	**真実を知る必要性について合意する**
・症状のタイプ	・これは患者の利益のためである
・発症日時	・守秘義務について保証する「何か
・重症度	

付録A：初回面接の要約

情報	過程
・頻度 ・持続時間 ・状況 ・ストレッサー **自律神経症状** ・睡眠 ・食欲と体重 ・日内変動 **以前のエピソード** ・いつ？ ・どのような症状？ ・完全に寛解したか？ **これまでの治療** ・治療のタイプ ・治療への応諾度 ・治療の効果 ・副作用 ・入院 **病気の結果** ・結婚や性生活への影響 ・社会的影響 ・法的影響 ・職業への影響（障害補償は？） ・関心 ・不快感 **症状や行動についての気分** ・否定的・肯定的 ・患者は気分にどう対処しているか？	について話し合うことができなければ，嘘をつかないでください．何か他のことを話そうと言ってください」 **一般的原則** ・面接者が正しく理解しているかを示すために，患者の言葉を繰り返す ・否定的な形で質問を発しない ・2通りの意味にとれる質問をしない ・正確に話すように働きかける ・質問は短くする ・話題を変える時に注意を払う ・患者が理解できる言葉を使う **詳しく調べていく** ・直接的な質問をする ・一般的に「なぜ～か？」の質問を控える **直面化は，面接の後半に，1つか2つにとどめる「私は正しく理解していますか？」** **自由回答型の質問と選択回答型の質問を交える** ・自由回答型の質問は妥当性を増す ・選択回答型の質問は情報を増す **気分を表現させるには，** ・話を遮らない

401

情報	過程
防衛機制 ・行動化 ・否認 ・脱価値化 ・置き換え ・解離 ・空想 ・知性化 ・投影 ・抑圧 ・分裂 ・反動形成 ・身体化 ・臨床的に興味深い領域について調べる	・自由回答型の質問をする：「その点についてもう少し詳しく話してくださいますか？」 ・気分について直接的に尋ねる：「あなたのうつ病について私に話してください」 次の点についての気分も調べる ・心配や同情を示す：「私も同じように腹が立つでしょう」 ・気分について振り返る：「あなたはひどくうろたえたにちがいない」 ・声やボディランゲージの中に感情を示すヒントを探る：「あなたは今とても悲しそうに見えます」 ・解釈：「まるであなたは子どものように感じているようですね」 ・比喩：「あなたのお母さんが亡くなった時にも同じように感じましたか？」 過度の興奮を和らげる ・面接者が穏やかに話す ・選択回答型の質問を使う ・話題を変えたことにもう一度戻す ・面接者が必要な情報についてもう一度説明する ・面接者が知りたいことについて患者が理解しているか質問する

付録 A：初回面接の要約

情報	過程
	最後の手段として面接を中断する

個人的・社会的病歴

小児期と成育	**面接の主導権を握る**
患者はどこで生まれたか？	・肯いたり，微笑んだりして，短く答えるように働きかける
兄弟姉妹の数と順位	・異なることを知りたい場合にははっきりと伝えるが…
両親に育てられたか？	・まず共感的な意見を言う
両親の仲はどうだったか？	・指を挙げて話を遮る
両親の望んだ子どもだったか？	・メモを取る手を止める
養子の場合	**以上がうまくいかない場合には，**
・どのような状況だったか？	・はっきり言う：「私たちは面接を進めなければなりません」
・親戚以外からの養子か？	・選択回答型の質問を多く使う
子どもの頃の健康状態は？	・多肢選択型の質問を使う
教育歴	**新しい話題への移行**
・最終学歴	・患者自身の言葉を使う
・学習上の問題は？	・突然の移行を認める：「ここで話題を変えましょう」
・活動のレベルは？	
・登校拒否は？	面接の方向性が他に逸れることに注意する
・学校での行動上の問題は？	
・停学，退学は？	否定的ではあるが重要な点を記録する
子ども時代に友達は多かったか？	
デートを始めた年齢	
性的な発達	
趣味，関心	
成人してからの人生	**抵抗に対処する**
生活状況	面接者が怒ってはならない
・現在誰と一緒に暮らしているか？	事実を取り上げることから，気分について話題を転換させる

情報	過程
・どこで？ ・経済状態 ・ホームレスになったことはあるか？ ・サポートネットワーク 家族の絆 公的機関による援助は？ 結婚状態 ・結婚の回数 ・各結婚時の年齢 ・配偶者との問題は？ ・子どもの数，年齢，性別 ・連れ子は？ 職歴 ・現在の職業 ・これまでに就いた職業の数 ・転職の理由 ・解雇されたことはあるか？ その理由は？ 軍隊 ・所属部隊，従軍年数 ・最高の階級 ・懲戒処分は？ ・戦闘経験は？ 法的な問題 ・民事 ・暴力行為 ・逮捕歴 宗教：宗派？ 子どもの頃と宗教	行動を拒絶するのではなく，その人を受け入れる 言語的・非言語的に励ます 患者の関心に焦点を当てる 共感を表す 患者に保証を与える：その気分は正常だ 完全な情報を得る必要性を強調する 患者が抱えていると思われる感情を取り上げる 患者が黙ったら，まず非言語的な反応をとらえるようにする それほど感情を巻きこまない患者の行動モデルに焦点を当てる 直面化する場合には，中立的な立場で，相手を脅かさないようにする 最後の手段：質問を遅らせる **危険な技法** 望ましくない情報に言い訳をする：「それだけストレスがあれば，飲みたくもなる」 実際には起きていない否定的な情報を誇張する：「誰も死ななかったですね」 患者に自慢させるように仕向ける：「逮捕されたかもしれないの

付録A：初回面接の要約

情報	過程
が異なるか？	に，実際には逮捕されなかった？」
・信仰心は篤(あつ)いか？	
余暇活動	
・クラブ，所属団体	
・趣味，興味	
性的志向と適応	「あなたの性的な機能について話してください」
・セックスについて詳しく質問	
・最初の性的経験	
その性質	
年齢	
患者の反応	
・現在の性的志向	
・現在の性行動：詳しく	
快感	
問題	
避妊法	
結婚外のパートナーは？	
性倒錯は？	
性感染症は？	
虐待は？	虐待に関する質問は慎重に進めていく：「これまでに性的に誘惑されたことがありますか？」
・小児期にされたいたずら	
・強姦	
・配偶者に対する虐待	**虐待**とか**いたずら**という言葉を避ける
物質の誤用	
・物質の種類	すべての成人はある程度は飲酒する
・使用期間	
・量	現在の使用だけでなく，過去の使用についても質問する
・結果	
身体的問題	

405

情報	過程
自己支配力の喪失 個人的・対人的問題 職業上の問題 法的問題 経済的問題 ・処方薬の誤用は？ **自殺企図** ・手段 ・結果 ・薬物やアルコールが関連していたか？ ・心理的重症度 ・身体的重症度	この点を徐々に尋ねていく：「これまでに絶望的になったことはありますか？ 自分の身体を傷つけようとしたことはありますか？」
パーソナリティ傾向 ・一生にわたる行動のパターン	次の点からパーソナリティを評価する ・患者自身からの報告 ・他の情報提供者 ・他者とのこれまでの関係 ・面接者の直接的な観察
家族歴	
近親者の精神障害 親，兄弟姉妹，彼らと患者の関係 小児期に同居していた他の大人や子ども	「親，兄弟姉妹，祖父母，子ども，おじやおば，いとこ，姪や甥といった血縁のある人の中に，うつ病，躁病，精神病といった精神疾患や，精神科入院歴，ひどく神経質，物質使用，自殺や自殺未遂，犯罪などに及んだ人がいますか？」

付録 A：初回面接の要約

情報	過程
身体医学的病歴	
主な病気	これらについての情報を得ること
手術	はすべての精神科医療従事者に
身体的病気の治療薬	とって重要である
・量	
・頻度	
・副作用	
アレルギー	
・環境のアレルギー	
・薬のアレルギー	
身体的問題での入院歴	
小児期の身体的，性的虐待は？	
HIV/AIDS の危険因子	
身体障害	
症状の検討	
食欲の障害	この領域に肯定的な反応がある場
頭部外傷	合には精神科診断に特に関連が
けいれん	ある
意識消失	
月経前症候群	第 13 章（p. 233）参照
身体化障害について特に検討	
MSE	
外見	
・見かけの年齢	
・人種	病歴を聴取しながら観察する
・体格，姿勢	
・栄養状態	

情報	過程
・服装：整っているか？ 清潔か？ どのようなスタイルか？ ・衛生状態 ・ヘアスタイル ・服飾品，宝石は？ 意識レベル：清明？ 傾眠？ 昏迷？ 昏睡？ 一般的行動 ・活動のレベル ・震えは？ ・常同症 ・表情 ・視線 ・声 面接者に対する態度 気分 ・種類 ・不安定さ ・適切さ ・強度 思路 ・単語の関連 ・会話の調子とリズム 思考の内容 ・妄想 ・幻覚 ・不安 ・恐怖 ・強迫観念，強迫行為	病歴を聴取しながら観察する

付録A：初回面接の要約

情報	過程
・自殺と暴力	
見当識：人？　場所？　時間？	「では，いくつかの決まりきった質問をしたいと思います…」
言語：理解，流暢さ，呼称，反復，読み書き	
記憶：即時？　短期？　長期？	「あなたの記憶はどうですか？　検査しても構いませんか？」
注意力と集中力	
・順唱	
・逆唱	
文化的情報	
・現在の出来事	
・5人の大統領（総理大臣）	
抽象的思考	
・ことわざ	
・類似点と相違点	
洞察	
判断	
	面接の終了
	・知見をまとめる
	・次回の予約を決める
	・「何か私に質問はありませんか？」

付録 B：特定の障害の特徴

Descriptions of Selected Disorders

　付録 B では，比較的よく認められ，研究もある程度進んでいる精神障害について，その典型的な症状と経過を簡潔に解説する．その原因として物質使用と身体疾患を除外し，患者が苦痛を感じ，職場の業績や学校の成績が落ち，他者とうまくやっていけないことを確認するのが常に重要である．
　以下に挙げてあるのは，さまざまな障害の症状を描写するようにしたものであって，診断的なものではない．診断基準が必要であるならば，他書を参照されたい（あるいはグーグルで検索してほしい）．

気分障害

　うつ病では気分の変化が起き，患者は気分が異常に下がったように感じ，ひどくふさぎこむことがある．強い苦悩を覚え，気分を支配することができないように感じ，しばしば自殺願望を抱く．うつ病にはいくつかのタイプがあり，それぞれに病名がついていて，時には異なるいくつかの病名がついていることもある．これらのタイプのうつ病はしばしば相互に重なり合う部分があり，ある患者が実際に複数の領域に分類されることもあり得る．以下にさまざまなタイプのうつ病の明らかな特徴に

ついて提示する．

うつ病（大うつ病性障害）
・大うつ病性障害では，患者は気分の落ちこみを感じる明らかなエピソードを認めるが，時には，イライラ感やいつもは楽しんでいる活動に対して楽しみや関心を失ったと述べることもある．いずれにしても，患者は以前の機能レベルから明らかな変化を認める
・患者は，食欲の低下あるいは増加，その結果としてしばしば体重の低下あるいは増加，睡眠の減少あるいは増加，精神運動の制止や亢進，倦怠感あるいは活力の減少，無価値感や自責感，集中困難，死への囚われ，死の願望，自殺願望といったいくつかの関連症状を呈する
・このような症状が，単に軽度の障害をもたらし，中等度に留まるかもしれないし，あるいは，重症化して，患者は苦悩を感じ，機能障害を覚えるかもしれない．重症になると，うつ病に精神病症状が伴い，実際に深刻な障害が生じる可能性がある
・身体疾患や物質使用のために抑うつ状態になっている可能性を除外することが重要である

　うつ病患者の 25% には，躁病あるいは軽躁病のエピソードがあり，それぞれは双極Ⅰ型障害，双極Ⅱ型障害と診断される（以下の「双極性障害」の項を参照）．これまでに躁状態を認めたことがなく，うつ病だけの場合は，単極性うつ病と診断される（大うつ病性障害，単回エピソード，または，反復性）．
　ここに診断マニュアルが十分に明らかにしていない問題がある．うつ病よりも治療をすべき他の障害を抱えているのに，その治療を受けていない多くのうつ病患者が存在するというのが現実である．次の例が好例である．私は今も身体化障害（以下の「身体化障害」の項を参照）と呼ぶのを好むが，この障害を持つ患者はしばしば抑うつ的であり，かつてはよく二次性のうつ病と診断されていた．この種のうつ病について熟知しておくとよいというのは，長期的に見ると，薬物や電気けいれん療法と

メランコリア

公式にはメランコリアの特徴を伴う抑うつエピソード（major depressive episode with melancholic features）と名づけられていて，伝統的にメランコリアとして知られているうつ病のタイプは時には内因性うつ病（endogenous depression）と呼ばれてきた．誘因となるストレッサーが同定できないからである．患者はうつ病の複数のエピソードを経験するが，それから完全に回復する．患者には，同様にうつ病に罹患している身内がいることが多い．

- この病気にかかると，通常の活動からはほとんど快感が得られず，いつもは一緒にいるのが楽しい人といても元気が出ない．典型的にはいつもよりもかなり早い時間に目覚め，その時間が一日のうちでも最悪の気分である．患者はほとんど食べないことがしばしばで，体重減少は深刻である．精神運動が鈍ったり，あるいは速まったりすることがある
- 患者は，配偶者や家族が亡くなった時よりも気分が下がっていると認める．自分が病気であるという認識がほとんどないこともある．以前のエピソードから完全に回復した経験があったとしても，ふたたび回復する可能性を強く否定する
- 深刻な自責感の影響もあって，自殺企図の危険は非常に高い．おそらくメランコリアの患者の 15% は結局自殺に終わる

非定型うつ病

非定型うつ病（atypical depression）の患者は抑うつエピソードを呈するが，その症状はやや典型的ではない．その症状は，一般的には，重症のうつ病に認められるものとは対照的である．

413

- 不眠ではなく，患者は長時間眠る傾向がある(過眠)
- 食欲不振ではなく，いつもよりもたくさん食べ，体重も増加するかもしれない
- 一日のうちで気分の変化を認めるかもしれないが，午前中に気分がよく，夜に悪化する
- 抑うつ的か否かにかかわらず，患者は批判に過度に敏感である

持続性抑うつ障害（気分変調症）
- 抑うつエピソードと比較すると，気分変調症では重症度は低いが，持続が長い(最低2年間)．実際のところ，一生にわたって抑うつ的であるように見える気分変調症の患者もいる
- 気分変調症の患者も，「基本的な」うつ病やメランコリアに認められるのと同じ症状を呈するが，症状はより少なく，重症度も低い(精神病症状も自殺願望や自殺行動も認められない)．仕事も続けられ，自分自身や家族の面倒もみられるが，生活を楽しむことができない．抑うつエピソードが合併してこない限り，入院が必要なことはめったにない
- 一般的に，気分変調症の原因として，身体疾患や物質使用を疑う必要はない

双極性障害
- 双極Ⅰ型における躁病は一般に突然始まり，多幸感やイライラ感を伴い，過活動性や多弁を認める
- 躁病の患者は容易に注意の集中が乱され，睡眠をとる必要をほとんど感じず，誇大的な計画に関わろうとする
- 重症になると，患者は病識に欠け，判断力も低下する．性的に奔放な行為に及んだり，金がないのに浪費したりといった，後に後悔するような言動に及ぶ
- 自分のことを異常なまでに力強く，権力があると感じる．自分には特別な能力や特別な宗教的目的があるといった妄想を抱く患者もいる

- 多くの躁病の患者は過剰に飲酒する．おそらく，自分自身の行動に対して化学的なブレーキをかけようとしているのかもしれない

躁病の患者のほとんどには抑うつエピソードもあり，双極Ⅰ型障害のように，うつ病相と躁病相が規則的に交互に出現する．典型的な躁病相を認めない双極性障害の患者もいて，「何となく高揚している」と感じ，典型的な躁病ほど症状は重症ではなく，精神病症状を呈したり，入院が必要になったりはしない．この重症度のあまり強くない病態は，双極Ⅱ型障害と名づけられている．治療なしでも，どちらのタイプの患者も完全に回復する．

精神病性障害

統合失調症

統合失調症は一般に単一の疾患として扱われているが，実際にはおそらくいくつかの異なる障害を抱合する疾患単位であるだろう．実際の統合失調症の症状が出現するまではまったく正常に見える患者もいるが，多くの患者は内気で孤独な小児期を送ってきた．統合失調型パーソナリティ障害の診断に該当する患者もいる．

- 一般に，**前駆期**があり，哲学，宗教，魔法などに関心を抱いたりする．不安や困惑が優勢な気分となる．孤立が深まっていき，家族や友人は，かならずしも精神病的ではないものの，さまざまな奇妙な行動に気づくかもしれない
- 患者は精神内界の気分や経験にますます囚われていき，職場や学校での機能が悪化していく．この段階でようやく家族がその変化に気づくかもしれない．見当識は一般に保たれているが，典型的には病識に欠け，判断力はひどく障害される．患者は衝動性のコントロールを失い，ひどく興奮すると，自身や他者に対して暴力的になることがある

- 活発な症状は，10代後半〜20代前半といった比較的人生の早期に出現し，長期間に徐々に増悪していく．幻覚(ほとんどが幻聴)が徐々に始まり，重症度が増していく．妄想(とくに被害妄想)が出現することも多い陰性症状(無気力，平板で，愚かしく，不適切な感情)も出現するだろう．会話における思考の関連づけがしばしば弛緩する．緊張病症状のような明らかに障害された行動を呈する患者はごく少数である．統合失調症の診断を下すには，以上のような5つの症状のうち2つ以上(妄想，幻覚，障害された思考・会話のうち少なくとも1つを含む)がなければならない
- 統合失調症は慢性である．統合失調症の診断が下されるには，患者は6か月間以上は病気でなければならない．抗精神病薬による治療の結果，精神病症状を減らしたり，除去したりできたとしても，病前の機能にまで回復する患者はきわめて稀である

統合失調症の患者は以前は公式的に5つのサブタイプの診断を下されていた．すなわち，妄想型，緊張型，解体型，分類不能型，残遺型である．DSM-5ではこの分類を廃止してしまった．というのも，同一の患者で診断が経過とともに変化し得るからというのがその理由のひとつである．しかし，症状が被害妄想や幻聴に限られていて，感情は保たれ，30代(あるいはそれ以後)までこのような症状が発症しない患者に対して，かつては妄想型の統合失調症と呼んでいたのだが，これは今でも役立つことがある．

警告：統合失調症は今では慎重に症状が規定されているのだから，他の障害を統合失調症と誤診することがないように注意すべきである．数年前までは，重症のうつ病，躁病，パーソナリティ障害，神経認知障害の患者が統合失調症としばしば誤診されていた．そして，今でもそのようなことが時に起きている．長年にわたって統合失調症の診断を下されてきた患者は，定期的にその症状を評価されるべきである．患者が抑うつエピソードあるいは躁病エピソードの時だけに精神病症状を呈していた場合にはとくに注意しなければならない．そのような患者に統合失調

症の診断を下してはならない．

統合失調感情障害

統合失調感情障害という混乱を招きやすい診断は1933年にJacob Kasaninが創った．Kasaninは善意の医師で精神病症状と気分の症状の双方を呈した9人の患者を描写するのにこの診断名を用いた．この描写は多くの人々に当てはまるので(統合失調症の患者がしばしば抑うつ感を覚えることがある)，この診断が広く受け入れられてきた．80年以上にもわたり，この診断はますます広くいきわたってきた．今ではこの診断を非常に安易に下す臨床家もいる．数年前のことだが，ある精神科医がほとんどの患者にこの診断を下しているということが話題になったほどである！　とはいえ，すべての精神病が統合失調症ではないと理解する助けになったという意味で，歴史的にはこの概念は重要である．

- 統合失調感情障害の患者は統合失調症の5つの主要な精神病症状(すでに述べたように，妄想，幻覚，障害された思考・会話，まとまらない行動，陰性症状)のうち，同時に2つの症状を呈するとともに，ほとんどのエピソードで抑うつエピソードあるいは躁病エピソード(あるいは，混合性の特徴を伴う気分エピソード)を呈する
- 少なくとも2週間は，患者は顕著な気分の症状を認めずに，幻覚や妄想を呈していなければならない．双極性かうつ病性かのサブタイプを特定する

最近では，統合失調感情障害を明らかな別個の，明確な診断として実証することに多くの研究が失敗している(実際のところ，Kasaninの原著の患者のほとんどは現在の基準に該当しない)．統合失調感情障害に関する評価者間の信頼性や診断の安定度は低いと思われる．

統合失調症様障害

統合失調症様障害の診断は少しも難しくはない．というのも，この診

断は実際に単なる仮り置き場のようなものであるからだ．臨床家が確定診断を下すだけの自信がないことを認めているようなものと言ってもよいだろう．

- 統合失調症様障害とは，その持続が6か月以内という点を除いて，統合失調症とまったく同じであると定義される．この時間枠は，精神病症状を呈する時間が短い患者は完全に回復する可能性があることを多くの研究が明らかにしてきた点を反映している
- 6か月以上にわたったら，患者はあらためて診断を下されなければならない．症状がそれ以上持続したら，おそらく実際に統合失調症と診断するだろう．もしも6か月以内に寛解したら，精神病症状を伴う気分障害，身体疾患誘発性精神病，物質使用誘発性精神病といった，別の診断に変更するだろう

統合失調症様障害の診断を用いるとするならば，いくつかの因子に基づいて予後について触れておくべきだろう．次の特徴のうちのどれか2つの特徴が認められれば，回復する傾向が高い(すなわち，病気が慢性の経過をとるという予後の可能性は低い)．(1)患者の機能や行動の変化について最初に観察されてから4週以内に実際の精神病症状が生じた．(2)精神病症状がほとんどであるが，患者は同時に意識混濁を呈している．(3)病前の職業的・社会的機能が良好であった．(4)感情は障害されていない．

妄想性障害
- 妄想性障害の患者は奇妙ではない妄想を呈する(すなわち，宇宙人に拉致されるとかいった，不可能な妄想ではない)．しかし，妄想は患者が典型的に呈する唯一の症状であり，統合失調症といった他の精神病診断には該当しない(妄想の主題に関連すると，幻触や幻嗅が認められる場合があるというのは例外であるが)
- この障害が悪化していくと，慢性の経過をたどる傾向がある

・気分やコミュニケーション能力はよく保たれている．就職していると，患者は職にとどまって，仕事ができる．しかし，対人関係で問題を抱え，家族がしばしば治療を求めてくる

　妄想自体の性質に基づいて，いくつかのタイプの妄想性障害が記述されてきた．

・被愛妄想：誰か（しばしば有名人や社会的に高貴な人）が患者に恋している．公的な人物を追い掛け回したり，他の方法で煩わせて，ニュースになることがある．
・誇大妄想：自分には特別な能力や洞察力があると信じている．何か重要な価値があることを創造したために，政府の機関（特許庁や警察）に計画を狙われていると主張する者もいる．
・被害妄想：患者（あるいは近い関係にある人）は誰かに意図的に騙されたり，薬物を与えられたり，追跡されたり，中傷されたりといった被害を受けていると確信している．
・嫉妬妄想：患者はしばしば配偶者が不倫をしていると確信していて，配偶者をつけまわしたり，その愛人と思われる人に対決しようとしたりするかもしれない．
・心気妄想：不快な体臭，寄生虫，虫の大群が，皮膚やその中に入りこんだとか，身体の一部が歪んでしまったと確信して，患者はしばしば治療を求めてくる．
・混合型：患者は前述した主題を2つ以上，おおよそ同じ割合で抱えている．
・特定不能型

物質・医薬品使用または身体疾患による精神病性障害

　物質・医薬品誘発性精神病性障害のカテゴリーには，処方薬を含めて，物質によって引き起こされたすべての精神病が含まれる．優勢な症状（幻覚や妄想）は，物質にもよるのだが，その離脱あるいは中毒の際に

生じる．その経過は一般に短期で，一時的である．

　この障害の典型例としては，アルコール依存症の幻聴や，アンフェタミンの慢性使用に伴うことがある妄想状態がある．こういった精神病症状は，妄想型の統合失調症の症状と鑑別がきわめて難しいことがある．マリファナ，コカイン，吸入薬，麻薬，フェンサイクリジン，他の幻覚剤，鎮痛薬，睡眠薬でも，同様の症状を呈することがある．患者が急性のせん妄を呈している場合には，この診断を下さないように注意する．

　身体疾患で同様の症状を呈している場合も，すべきことは同様である．非常に多くの身体疾患でも，ありとあらゆる妄想や幻覚，異常な運動(たとえば，緊張病症状)や陰性症状といった，さまざまな精神病症状を生じ得る．

　ところで，類似の症状(そして，口論)は気分障害や不安症でも起こる可能性がある．

物質関連障害

　術語の変遷はあるものの，障害それ自体は変わらない．すなわち，アルコールと薬物の誤用である．21世紀の現在では，非常に幅広い物質の依存があり，DSM-5では物質使用障害と呼んでいる．

　以下の行動のいずれかが認められると，この依存が同定される．薬物に対する耐性(薬物を持続的に使用しているとその効果が減じてきたり，同じ効果を得るために使用量が増えてきたりする)が生じる，使用量が減ると離脱症状が出現する，使用量が増加する，使用量を抑制しようとしても失敗する，その物質を手に入れたり使用するために多くの時間を費やす，物質使用の影響で重要な活動が減る，仕事，学校，家庭での重要な責任を果たせなくなる(例：繰り返される欠勤，子育てや家事の怠慢，業績の低下)，物質がおそらく心身の問題を生じさせることを承知しながらも使用を続ける，身体的な危険をもたらすにもかかわらず物質を使用する(例：飲酒運転)，対人関係を引き起こしたり悪化させている

ことを知りながらも物質の使用を続ける(例：喧嘩，口論)，非行動的基準(物質を渇望し，それを使用したいと強く望む)．

神経認知障害

　神経認知障害とは，一時的あるいは永続的な脳の機能不全に関連した行動的または心理的異常である．その原因は，脳の構造的，化学的，生理学的異常であるが，真の疫学はかならずしも明らかになっていない．障害は，知的機能，判断力，記憶，見当識の4種の主要領域のいずれかに起こり得る．衝動性のコントロールや気分に関連する異常を呈する患者もいる．神経認知障害は伝統的にはせん妄や認知症として幅広く分類されてきたが，DSM-5では認知症が主要な神経認知障害と分類されている．

せん妄

　せん妄は一般に急性発症し，脳の外部に起きた何かによって引き起こされる．せん妄は極端な変動を示し，一般に一過性で，その基礎的な状態が改善すると，せん妄も改善する．

- 患者は注意を集中したり，それを持続させることができず，容易に注意が散漫になる．思考過程が緩慢になり，問題を解決したり，論理的に考えることができない
- 見当識の問題，言語の使用，機能の実行，記憶，学習，認識(幻覚)などの，思考の変動を認める．幻覚のため患者は混乱し，自分が夢を見ているのか，覚醒しているのかわからないことがある．幻覚を現実として受け止めて，不安や恐怖を覚えているかもしれず，逃げ出そうとさえすることもある
- せん妄の原因としては，内分泌障害，感染症，脳腫瘍，アルコール摂取の中断，薬物中毒，ビタミン欠乏，高熱，けいれん，肝疾患，腎疾

患，毒物，外科的手術の影響などがある．複数の原因が関与して，ある単一のエピソードを引き起こしているのかもしれない
・症状は急速に出現し，一晩で増悪することもある．これは，**夜間せん妄**と呼ばれる現象である．後で症状を思い出そうとしても，断片的であったり，まったく記憶がないこともある

認知症

　DSM-5 の認知症（major neurocognitive disorder）の患者（あるいは，簡潔であるので，私は一般には dementia と呼んでいる）では，思考や記憶の能力が減退し，仕事や社会生活に影響が生じる．認知症は一過性のこともあるが，しばしば持続性かつ進行性で，患者は判断力や抽象的思考が障害されることが多い．重症の認知症患者は，家族を認識できなかったり，自宅内で迷ったりする．判断力や衝動性のコントロールの喪失のため，礼儀をわきまえず，下品な冗談を言ったり，身だしなみを構わなくなったりする．言語を使用する能力は一般に疾病の後期まで保たれる．

　認知症には以下のような主要な特徴がある．

・臨床家，情報提供者，患者自身が，患者の認知機能が以前の水準よりも落ちていることについて心配する
・標準的な認知心理学的検査（あるいは，同等の臨床評価）によって，患者の結果が 2 標準偏差以下（認知症），あるいは 1～2 標準偏差以下（DSM-5 では，軽度認知障害）である
・症状のために，患者の自立性が制限される場合（認知症）もあれば，制限されない場合（軽度認知障害では，患者が努力して補っている）もある
・症状は，他の主要な精神障害ではうまく説明できず，せん妄の時だけ生じるわけではない

　認知症の発症は一般にはっきりとしないうちに進行していて，せん妄

によく認められる誤認識(幻覚や妄想)はとくに初期においては生じないこともある．一般に器質的原因が同定される．原因としては，中枢神経系の主要な疾患(アルツハイマー病，ハンチントン病，多発性硬化症，パーキンソン病)，感染症(神経梅毒，HIV/AIDS)，ビタミン欠乏症，腫瘍，外傷，肝・肺・内分泌・心血管系疾患などがある．くも膜下出血，正常圧水頭症，甲状腺機能低下症などのいくつかの原因は治療が可能であり，認知症様の症状からの完全な回復につながる．認知症は主として高齢患者に認められて，その経過は一般的に慢性の悪化をみる．

以前の DSM には正式な診断があった認知症のひとつのタイプとして，健忘障害がある．患者は突然，短期記憶を失い，数分前の出来事さえ思い出せないことがある．長期記憶の障害は一般にそれほどひどくはない．多くの患者は，自発的に，あるいは刺激(例:「昨晩バーであなたに会いませんでしたか？」)に反応して，作話する．一般には慢性の経過をたどるが，回復することもある．

不安症

警告：精神疾患を持つ多くの患者では，全般的な訴えの一部として不安症状がある．多くの患者が訴える不安症状のために，診断や治療にとってより重要な疾患を見逃したりしないようにすることが重要である．この視点からは，抑うつ症候群や物質関連障害の存在にとくに注意を払うべきである．

全般不安症
- 全般不安症の患者は，経済状態，家族，健康，学校や職場の問題といったさまざまな人生の状況について非合理的な心配をする
- その結果，落ち着かず，とげとげしく，疲れやすく，集中できず，イライラして，筋緊張が高まり，眠れないといった不安の症状を抱える
- ほとんどの日にこのように感じているので，このような焦燥感を抱く

と，物事を先送りにしたり，避けようとしたりする

　全般不安症は一般に早期成人期に始まり，男女比は1：2である．内科やかかりつけ医の患者の中にとくに多く認められる．一般人口の約5%を占めるとする専門家もいる．また，実際には他の不安症であるのに全般不安症としばしば誤診されているという意見の専門家もいる．

パニック発作とパニック症
・患者は突然始まり，数分以内にピークに達する不安と恐怖の明らかな発作を経験する（そのような発作の直前まで，患者は穏やかであることもあれば，漠然とした不安感を覚えていることもある）
・発作の最中は，胸痛，顔面紅潮（あるいは冷感），窒息感，非現実感，自己喪失感，めまい，死にそうな感覚，「発狂」するような恐れ，心拍数の亢進，結滞，嘔気，刺痛，（一般には指先の）無感覚，異常な発汗，息苦しさ，震えなどのいくつかの典型的な症状が現れる
・突然のパニック発作が繰り返し起きると，患者は発作を恐れ，それを何とか防ごうとするのだが，このような患者にパニック障害の診断が下される

　成人のおそらく2%にパニック症を認め，遺伝的要因が強く，男性よりも女性にやや多い．どの年齢でも起こり得るが，一般に若年成人で発症する．しばしば広場恐怖症を合併する．
　ほとんどの不安症だけでなく，物質中毒，PTSD，強迫症といった他の障害の経過中に，パニック症状が起こることがある点について注意を払う．

広場恐怖症
　広場恐怖症は元々「市場に対する恐怖」という意味であったが，今では，逃げ出したり，助けを得ることが難しい場所や状況に置かれることに対する恐怖を指している．

- 患者は，自宅を離れることを恐れ，市場，店，広い場所，公共交通機関，劇場などを恐れる．列や群衆の中にいることさえ恐れる
- 6 か月以上にわたり，患者は恐れる状況を避けたり，誰かに一緒にいてもらう必要があったり，そのような状況に曝されると不快になる

広場恐怖症は比較的稀であり（おそらく成人 200 人に 1 人），男性よりも女性に多い．典型的には，パニック発作やトラウマ経験に引き続いて，人生の早期に始まる．広場恐怖症の患者のほとんどには，パニック発作も認める．しかし，これら 2 つの診断は独立して下すことができる．

強迫症

強迫症は，10〜20 代で発症し，しばしば一生持続する疾患であり，十分に研究されてきた．

- 強迫思考または強迫行為（もしくは両方）のある患者は，突然，症状を意識し，不安や恐怖を覚える
- 患者は，自己とは関係がないように思え，馬鹿馬鹿しく，非合理的な，苦痛を伴う思考や行動に対して，多くの時間と努力を向ける

一般的に，このような思考は患者自身が創り出したものであるとの病識があるが，病識が完全に失われている場合もある．主な強迫行為として，手洗い，洗浄，（たとえば，ストーブの火を消すとかいった）ある行為を完了したかという点についての強迫的な確認などがある．患者はこのような行為を完了せざるを得ないとの気分に圧倒されていて，不安を減らそうとして必死になる．抑うつ症状も一般的である．一生にわたるチックを認める患者もいる．

心的外傷後ストレス障害

　心的外傷後ストレス障害（posttraumatic stress disorder：PTSD）とは，かつて兵士の**砲弾ショック**（shell shock）とか**戦闘疲労**（combat fatigue）と呼ばれていた病態に対する最近の診断である．PTSDは，強姦，戦闘，他の天災（例：地震）や人災（例：飛行機の墜落）の結果，現実のあるいは差し迫った外傷や死を経験した後によく認められる（親友や家族に起きると，まるでわが身に起きたことのように経験される）．
　少なくとも1か月後に，患者は次のような症状を呈する．

- ありありとした夢や考えとしてトラウマを再体験する
- その出来事を思い出させるような場面を避ける
- 否定的な感情（例：「将来がない」，自己非難）を経験し，認知の歪曲が起きる（例：健忘）
- 過覚醒症状に苦しむ（例：神経過敏，驚愕反応）

　症状が出揃うのに数週間〜数年間かかり，症状は時間とともにしばしば変動する．重症度は一般にトラウマの重症度と相関する．PTSDは子ども，高齢者，社会的に孤立している人に起きやすい．

神経性無食欲症

- 神経性無食欲症の患者は，実際にはそうではないのに，自分が肥満であると感じている．やせ細っているにもかかわらず，自分が肥満であると考えたり，太ることを恐れている
- 食事の摂取を極端に制限し，時には，栄養失調や，女性では正常な月経が止まるほど食事を制限してしまうことがある

患者は下剤や利尿剤を乱用することもある．低体重を維持するために嘔吐する患者もいる．症状が重症であると，死に至ることもある．この障害は若い女性では比較的多い（最大 0.5%）が，男性ではその約 1/10 である．

身体化障害

　身体化障害は成人女性の約 1%（男性では稀）に認められ，さまざまな身体的な訴えの特徴がある．複雑かつ漠然とした病歴，治療への反応不良，劇的で，要求が多く，誘惑的で，パーソナリティ障害の家族歴，児童期の性的虐待歴，物質の誤用，非定型的なうつ病の合併などを認める場合，身体化障害が疑われる．患者の多くは自殺を図ろうとする．この障害は，精神保健の専門家でさえしばしば見逃している．

　この障害の正確な診断名や診断基準は過去 50〜60 年間に大きく変化してきた．20 世紀半ばには，**ブリケ症候群**（Briquet's syndrome）と呼ばれるこの状態を明確に同定する診断基準が編み出され，**ヒステリー**（hysteria）という古い診断と鑑別されるようになった．ヒステリーとは単にひとつの基準に基づいていて，それは明らかな器質的基盤を認めないという点である．DSM-Ⅲに始まり，DSM-Ⅲ-R，DSM-Ⅳ，DSM-Ⅳ-TR まで，身体化障害の診断基準とは，一連の身体症状のうち，ある数の症状が認められる必要があった．この症状のリストはあまりにも長く，使いにくかったので，これは多くの臨床家から無視され，診断に必要な症状の数を最小限にまで減らすようにという圧力が高まった．

　そこで，DSM-5 では，ごく最近の説にまで後退してしまい，現在では身体症状症と名づけられている病態では，基本的にひとつの身体症状を認めればよいことになった．症状は最低 6 か月間続き，健康に関する過度の心配を示す客観的証拠があれば，症状はひとつだけであっても，この診断が下される．この後退のために，医学の歴史を通じて，誤診され，不適切な治療しか受けてこられなかった一群の患者についての

理解が減じてしまうのではないかと，私は深く憂慮している．しかし，DSM-5 の身体症状症の特徴を以下に挙げておく．

- 6 か月以上，少なくともひとつの身体症状を認め，それが苦痛や日常生活の断裂をきたしている
- その結果，患者は健康についての不安を持続的に抱いてきた
- 患者が呈している問題が主として疼痛であるならば，診断に「**優勢な疼痛を伴う**」と併記できる（DSM-Ⅳでは，これは別個の診断とみなされ，疼痛性障害と呼ばれていた）

別の視点を提示するために，以下にブリケ症候群についての私独自の診断基準を挙げておく．この診断によって，精神的・感情的症状とともに身体症状を有する患者の診断を下すことができて，薬物や電気けいれん療法が有効なうつ病患者とそうでない患者を鑑別するのに役立つ．さらに，付録 D の「身体的訴え」の項 (p. 488) に構造化面接を挙げておく．私は DSM-Ⅳ の身体化障害の診断基準を使っているが，本書では一般的にこの診断名を用いてきた．長年にわたって，一貫性というのは精神保健の診断では通例ではなかったので，「料金を払う人に選択の権利がある」という原則に忠実でいることにしよう．

ブリケ症候群
- 30 歳までに始まり，患者は慢性的あるいは反復性に病気であり，劇的で，漠然とした，複雑な病歴がある
- 以下の 9 ないし 10 の領域に少なくとも 25 の医学的に説明できない症状を認める（症状が 20～24 でブリケ症候群の「可能性あり」）
  1. 頭痛：一生のほとんどの期間病気である
  2. 盲，麻痺，感覚脱失，失声，けいれん，意識喪失，健忘，聾，幻覚，尿閉，歩行困難，他の説明不能な「神経学的」症状
  3. 倦怠感，咽頭部違和感，失神発作，目のかすみ，脱力感，排尿障害

4. 呼吸困難，動悸，不安発作，胸痛，めまい
5. 食欲不振，体重減少，体重の極端な変動，嘔気，腹部膨満感，食物不耐性，下痢，便秘
6. 腹痛，嘔吐
7. 月経困難，月経不順，無月経，月経出血過多
8. 性的無関心，冷感症，性交疼痛，他の性的問題．妊娠9か月間を通して嘔吐をしたことが少なくとも1回あるか，悪阻で入院したことがある
9. 背部痛，関節痛，四肢痛．性器，口，肛門の灼熱痛．他の身体部位の疼痛
10. 神経過敏，恐怖，抑うつ感．病気である感じがするために，仕事を辞めなければいけないと考えたり，一般的な義務を果たしたりすることができない．すぐに泣く，人生に絶望する，死ぬのではないかとばかり考える，死にたい，自殺願望，自殺企図

パーソナリティ障害

　DSM-5には，10種のパーソナリティ障害が挙げられていて，公式な認識に耐えられるように，十分に定義されている．そのうちの6種のパーソナリティ障害については，よく研究されていて，妥当性も検証されている．パーソナリティ障害の特徴を以下に挙げる．各パーソナリティ障害では，その態度や行動は成人期早期(時にはそれよりも早い時期)から認められて，さまざまな状況でその特徴が現れる．

統合失調型パーソナリティ障害
　魔術的思考，関係念慮，空想，その他の異常な認識，時に異常な常同症や特異な服装のために，統合失調型パーソナリティ障害の人は奇妙に見えることがある．彼らは他者の意図に疑いを持ち，孤立しがちで，不安感が強く，一般の対人関係に馴染めない．結婚する人もいるが，典型

的には他者の忠誠心を疑い，ほとんど親友はいない．彼らの思考は疑惑や迷信が優勢であり，そのために感情は抑制され，会話も漠然としていて，的外れで，ひどく抽象的である．

　統合失調型パーソナリティ障害の患者の多くは，初めて臨床的評価に連れてこられた時には，抑うつ的である．ストレスに曝されると，患者は一過性に精神病症状を呈することがある．結局，統合失調症を発病する人もいる．この診断は一般人口よりも身内に多い．

　この障害は一般人口の最大 3% に生じる．

反社会性パーソナリティ障害

　反社会性パーソナリティ障害の人はしばしば魅力的な人に見えるのだが，若い頃から(一般に 15 歳以前から)社会の規範に従うことができない．対人関係を見ると，互いに親密であるというよりは，他者を利用しようとする特徴がある．このような人は，表面的には自責感を口にするものの，共感や真の後悔の念はない．

　この障害の人は，他者に対して力を行使したり，個人的な快感や物質的な利益を得たりすることによって，自己の感覚を獲得する．その結果，平気で無責任な行動に及び，その影響はほとんどすべての人生の領域に及ぶ．物質使用，喧嘩，虚言，不誠実な(しばしば犯罪的な)行動(例：窃盗，暴力，詐欺，子どもや配偶者に対する虐待)などを認めるかもしれない．彼らの常軌を逸した行動の多くは衝動的で，自分が犯している危険がもたらす可能性のある結果について考慮していない．さまざまな身体的な問題を訴えたり，時に自殺未遂に及んだりするかもしれないが，その対人関係は他者を自らの利益のために利用しようとしているものであって，訴えが純粋なものであるかを見きわめるのは難しい．

　2 点警告しておく．反社会性パーソナリティ障害の患者の小児期を見ると，反抗，非行，無断欠席といった学校での問題を認めることが多いのだが，この種の問題を認める子どもで後に成人になって反社会パーソナリティ障害になるのはその半数に満たない．そこで，このパーソナリティ障害は 18 歳以前には診断すべきではない．また，物質使用という

状況だけで反社会性行動が起きている場合は，この診断を下してはならないことも重要である．

境界性パーソナリティ障害

境界性パーソナリティ障害の患者は，気分（うつ病，不安，恐怖），行動，対人関係の危機に陥っているように見えることがしばしばである．空虚感や退屈感を覚え，他者に必死でしがみつこうとする．しかし，これはかならずしもうまくいかない．その結果，頼りにしている人から無視されたり，ひどい扱いを受けるのではないか（あるいは，見捨てられるのではないか）と恐れ，強い怒りを覚えたり，敵対的になったりする．自分自身を衝動的に傷つけたりもすることもある．あまりにも頻繁に危険な行為に及んだり，ある人生の目標から他の目標へと極端に変えたりしかねない．

自分が何らかの侮辱を受けるかもしれないといったことに非常に敏感であるのだが，他者の感情や欲求に対しては無神経であったりする．実際に，他者の非を強調しがちである．ある人をひどく理想視したかと思うと，突然，こきおろし，べったりと依存することと極端に距離を置くことの間で揺れ動く．

境界性パーソナリティ障害の患者は，自己を強く非難し，極度の苦痛に曝されると，解離を呈したりする．しかし，いかなる解離あるいは精神病エピソードもごく短期間で軽快し，内因性の精神障害と誤られることはめったにない．強烈で，急激な気分の変化，無感覚，不安定な対人関係のために，安定した対人関係や，職場や学業で業績を達成するのが難しい．

男性よりも女性に多く（男女比は約 1：3），このパーソナリティ障害は一般人口の約 2%，精神科患者の 10〜20% に認められる．

警告：より緊急度の高い治療が必要とされる他の障害を持っている患者に対して，しばしば境界性パーソナリティ障害の診断が下されているというのが，私の意見である．21 世紀でも，この状態に対してはしばしば過剰に診断が下されているように思われる．

強迫性パーソナリティ障害

　強迫性パーソナリティ障害の患者は，一生にわたって，融通が利かず，完全主義的な傾向を有している．完全無欠の製品を追求するあまり，決してそれが完成することはない．ボルテールが述べているように，「完璧は善に敵対する」．細部，秩序，規則の順守，自分なりに物事を行うという主張に拘るあまりに，仕事や社会的状況の効率が妨げられてしまう．多くの人がそんなことをしても意味がないと考えることや，過去の失敗についていつまでも拘る．高い目標，それもしばしば非合理的なまでの基準を定めてしまう結果，目標を達成したり，課題をこなすことが難しくなる．仕事のほうが対人関係よりも優先される．仕事にかかりきりになり，余暇や対人関係よりも優先される．頑固なほどの拘りのために他者との関係も障害され，他者の感情や思考を理解するのが難しい．

　強迫性パーソナリティ障害の患者は，感情を表現するのが難しいと感じているかもしれない．彼らはしばしばひどく抑うつ的に見える．感情は変化するものの，ひどく重症になって，自ら治療を求めてくることがあるかもしれない．この障害は女性よりも男性に2倍も多い．一般人口では100人に1人がこの障害の診断に該当するだろう．

自己愛性パーソナリティ障害

　自己愛性パーソナリティ障害の人は，一生にわたり(その行動や空想において)誇大のパターンを示し，賞賛を渇望し，他者の注目を浴びようと必死の努力をする．自分が単に特別である以上の存在であり，他者よりも優れていて，自分自身が達成したことを常に誇張する自己中心的な人である．

　時に人を見下すような態度を取ることはあるのだが，このパーソナリティ障害の人は自尊感情が脆弱で，しばしば自分は取るに足らない存在であると感じている．個人的に大成功した場合においても(実際に，その多くは才能に溢れている)，運よく手に入れただけであって，自分はそれに値しないなどと考えているかもしれない．他者から賞賛を得たい

付録B：特定の障害の特徴

と渇望しているため，他者が自分のことをどう考えているかという点に敏感で，賞賛を得ようと必死になる．批判されると，その失望感を冷たい無表情の仮面で必死になって隠そうとするかもしれない．自分自身の感情には敏感であるのに，他者の感情や欲求にはほとんど理解を示さず，共感を装う．それはまるで自分自身の欠点を隠そうとするかのようである．

　自己愛性パーソナリティ障害の人はしばしば成功を空想し，それを成し遂げた人をひどく羨む．相手が自分の目標達成に助力してくれたかどうか，自分の自我を満足させてくれたかどうかということが元になって人間関係が築かれる．（対人関係の問題のために）仕事上の業績が下がったり，（成功のための必死の努力のために）業績が上がったりする．

　このパーソナリティ障害は女性よりも男性に多く，一般人口の1％以下に認められる（自己愛的傾向を認めたとしても，正常でも自己中心的である小児やティーンエイジャーでは，パーソナリティ障害の診断を下すことはできない点に注意を払う）．

回避性パーソナリティ障害

　回避性パーソナリティ障害の人は，自己不全感が強く，他者に対する魅力がないと感じ，対人関係も狭い．自分が劣っていると考え，批判や拒絶にしばしば敏感である．

　賛成されなかったり，他の不幸な事態を不安に感じたり，心配したりする結果，このような人はすべてにおいて控えめで，他者を喜ばせようとするのだが，社会的には孤立している．何気ない他者の言葉を批判と受け止めたり，自分が確実に受け入れてもらえることが明らかな場合を除いて，他者との関係をしばしば拒否する．何か馬鹿げたことを言ってしまうのではないかと恐れて，対人関係を避けたり，個人的な危険や他者から要求されるような目標（職業さえも）を避けようとする．親密な家族以外には，親しい友人はほとんどいない．決まりきったことをしているほうが快適なので，いつまでもそれに関わろうとする．面接では，社会的な状況と同様に，患者は緊張して，不安そうである．ごくありきた

りの言葉を非難と誤解しかねない．

　何かの活動をしていても，興味を抱いたり，楽しんでいたりするようには見えないことが多い．こういった人の多くが仕事もして，結婚もしているのだが，そのサポートシステムを失うと，抑うつ的で，不安が強まるかもしれない．

　回避性パーソナリティ障害はおそらく一般人口の 1% 以下に認められる．外見の変形を伴う疾患に合併することがあり，女性よりも男性に多く認められる．このパーソナリティ障害自体が臨床的に取り上げられることは多くはない．他の疾患が出現した時に，このパーソナリティ障害の患者が治療を求めて受診してくる傾向がある(回避傾向は子どもにはよく認められるが，後の人生でかならずしもパーソナリティ障害になるということを意味してはいない)．

付録 C：面接，報告書，定式化の例
Sample Interview, Written Report, and Formulation

患者との面接

　患者は 20 代後半に見える男性で，チノパンとワイシャツの上に病衣を身につけ，ボタンを首まではめていた．背もたれが垂直の椅子に腰かけていたが，面接者と視線を合わせようとはしなかった．鼻と唇は腫脹し，痣になっていて，右目の下が大きく切れていた．表情は乏しく，面接中に一度も笑わなかった．言葉は時折少しばかり不明瞭になった．面接者の言葉は温かくて，穏やかであった．

> 面接者：**(患者と握手する)** おはようございます．私は医師の＿＿＿＿＿＿です．
> 患者：おはようございます．
> 面接者：今日は臨床講義の面接に応じてくださって，ありがとうございます．
> 患者：どういたしまして．
> 面接者：時々，私はメモを取るでしょう．それはあなたにしたいと思っている質問を忘れないようにするためです．さて，あなたがこちらに連れてこられた問題について少し私に話してくださいませんか？

患者：ええと，無力感，絶望感，もう天国に行くしかない．
面接者：もう天国に行くしかないですか．それは死ぬことを考えているという意味ですか？
患者：考えている？　むしろ，そう望んでいるということだ！
面接者：死にたいということですか．その点についてもう少し話してください．

　もちろん，「その点についてもう少し話してください」というのは古典的な，自由回答型の質問であり，患者が今言ったことを詳しく話すように依頼している．

患者：ええ，誰かを傷つけるか，自分を傷つけるか，どちらかしかないと考えている．他の人を傷つけるなんてしたくないから，自分を傷つけたほうがいい．
面接者：そうですか．
患者：もう生きていたくない．癌にでもなれば，死ねる．でも，頭がおかしくなっても，死ねない．我慢して生きていかなければならない．
面接者：なるほど．
患者：誰もこれを末期とは言わない．「そうだね！」というくらいだ．
面接者：あなたは実際に自殺を図ったことがありますか？
患者：ええ！「飛び降りろ，今がその時だ」という声がしました．服を脱ぎ捨てました．「もう服なんていらない」と思ったのです．ところがすべてが止まったのです．すべての自動車が止まりました．そこで，通りを横切って…遠くのトラックがすごいスピードで向かってくるのが見えて，それが私が覚えている最後のことです．私はそれに向かっていきました．
面接者：そして，あなたはトラックに向かっていったのですね．

　いくつかの反応があったが，面接者は主に患者が自発的に話をするように働きかけていた．自由な話の原則が守られている．

付録 C：面接，報告書，定式化の例

　患者：すごいスピードのトラックでした．救急車に乗せられて，誰かが私を叩いて，目を覚ませと言っていました．
　面接者：それでは，あなたはトラックに轢かれたと思いますか？
　患者：そう言われました．そのようですね．
　面接者：ええ，トラックに轢かれたように見えます．そして，救急車に載せられたことを覚えているのですね．

　会話の最後の「ええ」に注目してほしい．この面接者は患者自身と同じような話し方をすることで無意識的に関係を築こうとしているのだが，これは一般的なスタイルではない．面接中一貫して，この面接者は患者が理解できる単語を使っている．医学の専門用語は混乱を招きかねないし，ラポールを築く妨げになりかねない．

　患者：しばらくの間，救急隊員が私を叩いていました．
　面接者：それでは，今はどんな感じですか？　あなたは自殺しようとした．でも死なずに，ここにいるわけですね．
　患者：そのようですね．病院で死んだと思った．この白い部屋にいた．天国に行く前の待合室みたいだった．待合室にいた．そんな感じの部屋だった．
　面接者：なるほど．
　患者：今も，まだ待合室にいるように思えます．
　面接者：そうですか．
　患者：あんたたちがそれを助けてくれるのかい？
　面接者：誰もあなたが死ぬことを助けはしないと思います．

　直接的な答えのほうが，話を逸らすよりもよい．しかし，さらによい答えは「私にはそれはできませんが，これはできます」あるいは「私たちはあなたが生きていたいと思うようになれるようにできる限りの手助けをします」というのが一般的な言い方であっただろう．

患者：へぇ．
面接者：あなたは今でも死にたいですか？
患者：(うなずく)
面接者：ずっと絶望していたとおっしゃっていましたが，それはどのくらいの期間でしたか？

　面接者がしばしば患者自身の言葉を使って，会話を別の方向に転換しようとしていることに注目してほしい．

患者：何年もだ．
面接者：そうですか．最近絶望感がますます強くなってきましたか？
患者：そうだね．時々すっかり希望がなくなった．毎日ではなかった．この前の夏からだ．
面接者：この前の夏から，となると，何か月になりますか？
患者：7か月．

　時間に対する患者の見当識と，計算の能力をざっと評価しようとする明らかな試みであった．

面接者：ふうむ．他にはどのような気分でしたか？　自分には意味がないとか感じていましたか？
患者：そうだね．
面接者：なぜそう思いましたか？
患者：仕事を見つけようとした．そうすればうまくいくと考えたんだ．
面接者：そうですか．
患者：でも見つからなかった．

　ここまでのところ，面接者は調べる必要がある臨床的に興味深い3つの領域を同定した．すなわち，精神病(幻聴)，気分障害，社会的な問題である．さらに探っていく．

付録C：面接，報告書，定式化の例

> 面接者：一日を通じてまったく同じように感じていますか，それとも，一日のうちでもある時間のほうがまだ気分はましですか？
> 患者：夜が一番いい，まさに寝る前の時間だ．
> 面接者：夜ベッドに入る前，それが他の時間よりも気分がましだというわけですね．よく眠れていますか？
> 患者：ここ［病院］では眠れる．
> 面接者：正常な時はどうですか…睡眠にはどのような問題がありますか？

あまり慎重ではない他の面接者ならば，入院前の睡眠の問題に焦点を当てていくというよりは，他の話題に移っていったかもしれない．しかし，この面接者が「正常な時」という言葉を使ったことには私は疑問を感じる．これは一体どういう意味だろうか？「入院する直前は」といった言葉で時間を特定するほうがよいだろう．

> 患者：毎時間目が覚めて，歯を食いしばって我慢していた．
> 面接者：それは大変だ．目が覚めてしまうと，何かを考えていましたか？
> 患者：ああ．
> 面接者：どのようなことですか？
> 患者：「何をしようか？」
> 面接者：はあ．それでは，朝はよく眠れますか？
> 患者：最近まで，眠れなかった．
> 面接者：そうですか．起きる時間よりもずっと早く目が覚めてしまって，もう一度寝つくことができなかったのですね．

「あなたにはどのような問題がありましたか？」といった自由回答型の質問のほうがよかっただろう．

> 患者：ええ，「なんでこんなに早く目が覚めるんだろうか？」と思ったね．
> 面接者：眠ると，休んだ感じがしましたか？
> 患者：はい．

439

面接者：休んだ気がしたのですね．
患者：でも，眠らなくても，休んだ感じがしたんです．変だけれど，眠る必要がないような気がしていた．
面接者：食欲はどうですか？
患者：いいです．この通りです．
面接者：入院前はどうでしたか？
患者：あまりよくなかった．
面接者：体重は変わりましたか？
患者：ええ，10 ポンド（約 4.5 kg）減りました．今はわかりません．少し体重が戻ったかもしれない．
面接者：そうですか．どのくらいの間に，10 ポンド落ちたのですか？

　面接の間中，この面接者が「そうですか」といった具合に，しばしば言葉で患者を励まそうとしていたことに注目してほしい．面接者が患者の話を受け止めていて，話の流れを操作したりしないで，自然に流れていくように，はっきりと，しかし，無理せずに励ましている．このように書き言葉で記録してあると，うなずいたり，微笑んだり，瞬目したりといった非言語的な励ましを提示することができない．読みやすくするために，私はこの面接者が実際に使った非指示的な言葉での励ましの半分を省略している．

患者：1 週間くらいのうちにです．
面接者：短い間にですね．あなたはたくさん食べなかった．食物に興味がなかったのですか？
患者：あまりなかった．
面接者：他のことには興味がありましたか？
患者：いいえ．ああ，ガールフレンドがいて，彼女には息子がいた．その子には興味があった．
面接者：あなたはガールフレンドの子どもには関心があった．
患者：とてもいい子なんだ．いろいろと助けてあげた．

付録C：面接，報告書，定式化の例

面接者：ちょうどその頃，あなたは自殺を図りました．その子に対する興味は相変わらずありましたか？
患者：そうだね．でも，彼女は俺がそばに近寄ってほしくなかったんだ．
面接者：彼女はあなたに来てほしくなかった．読書とかテレビを見ることはどうでしたか？　そういったことには興味はありましたか？
患者：全然なかった．
面接者：集中はできましたか？
患者：テレビを見ている時には，集中していた．それだけさ．（沈黙）でも長いこと集中していはいられなかった．

　もしも面接者が急いで次の話題に移ってしまったら，この患者の集中力についての全般的な印象はいささか異なるものになったかもしれない．

面接者：ごく短い間？　どのくらいの長さでしたか？
患者：30分．
面接者：1時間の番組は見られなかったのですね．
患者：何も考えずに見ることはできなかった．
面接者：あなたが好きな誰かがそばにいた時は，気が散って，気分がよくなかったのが多少は晴れましたか？
患者：そうだね．
面接者：それは助けになった．どのくらい効果がありましたか？
患者：自分に何が起きているのか気づくまでは．
面接者：ということは，数分間は少し気分がよくなるけれど，また注意が逸れてしまうという感じでしたか？

　裁判長，異議あり！　証人を誘導している．「どのくらいの期間，一般にそれはあなたの注意を逸らしましたか？」と尋ねるほうがよいだろう．

441

患者：ええ．
面接者：わかりました．そのことについて自分が悪いと感じましたか？
患者：ええ．
面接者：どのようなことですか？
患者：この状況に置かれたことについてです．決断を下していれば，そんなことは避けられたはずです．でももう遅すぎます．
面接者：そうですか．あなたは死んでも仕方がないと感じているのですか？
患者：ええ．
面接者：あなたは自分が罰を受けて当然だと感じていますか？
患者：ええ，ある意味でね．
面接者：そうですか．
患者：たくさんの人がそうしていることを知っています．もっとよい方法を知っています．
面接者：もっとよい方法を知っている．たくさんの人がしている…何をですか？

　ここでも面接者は患者がたった今話したことを取り上げているが，今回は少し詳しく踏みこんでいる．あまり流れの方向を定めようとは見せないで，会話を導くための言葉による励ましの技法である．

患者：私がすることと同じようなことです．
面接者：なるほど．あなたが申し訳ないと感じていることですね．それが何か私に話してくださいませんか？
患者：薬に金を使ったり，アパートや食物に金を使う代わりに，ホテル代にしたり．
面接者：なるほど．
患者：請求書．
面接者：そうですね．それからどういった薬物の問題があったのですか？
患者：ヘロインとコカイン．

付録 C：面接，報告書，定式化の例

> 面接者：かなり長いことですか？
> 患者：数年．
> 面接者：どのくらいの量のヘロインを使っていましたか？
> 患者：毎日 0.5ｇ くらいかな．
> 面接者：その料金はどのくらいでしたか？
> 患者：20 ドル．そして，コカインにも 20 ドル．
> 面接者：そして，コカインにも 20 ドル．それが習慣になっていると，その習慣はどのくらい強いのですか？
> 患者：今でもやりたいかということですか？
> 面接者：はい．
> 患者：強いです．

　この面接者は 0.5ｇ がどの程度強い習慣なのか知らないし，専門家としての知識を患者に披瀝(ひれき)したいというわけでもない．いずれにしても，患者に説明してもらうということは，面接者が正しい情報を持っていることを確かめるのに適切な方法である．さらに，ラポールを強めることにも役立つ．

> 面接者：それでは，あなたは今でも薬物を渇望している感じですか．
> 患者：渇望というほど実際には強くはない．ただ，たくさん金を持っていて，そこに行ったら，きっと薬をやってしまうだろうね．
> 面接者：外出して，また薬を使うだろうと．
> 患者：そうすると，安心できるからね．
> 面接者：薬を使うようになる前は，あなたの気分はどうでしたか？

　考慮すべき 2 つの深刻な問題があり，面接者はどちらが先に始まったかを明らかにしようとした．その重要な理由として，一次性の気分障害なのか，薬物の使用による二次性の気分障害なのかを鑑別することは，治療の意味合いが異なってくるからである．

患者：それは俺がどこにいたかによるだろう．でも，…いつも何かが欠けていた．
面接者：いつも何かが欠けていた．薬物を使う前でも．
患者：ええ．学校に行っていた時も，決して溶け込めなかった．友達もいたけれど，溶け込めなかったという意味です．

　他の臨床的に興味深い領域が頭をもたげてきた．パーソナリティ障害の可能性である．

面接者：うーん．
患者：どことなく居心地が悪かった．
面接者：居心地が悪かった，たとえ友達と一緒でも．その居心地の悪い感じについて，もう少し詳しく話してくださいませんか？

　ここまでの面接でも，面接者は患者の気分についてさらに詳しく話すように働きかけている．自由回答型の質問は，気分に関する情報をさらに聞き出すのに優れた方法である．

患者：気まずいことを言ったり，馬鹿にしてしまうのではないかとか．自分が間抜けに見えてしまうようなこともしたくないし．だから黙っているとか，秘密にしていた．すると，何も起きない．友達も増えない．
面接者：ということは，あなたはいつも何か間違いを犯したり，場違いなことをするのを恐れていたのですね．そして，それはあなた自身が**どこか場違いな感じ**がしていたことと何か関係があった．これはあなたが大人になってからの人生でも同じような感じでしたか？

　普通は，私は面接者が長く話すことを勧めない．結局，面接者が長く話せば話すほど，患者が話す時間が短くなってしまう．しかし上述したように，時折，患者の話をまとめることによって，面接者が患者を理解していて，患者との関係を強化することが確かめられる．

444

付録 C：面接，報告書，定式化の例

患者：（うなずく）

面接者：子どもの頃はどうでしたか？

患者：両親が離婚するまでは，私はそれほど恐れたりはしていなかったのです．ここで暮らし始めた最初の日に，両親から「あそこにお前と同じ年頃の子どもがいるよ．遊んでおいで」と言われて，私は飛び出していき，その子の三輪車を押してあげました．私たちは親友になりました．

面接者：それはあなたが何歳の時でしたか？

患者：5歳でした．

面接者：ところが，両親が離婚して，友達との付き合いが終わってしまったのですね？

患者：（うなずく）

面接者：それはあなたが何歳の時でしたか？

患者：両親が離婚したのは，私が6～7歳，そうだ，7歳でした．

面接者：それからは，お母さんと暮らしたのですか，それともお父さんと？

患者：カリフォルニアで母と暮らしました．学校も時々休みました．他の兄弟は父と一緒でした．兄弟は学校に行っていました．

面接者：ということは，あなたは7歳の頃から，自分が場違いな存在だと感じるようになったのですか？

患者：そうですね．それが始まりで，どんな所にいても無様な感じでした．段々引きこもりがちになって，何もかもがうまくいかなくなった．そして，何度も転校しました．中学校にも行ったけれど，すべてを失ってしまった．そして，二度と取り戻せなかった．

面接者：すべてを失ってしまったというのは，どういう意味ですか？

患者：友達が皆，俺とは違った地区に進んでしまって，あらためて新しい友達を作らなければならなかったけれど，それができなかった．

面接者：あなたは二度と元に戻れなかった．

患者：ええ，同じところにずっといました．

面接者：あなたがティーンエイジャーの頃，気分が落ちこんでいましたか？

445

患者：ああ．
面接者：それは今あなたが感じているような抑うつ感でしたか？
患者：いや，自殺を考えていたけど，実行はしなかった．
面接者：そして，最初に自殺を図ったのはいつでしたか？
患者：2年前．
面接者：そうですか．それは薬物を使い始めた後でしたか？

　症状の出現順を見定めようとして，面接者は懸命に努力している．何が最初に起きて，それに引き続いて他の何が起きたのか．この情報は，診断や治療法を確定するために重要である．

患者：（うなずく）
面接者：そして，あなたは何をしたのですか？
患者：ヘロインをたくさん注射しようとした．
面接者：あなたはヘロインの過剰摂取を試みた．
患者：ええ，それに処方された薬ものんだ．
面接者：そして，それはそれほど効果がなかった．
患者：そうだね．
面接者：その時は入院しましたか？
患者：ええ，3日後に目が覚めた．
面接者：かなり長い期間でしたね．
患者：だいたいそんなとこだ．
面接者：それから今までにも自殺を図ったことがありましたか？

　面接者が「それから」「そして」という単語で始めて，多くの質問を発していることに気づいただろうか？　誰にも言語チック，あるいは繰り返し言葉に出す口癖のようなものがあり，それが煩わしく響くこともあれば，会話を滑らかにすることもある．あなた自身が無意識的に繰り返す単語を検討して，どれを使わないようにするか考えてほしい．しかし，この事例では，繰り返されるつなぎの単語が，面接を進めていくうえで

付録C：面接，報告書，定式化の例

実際に役立っているようである．

　患者：ええ，私は市販の睡眠薬をたくさんのみました．ただ動悸が激しくなっただけで，救急部を受診しました．
　面接者：そうですか．
　患者：救急部に着いた時に，意識を失ってしまいました．胃洗浄されて…**（長い沈黙）**
　面接者：先ほど，あなたは声が聞こえたとおっしゃいました．その点について話してくださいますか？
　患者：頭の中で何かを考えると，それが声になって響いてくるような，自分の頭の外からなのか，中からなのか，よくわからない．「構わない．やってしまえ」という声だった．
　面接者：それはどういう意味…
　患者：考えていることすべて．
　面接者：あなたが考えていることすべて．ということは，この声があなたをけしかけている．
　患者：**（うなずく）**
　面接者：その声はそれ以外のことを言ってきましたか？
　患者：そんなことをするなと言ってきます．
　面接者：たとえば？
　患者：「今はよくない．やめておけ」とか．
　面接者：ふうむ．
　患者：いつもそんな声が聞こえていたのです．
　面接者：あなたにはいつもそんな声が聞こえていた．それはいつ頃まで遡りますか？
　患者：子どもの頃です．そのおかげでトラブルを避けられたことがたくさんありました．
　面接者：そうですか．その声は誰か実際の人のものですか，それともどこかから聞こえてくると思いましたか？　あるいは，あなた自身の良心とか，あなたの考えだったのでしょうか？

選択を迫っていることに注目してほしい．自由回答型の質問のほうがここでは適切だったかもしれない．たとえば，「あるいは，何か他に説明することができるでしょうか？」といった質問の仕方である．

> 患者：つい最近まで，これは自分の良心の声だと思っていました．これがあまりにも強くなって，まるで目に見えるほどになる．そして，何か他のものだと思い始めたのです．
> 面接者：ふうむ．
> 患者：兄が亡くなりました．それと何か関係があると信じています．
> 面接者：よくわかりませんが．
> 患者：兄が殺されたんです．それと，私が死ななかったことと何か関係があった．
> 面接者：ということはあなたの考えていることは…
> 患者：ヘロインを過剰に注射しようとして，病院から退院するまさにその同じ日に，祖父が亡くなった．
> 面接者：おやまあ！

この言葉は，「これはひとりの人が背負うにはあまりにも重荷でしたね」ということを短く表現したものである．このような反応は，臨床家が患者を理解し，大切にしていることを伝える．たったひとつの単語でラポールを築くという好例である．

> 患者：兄と祖父が身代わりになってくれたようなものです．兄が私の代わりに死んだ．間違いありません．
> 面接者：ある意味で，あなたのお祖父さんが亡くなって，それで，あなたは生きていられると思っているのですね？
> 患者：（うなずく）
> 面接者：それは責任重大だ．あなたはどのような感じがしましたか？
> 患者：祖父は重病でした．祖父はじっと耐える，まさにそんな男でした．だから俺はそんなに驚かなかった．

付録 C：面接，報告書，定式化の例

面接者：お祖父さんは何で亡くなったのですか？
患者：老衰でした．
面接者：それに，あなたのお兄さんが亡くなった，殺されたとおっしゃいましたね．

　この面接者はうまく面接を進めている．殺された兄について質問するのを忘れていない！　面接の冒頭で患者に対して断っていたメモが，この質問をするのに役立っていたのかもしれない．

患者：兄は刺殺されたのに，犯人は懲役 2 年でしかなかった．
面接者：お兄さんを刺殺した犯人は 2 年間服役しただけだったのですね．それはどんな状況でしたか？
患者：兄は刑務所から出てきたばかりで，どこに行ったらよいかわからなくて，公園で仲間と寝ていた．彼らは一緒に料理をしていて，兄はビールを買いに行こうと思って，自転車を借りようとした．すると，その自転車の持ち主が現れて，「俺の自転車から手を離せ」と言って，ナイフを振り回して兄を追い回したんだ．
面接者：そうですか．ところで，お兄さんはどうして刑務所に入っていたのですか？
患者：強盗をしたからです．
面接者：お兄さんは人生で多くの問題を抱えていましたか？
患者：そうでもなかった．ただアルコールの問題があった．
面接者：飲酒ですか．そのために強盗をしたのですか，その時は酔っていましたか？
患者：ええ．
面接者：あなたの家族の中で誰か他にも薬やアルコールの問題があった人はいますか？
患者：ええ，兄も．
面接者：他のお兄さんですか？
患者：はい．そして，叔母と叔父も．

449

面接者：叔父さんや叔母さんもいたのですね．お父さんの側ですか，それとも…
　患者：母の側です．それと義理の父もです．
　面接者：お母さんはお酒を飲んだり，薬を使ったりしましたか？
　患者：ええ．
　面接者：お母さんについて話してください．
　患者：酒を飲むし，マリファナも吸っています．
　面接者：お母さんは健在ですか？
　患者：（うなずく）
　面接者：今もお酒を飲んでいますか？
　患者：いいえ．
　面接者：お母さんは禁酒した．どうして禁酒したのですか？
　患者：ただ，止めたのです．
　面接者：それであなたにとって何かの希望が出てきましたか？
　患者：私も止めました．7か月間手を出していません．
　面接者：本当ですか？　それは素晴らしい！　それはいつのことでしたか？

　誉め言葉はほとんど不要なのだが，状況によっては心のこもった誉め言葉が適切であることもあり，患者が面接者に抱く感情を強化するのに役立つかもしれない．

　患者：昨年のことでした．
　面接者：また元に戻ってしまった．
　患者：その時はひどい気分だった．
　面接者：酒にも薬にも手を出さず，素面だったのに，とても気分が落ちこんでいたという意味ですね．
　患者：そうです．絶望していました．金はあった．
　面接者：その時は働いていましたか？
　患者：いいえ，でも，6,000ドルの預金があった．

付録C：面接，報告書，定式化の例

面接者：本当ですか！　すごいですね．それでも気分はすぐれなかった．
患者：全然．
面接者：お金を使わなかったし，酒も飲まなかった，それでもあなたはひどく落ちこんでいた．
患者：（うなずく）
面接者：そして，自殺を考えたのですか？
患者：（うなずく）
面接者：その時は，今と同じようにひどい気分だったと思いますか？
患者：（うなずく）その通り．
面接者：私はあなたの家族について質問しました．お兄さんたちやお母さんについて伺いました．お父さんはどうでしたか，酒飲みだったり，薬を使っていましたか？
患者：義理の父です．
面接者：あなたの実のお父さんはいかがですか？
患者：実の父も飲んでいましたが，止めました．でも，私が子どもの頃は，父は酒飲みでした．
面接者：そうですか．実のお父さんはどんな仕事をしていましたか？
患者：販売担当のマネージャーでした．
面接者：あなたはお父さんと今でも何らかの関係がありますか？
患者：今はあまり，しばらく関係がありません．
面接者：そうですか．お母さんとはどうですか，お母さんと会いますか？
患者：（うなずく）
面接者：お母さんとはうまくいっていますか？
患者：とてもいいです．ほとんどの場合は．
面接者：お兄さんとお祖父さんが亡くなって，そういったことが重なって，あなたはとても気分が落ちこんだと思います．今，うつ病のために感じている気分と，お兄さんやお祖父さんが亡くなった時の感じと比べることができますか？
患者：兄が亡くなった時には，これで兄も安らかに眠れると感じました．兄はラッキーでした．もう悩みを抱えて苦しまなくて済む．祖父につい

451

ても同じです．痛みがとても強かった．だから，私のうつ病とそれを比べると…兄や祖父のところに行きたい．
面接者：ということは，今あなたが感じていることは，お兄さんやお祖父さんが亡くなった時に感じていたこととはまったく異なる．私は正しく理解していますか？

　面接者が話をまとめたのはとても重要である．今の患者のうつ病のタイプと重症度をまとめてみて，それを愛する人が亡くなった時の感情と比べてみた．面接者が異なる診断について考えている時に，この種の情報を使って，どのタイプの気分障害であるかを整理するのに役立つ．

患者：ええ．
面接者：あなたは今でも死んでしまったほうがよいと感じていますか？
患者：はい．
面接者：あなたが死ぬのをここにいる誰かが助けてほしいと言いました．それはあなたにとって現実的な希望のように思えますか？
患者：なぜ駄目なのかわかりません．癌患者にはそういった手助けをしますね．私の脳は癌なのです．
面接者：あなたの脳が癌．それはどういう意味ですか？
患者：非常に悪性の思考という意味です．
面接者：癌のように悪性の思考．薬とか，他の治療法で，あなたの脳がその悪性の思考から回復することはできないでしょうか？
患者：ええ，でも，それはまた別の話です．
面接者：別の話ですか．
患者：ヘロインならばそんな効果があります．ヘロインの効果です．悪性の思考を抑えこんでくれます．でも，気分はよくなりません．私は誰とも外出したくない．ただ部屋に座って，テレビを見ていたいだけだ．そして，悪性の思考を締め出したい．そのためにあんなことをしたんだ．
面接者：あなたがヘロインを使ったのは，今あなたが抱えているような，本当にひどい，否定的な思考をいくらかでも和らげようとしたというこ

付録 C：面接，報告書，定式化の例

　とでしょうか？
患者：まさにその通り．
面接者：声が聞こえたとおっしゃいましたね．その他にも，ほとんどの人
　が経験しないような，何か他に特別な経験がありましたか？

　巧みに話題を転換させている．患者自身の言葉を取り上げて，精神現象に関する他の質問への橋渡しとして利用している．

患者：え，いいえ．
面接者：たとえば，何かが見えたりしますか？
患者：ええ．
面接者：それについて話してください．
患者：私がぶら下がっている姿が見えます．
面接者：ぶら下がっている？　ロープか何かでという意味ですか？
患者：私の自動車が煉瓦の壁に衝突した場面が見えたりします．駅のプ
　ラットフォームから飛びこんで，電車に衝突する私の姿も見えます．
面接者：たとえば，今あなたが私を見ているように，実際にそのような場
　面が見えるのですか？　それとも，心の中の画面に映し出されているよ
　うなものでしょうか？
患者：いいえ，はっきりと見えます．
面接者：あなたには実際にそれが見えるのですね．あなたが私を見るよう
　に，それがはっきりと見えるのですね？
患者：そうです．
面接者：誰かが何らかの形であなたに陰謀を企てたり，傷つけようとした
　りしているのをあなたが感じたり，考えたりしたことはありますか？
患者：ありません．
面接者：監視されているとか？
患者：監視ですか，ええ．
面接者：それについて話してください．
患者：警察官がそんなことをします．私を止めようとする．

453

面接者：そうですか．警察があなたの自殺を止めようとしていると考えた
ことがある．
患者：ええ．監視カメラが至る所にあります．
面接者：たしかにこの病棟にも監視カメラがありますね．病院の外はどう
ですか？　至る所に監視カメラがあるように感じますか？
患者：はい．ショッピングモールに行けば，どこにでもあります．街灯や
信号機のところにもカメラがついています．
面接者：薬物やアルコールの使用以外に，他の精神障害にかかっていた人
があなたの家族にいましたか？

　おやおや何という対応だろう．これはまさに，カメラが患者にだけ焦点を当てていたのか，それとも他の誰もがその対象だったのかを探る絶好の機会であった．後者の反応ならば，当然，心配は減る．

患者：（**首を振る**）
面接者：うつ病．
患者：ええ，義理の父が．
面接者：義理のお父さん．
患者：薬を使っていましたが，それを止めて，6〜7年間はクリーンでした．ところが，ある日，あまりにも気分が落ちこんで，仕事を早退し，帰宅しました．
面接者：義理のお父さん以外には？
患者：いません．
面接者：家族の中に統合失調症の人は？　…何らかの精神病とか，変わっているとか？　…誰かほかに自殺をしようとした人は？

　面接者は一つひとつの質問をするたびに，患者に答えを考える時間を与えた．

患者：（**上記の各質問に対して首を振り「いいえ」と答える**）

付録C：面接，報告書，定式化の例

> 面接者：それでは，あなたには2人のお兄さんがいますが，その他に兄弟姉妹は？
> 患者：いません．
> 面接者：兄弟の順は？
> 患者：私が末っ子です．
> 面接者：あなたが末っ子ですね．今，何歳ですか？
> 患者：31歳です．
> 面接者：ああ，そうですか．あなたが子どもの頃の経験について話していましたね．学校はどこまで行きましたか？
> 患者：高卒です．しばらく大学にも行きました．
> 面接者：どのような仕事をしてきましたか？
> 患者：カーペットを敷く仕事をしたり，洗車や，ピザの宅配をしました．倉庫係もしました．
> 面接者：仕事は好きですか？
> 患者：ええ．
> 面接者：仕事から何かが得られる感じがありますか？
> 患者：ええ．
> 面接者：これまでにもっとも長く働いた期間はどれくらいですか？
> 患者：5年間です．
> 面接者：それは素晴らしい．どんな仕事でしたか？

ここでも面接者は患者を誉めている．ここで守らなければならないルールとは，面接者が心底そう思っていない誉め言葉は決して口にしてはならないということである．この面接者のように響くだろう．

> 患者：ピザの宅配です．
> 面接者：退院したら，また別の仕事が見つかると思いますか？
> 患者：仕事を探そうとしてきたけれど，見つからなかった．それで希望を失ってしまった．
> 面接者：そうですか．お兄さんが刑務所にいたことがありましたが，あな

455

たも同じような問題を抱えていたことがありますか？

　面接者は以前話題に出た情報を利用して，デリケートな話題への橋渡しにしている．

　　患者：一度もありません．
　　面接者：ガールフレンドについて話していましたが，あなたは結婚したことがありますか？
　　患者：いいえ．
　　面接者：あなたには今まで何人もガールフレンドがいましたか？
　　患者：ええ．
　　面接者：女性との関係は一般に満足のいくものでしたか？
　　患者：ええ．
　　面接者：性的にも満足していましたか？
　　患者：まずまずでした．
　　面接者：ひどく気分が落ちこんでいる時はどうですか？　気分がひどく落ちこんでいると，セックスについての関心も異なりますか？

　リビドーに関する質問が会話の自然な流れになるまで，そして，患者が面接の過程に十分になれるまで，この面接者が長い間，セックスに関する質問を先延ばしにしてきたことに注目してほしい．

　　患者：セックスはしなかった．
　　面接者：ただセックスはしなかった．興味がなかった？　あなたの身体的な健康はどのようでしたか？
　　患者：上々でした．
　　面接者：手術を受けなければならないような問題を抱えたことはありますか？
　　患者：腰を痛めたことがあります．

付録C：面接，報告書，定式化の例

ところで，患者は手術を受けたのだろうか？　状況からすると，手術を受けなかったと考えられるかもしれないが，正確さを求めることが面接の目標のひとつでもある．

面接者：トラックに轢かれた時の他に，意識を失ったことはありますか？
患者：**（首を振る）**
面接者：精神科入院以外に，入院したことがありますか？
患者：子どもの時に，8フィート（約2.4メートル）の高さから落ちて，頭を打ちました．
面接者：あれあれ！
患者：かくれんぼをしていた時に，真っ逆さまに落ちて，頭を打った．両手首を骨折して，脳震盪を起こしました．
面接者：どのくらいで意識を取り戻したのですか？
患者：数秒です．でも，一日中，めまいがしました．
面接者：そうですか．それから比較的すぐに回復しましたか？
患者：ええ．病院で一晩過ごしただけでした．
面接者：そして，あなたはかなり長い間うつ病で苦しんできました．何か抗うつ薬の治療を受けましたか？
患者：錠剤だけです．
面接者：どのような種類の薬でしたか？
患者：レクサプロ，Wellbutrin，デパケンでした．
面接者：何か効き目があったように思いますか？
患者：ええと．
面接者：それぞれどのくらいの期間服用していましたか？
患者：レクサプロが4か月間，Wellbutrinとデパケンは1か月間でした．
面接者：どうして服薬を止めてしまったのですか？
患者：レクサプロを飲むと，倦怠感と胃の不快感が出てきたのです．Wellbutrinとデパケンも似たようなものでした．
面接者：それぞれどのくらいの量を服用していたか知っていますか？

457

患者：いいえ．
面接者：薬はそれぞれ何錠も飲んでいたのですか？
患者：ええ，デパケン 4 錠，Wellbutrin 1〜2 錠でした．
面接者：レクサプロは？
患者：2 錠だったと思います．

　以前の治療が適切であったかどうかを見きわめるために，まるで狩猟犬が獲物を追いつめるかのように，面接者はこの情報を収集していった．

面接者：あなたはこれまでに心理療法を受けたことがありますか？　…集団療法とか？　…認知行動療法とか？
患者：(それぞれに対して)いいえ．
面接者：このような治療はどれも受けたことがないというわけですね．さて，うつ病の人が，時折，まったく正反対の気分になることがあります．ひどく気分が高揚したり，幸せすぎるように感じたり，世界の頂点に立っているように感じることさえあります．このようなことがあなたに起きたことはありますか？
患者：ええ．
面接者：そのことについて私に話してください．
患者：先日，シートベルトをしていないことで違反切符を切られました．講習に 20 ドル，反則金に 200 ドルかかって，けれど，講習を受けて反則金を払ったら，違反はチャラになった．
面接者：それで気分がすっきりしたでしょうね．
患者：ええ．財布には一銭もなくて，食べ物もなければ，ガソリンもほとんどなかったというのにです．
面接者：なるほど．そのような爽快な気分はどれくらい続きましたか？
患者：まあ，5 分間くらいでした．
面接者：一度に数日続く気分の高揚を覚えたことはありますか？
患者：いいえ．

付録C：面接，報告書，定式化の例

面接者：これまでに話してこなかったことで，他に重要な出来事はありますか？

そろそろ終わりの準備をしていて，患者の心に他に何か話したいことはないかという機会を与える目的がある．今回は否定的な情報となるかもしれないが，初回面接のうちには最低1回はこのように働きかけるのがよい考えである．

患者：ありません．
面接者：自分には意味もないし，馬鹿馬鹿しいと思えるのに，そのことを繰り返し思い出すような経験はありませんでしたか？
患者：いいえ．
面接者：何かが恐ろしいとか，恐怖症は？
患者：ええ．
面接者：たとえば…
患者：人前で話すのが怖かったり，溺れるのが怖かったり，焼け死ぬのが怖かったり，失敗が怖かったり，笑われるのが怖かったり．
面接者：そういった怖さのために，生き方をどうにか変えようとしたことはありますか？
患者：ええ，怖いことを避けようとします．
面接者：どのようなことを避けていますか？
患者：見知らぬ人に会うのを避ける．傷つけられるかもしれないことも避けます．
面接者：人前で話さなければならないとして，あなたはそれができますか，多少あがってしまうだけですか，それとも，そんなことをまったくしませんか？
患者：大学では，まったくしなかった．でも，やろうと思えばできたでしょう．
面接者：やろうと思えばできただろうけれど，嬉しくはなかっただろうということですか．

患者：あるいは，ひどくみじめになったでしょう．

面接者：パニック発作になったことはありますか？ 何か恐ろしいことが自分の身の上に起きるような感じがして，心臓が本当にドキドキするとか？

患者：いつもです．

面接者：今でもですか？

患者：ひどいものだ．本当に嫌になる．

面接者：どんなことがきっかけになりますか？

患者：どんなことでもさ．バスケットボールをしていても，次に起きることがわかる．発作が起きるのを感じる．冷や汗をかいて，妙な気分になる．それが何か私にはわかります．そのまま過ぎ去ってほしいと思う．めまいがして，吐きそうになる．

面接者：そのような経験がどの程度の頻度で起きますか？

患者：場合による．1日に4〜5回のこともあれば，1か月間起きないこともあります．

面接者：その症状について医師に相談したことがありますか？

患者：不安発作と言われて，ソラナックスを処方してくれました．

面接者：効果がありましたか？

患者：ええ．

面接者：もちろん，ソラナックスにも副作用があります．服薬に慣れてくると，それを飲みたくなります．

治療について患者は答え出した．臨床家はある種の薬の危険について（暫定的ではあるが）意見を述べようとしている．しかし，物質誤用の経験が考えられる患者という状況ではおそらく害はないだろうし，患者はすでに数回自殺企図にも及んでいる．

患者：薬を飲んで，かえって疲れてしまった．医者から薬をもらったけれど，私はそれを1/4に割って，飲みました．

面接者：あなたは心配性ですか？

付録C：面接，報告書，定式化の例

　実際に，面接者の意見はここでは受け入れられている．患者がソラナックスを乱用しなかったことの重要性を面接者が理解していることを何らかの形で示している（この件について，患者がソラナックスを誤用していなかったと確認する質問をするのは悪くはないだろう）．いずれにしても，面接者は「ソラナックスについてはわかりました．何か他に進んでいきましょう」とでも言って，患者の心配事について尋ねてもよいだろう．

患者：ええ，心配します．
面接者：どんな心配をしますか？
患者：何についても…次に何が起きるだろうか…私はここからどこへ行くのか…どうやってこれをコントロールしようか…自分にはコントロールできないこと，こんなことばかり心配しています．
面接者：**（今患者が述べた心配事の一つひとつに「ふむふむ」と応えて）**アルコホーリクス・アノニマス（AA）やナルコーティックス・アノニマス（NA）といった組織に助けを求めたことがありますか？
患者：ええ．
面接者：どのような助けを得られましたか？
患者：AAに行って，7か月間断酒できました．そこにはたくさんの新会員がいるので，参加を止めてしまった．彼らはどれくらいの薬を使っていたとか話していて，「俺はそんなことは聞きたくない」という気持ちになった．
面接者：かえって気が滅入ってしまったのですか？
患者：ええ．かえって薬をやりたくなった．
面接者：また薬に手を染めるようになった．
患者：ええ．
面接者：今日先ほどあなたが言ったことに関心があります．働いていなかったけれど，6,000ドルの預金があった．それがどうして可能なのですか？
患者：自動車事故で，補償金が6,000ドルだった．

面接者：そうですか．そのお金を瞬く間に使ってしまったのですか？
患者：数か月でね．
面接者：薬に使ったのですか？
患者：薬や宿代にね．住む場所がなかったから．
面接者：そうですか．あなたに何が起きたのかとてもよくわかりました．少し方向性を変えて，いくつかの質問をさせてください．今日は何年何月何日ですか？

　ここで話題を転換させているが，面接者が他の情報を必要としていて，面接を先に進めたいことが明らかである．

患者：（**年月日を正確に答える**）
面接者：私たちは今どこにいますか？
患者：（**正確に答える**）
面接者：それでは，私はあなたに私の名前を言いましたか？
患者：＿＿＿＿先生です．

　面接における記憶の検査は概略をとらえるためであり，面接者の名前といった質問はごく大雑把なものである．これまでの40分間の面接で患者の思考が清明であるという客観的な証拠があるので，記憶について非常に詳しく追及しなくてもよいと面接者は判断したことが明らかである．

面接者：結構です．今は誰が大統領ですか？
患者：（**素早く，数人の前大統領を正しい順に答える**）
面接者：これまでにも，100から7を連続して引き算するように質問されたことがあるでしょう．今も，それをしてくださいますか？
患者：93．
面接者：60以下になるまで，7を引き続けてください．
患者：はい，93, 86, 79, 72, 67…あれ，もう間違った．

付録 C：面接，報告書，定式化の例

> 面接者：（患者が一生懸命に答えている間，黙っていて）よくできましたよ．
> 患者：そうですか？
> 面接者：ほとんどの人よりもよほどうまくできました．
> 患者：全部正解ですか？

　患者は検査結果がよいかどうか必死で保証を求めている．これは患者の依存の程度を示唆している．何らかの効果があるならば，保証を与えてもよいのだが，事実と異なることが明らかな場合には，そうすべきでない．

> 面接者：最後の答え以外は正解です．これで今日，あなたに尋ねたい質問は終わりました．大切な時間をありがとうございます．

　良好なラポールを築き，それを保ちながら，この面接者はこの患者の診断や治療に関連する多くの情報を収集した．45分間で，臨床的に興味深い8つの領域のすべての情報を集めた．さらに，患者の個人的および社会的背景についても（すべてとは言わないまでも）かなりの情報を知ることができた．
　誤りがひとつもない面接などあり得ず，この面接も例外ではない．面接で不十分にしか取り上げられなかったり，まったく取り上げられなかったりした点を，私はただちに半ダースほど指摘することができる．読者ならば，いくつを指摘できるだろうか？

報告書

　識別情報：これは，マルコ・カーリン，31歳，独身白人男性の精神科再入院記録である．
　主訴：「無力感，絶望感，天国以外に行く場所がない」

情報提供者：患者自身．

現病歴：カーリン氏は，交通量の多い道路に飛び出し，トラックに轢かれるという自殺企図後に入院となった．長年にわたりうつ病に罹患していたが，とくにこの7か月間，絶望感と無価値感を特徴とする重症のうつ病であった．入院前には，不眠（中途覚醒および早朝覚醒）と食欲不振を認め，体重が1週間で10ポンド減少した．しかし，入院後は，睡眠と食欲は改善した．重症のうつ病であった7か月間，彼はテレビやガールフレンドの子どもに対する興味はあったが，リビドーは顕著に減退した．集中力も幾分低下し，好ましく思っていた人々との交際も減った．自責感も認め，罰せられて，死んで当然であると確信している．兄や祖父の死を経験した時よりも，今のほうが具合が悪いように思われる．祖父にとって，死は苦しみからの解放であった．幸運な出来事への数分間の反応以外には，患者は気分が高揚した時期を否定している．

うつ病に対するこれまでの治療は，レクサプロ（2錠/日，4か月間），Wellbutrin（1～2錠/日，1か月間），デパケン（4錠/日，1か月間）であった．認知行動療法，集団療法，他の心理療法を受けたことはない．

少なくとも過去2年にわたる違法な薬物の使用に対して自責感を感じている．毎日，ヘロインに20ドル，コカインに20ドル使い，自分には深刻な薬物使用の問題があったと感じている．今も薬物を渇望し，また使うだろうと感じている．ヘロインを使うと，受け入れがたい思考を抑えることができるという．現在，薬物もアルコールも使用していないのに，重度の抑うつ感を覚えると述べている．

そして，懸念すべき他の問題として，幻聴がある．彼は長年にわたり（「私にはいつも声が聞こえていた」）「やってしまえ」とか「今はよくない．やめておけ」といった声が聞こえていたと述べている．子どもの頃は，この声がしばしば助けてくれていたともいう．以前はこれが自分の良心の声ととらえていたが，最近では，とても強くなって，「ほとんど目に見えるほどである」という．

個人的および社会的病歴：子どもの時ですら，カーリン氏は居場所が

付録 C：面接，報告書，定式化の例

ないように感じていた．周囲に溶け込めないと感じ，転校を繰り返し，新しい友達を作らなければならなかった．ティーンエイジャーの頃は，抑うつ的ではあったが，自殺の危険は高くなかった．彼が 7 歳の時に，両親が離婚し，その後は母親とカリフォルニアで生活した．兄 2 人は父親と生活した．彼は実の両親との関係はまずまずよかったと考えている．高校卒業後，短期間，大学にも通学した．カーペット設置，洗車，ピザの宅配（5 年間）などさまざまな仕事に就いた．しかし，最近は失業していて，就職はうまくいかなかった．これまでに結婚したことはないが，ガールフレンドはいた．うつ病ではない時には，性的な満足に問題を抱えることはなかった．

家族歴を見ると，父親は販売マネージャーで，人生の早い時期には飲酒していた，生物学的な父親を含め，物質を誤用する家族が多かった．兄には服役歴もあった．

カーリン氏の身体的健康は全般に良好であった．8 歳の時に，転落し，頭部を負傷し，脳震盪のために一晩入院したことがある．背部痛の訴えを認めるが，手術歴はない．精神症状以外の理由では服薬していない．

MSE：今も死んでしまいたいと望み，病院の誰かが死ぬことを助けてくれて，「悪性の思考」から救ってほしいと願っていた．これは妥当な希望であると信じていた．ロープで首をくくる，自動車で煉瓦の壁に激突する，プラットフォームから電車に飛びこむといった明瞭な幻視がある．彼は迫害観念は否定していたものの，警察から監視されているような感じがすることを認めていた．その証拠に，監視カメラが至る所にあるというのだった．人，場所，時間についての見当識は良好である．知識量（例：大統領）も良好である．長期記憶，その保持や再生も障害されていない．集中力もほぼ良好であり，連続して 7 を引き算する課題では，間違いは 1 つだけであった．

自発的に話題にすることはなかったが，いくつかの恐怖があることを彼は認めている（例：溺死，失敗，焼死，人前で話すこと，笑われること）．その結果，傷つけられるような人や状況を避けているが，もしも

465

大勢の人に話すことを求められれば、おそらく、それを実行できるだろうとも述べている。強迫観念は否定しているが、パニック発作があることは認めている．

印象
保留診断

1. 気分障害
　　頭部外傷による二次性のうつ病
　　うつ病の特徴を伴う物質誘発性気分障害
　　抑うつエピソード，反復性，おそらく気分変調症を伴う
　　双極 I 型障害
　　双極 II 型障害
2. 物質の誤用
　　コカイン使用障害，中等度
　　ヘロイン使用障害，中等度
3. 不安障害の可能性
　　社交不安症
　　全般不安症
　　パニック症
　　広場恐怖症
4. 精神病の可能性
　　物質誘発性精神病性障害
　　うつ病，重度，精神病性の特徴を伴う
　　統合失調症
5. 特定不能のパーソナリティ障害の可能性，回避性およびシゾイドの傾向を伴う
　　身体的な診断：最近トラックに轢かれた
　　社会心理的問題：最近失業中，ホームレス
　　全般的機能評価：15(最近)，70(過去1年で最高)

付録 C：面接，報告書，定式化の例

定式化

要約

　この 30 歳の独身白人男性は，ハイウェイで走っているトラックに轢かれるという自殺企図後に，入院となった．7 歳ごろから，さまざまな程度のうつ病であり，最近では，コカインやヘロインの使用によって，うつ病の症状が複雑化していた．数種の薬物療法を受けたものの，大きな効果はなかった．最近は失業中で，現在はホームレスである．

鑑別診断

　うつ病：診断基準を満たす多くの症状や繰り返される自殺未遂歴からは，うつ病が支持される．カーリン氏のうつ病は，薬物の使用以前からあり，また，薬物を使っていない時にも認められる．長期にわたる抑うつ症状は，併存する気分変調症の可能性も示唆される．

　精神病：カーリン氏は，DSM-5 の統合失調症の診断基準の A 症状を十分には満たしていない．また，彼の幻聴は十分にその特徴を満たしていない．彼の症状は，精神病性の特徴を伴ううつ病における気分に一致した症状とは言い難い．物質の最近の使用量を考えると，物質誘発性精神病性障害の診断にも十分に該当しないように思われる．しかし，今後，精神病の症状が他にも出現しないか，慎重に経過を観察する必要がある．

　物質の誤用：この面接からは，物質使用がどの程度であるのか明らかではないが，それはほとんど問題とならない．ただし，コカインやヘロインの使用が人生に障害をもたらし，現在のうつ病に大きな影響をもたらしていることは明らかである．

　不安症：いくつかの異なる不安症の症状を患者は認めている．ただし，どれも確定診断をするのに十分な情報は不足している．実際のところ，質問に対する患者の反応は，面接の過程に過度に従順であることを示唆しているのかもしれない．

パーソナリティ障害：面接の質問に対して過度に従順な態度や薬物使用の長期にわたる病歴は，ある種のパーソナリティ障害を支持しているかもしれない．上述した主要な診断の可能性を考えると，診断は今のところ保留としておく．

最善診断

現時点においてもっとも可能性のある診断としては，「うつ病，コカインとヘロインの誤用を伴う」である．

寄与因子

家族歴(父，兄)からは，カーリン氏は物質の誤用が強く疑われる．患者が幼い頃に両親が離婚したことは，気分障害に関連していたかもしれない．物質使用とうつ病は互いにその増悪に関連している可能性がある．

さらに必要な情報

これまでの医療記録と他の臨床家の印象に加えて，両親と面接することは，カーリン氏のうつ病と物質使用の関係や不安症や精神病の可能性に関する疑問を解決するのに役立つだろう．彼の現在のサポートシステム，宗教，軍歴について今回の面接だけでは十分に明らかにできていない点について，追加の面接によってさらに詳しい情報を明らかにすべきである．

治療計画
・抗うつ薬治療をさらに続ける
・抑うつ気分に焦点を当てた心理療法(おそらく，認知行動療法)
・物質の誤用に対する12段階プログラム
・住居や就業支援への紹介

付録C：面接，報告書，定式化の例

予後

　もしもうつ病の診断が正確で，患者が薬物療法や認知行動療法に反応したら，物質使用の管理に成功する基盤になるかもしれない．一方で，物質使用がコントロールされないと，うつ病の管理も非常に難しくなる可能性がある．予後は，パーソナリティ障害の可能性によっても複雑になるだろう．

付録 D：半構造化面接

A Semistructured Interview

　過去数十年間，臨床家は医療データを集めるために，構造化面接や半構造化面接を利用してきた．これらの方法は，伝統的な自由な面接法に比べると，正確な主診断を下したり，二次的な診断を明らかにするのに効果的である．たとえば，DSM のための構造化臨床面接法(Structured Clinical Interview for DSM：SCID)は，患者の診療録に載せられている臨床診断よりも，5 倍も多くの診断を同定できたことを明らかにした研究もある．また，好都合なことに，構造化面接は不当な臨床診断を拒絶することができる．たとえば，ホームレスの患者についての研究では，伝統的な臨床手法に比べると，構造化面接法では反社会性パーソナリティ障害の症例はほとんど同定できなかった．

　私がこの付録 D を書いているのは，成人の臨床面接の代わりにしようという意図ではなく，あなたが可能な限りもっとも完全な診断を下すのに必要な情報を得られるようにするのを助けるためである．質問することで，診断を下すための情報が得られるのだが，質問それ自体ですべてが済むわけではない．たとえば，抑うつ的な患者が，抑うつエピソードなのか，双極性のうつ病エピソードなのか，それとも気分変調症なのかを判定しなければならないし，最初の 2 つのうちのどちらかであれば，それぞれサブタイプを特定する情報を付記する必要がある(例：不安性の苦悩を伴う，メランコリアの特徴を伴う，季節型)．多くの点で，

あなたは詳細な情報を引き出す必要があり，それはまるで何も見落とすことをしない技術者が実施するための構造化された面接であり，この仕事はまさにあなたの手で行われる．この手引きは，すでに精神障害についての基礎がある精神保健の専門家のためのものである．

スクリーニングのための質問(ゴシック体で示してある)は二度取り上げている．この直後に全体を挙げ，さらに各診断の冒頭にも挙げてある（まず主要な質問をすべて**最初**に尋ねると，患者は肯定的な答えがさらに多くの質問を引き起こすことに気づく前に，「いいえ」と答える傾向を挫くのに役立つという客観的な証拠がある）．もしも一連のスクリーニングの質問に対して否定的な答えが戻ってきたら，その後の質問を省略して，先に進めていく．

最後の2つの節はスクリーニングの質問ではないが，省略してはならない．患者の背景，パーソナリティ，気分，一般的行動について必要な幅広い情報について気づかせてくれる．

ところで，以下には，現在の改訂された診断の手引きとは正確に対応しない質問もあるだろう．たとえば，物質使用を伴わない，他の衝動制御障害を伴うギャンブルも含めてある．というのも，診断の手引きでは，科学的に関連する群の障害を含めていて，臨床的によく出会う症状をかならずしも載せていないためである．使いやすさを考えて，私は一般により伝統的な分類に拘ってきた．

スクリーニングのための全質問

A1. **あなたが一日のうちのほとんどの時間，ひどく気分が落ちこみ，抑うつ的で悲しくなった時期がありましたか？**
A2. **あなたが一日のうちのほとんどの時間，普通の活動を楽しむことができなかったり，快感を得られなかった時期がありましたか？**
B1. **あなたはうつとは反対の気持ちになったことがありましたか？不自然なほど幸せだったり，多幸的であったり，「幸せすぎる」よ**

うに感じたことはありましたか？
- B2. あなたが普段以上に怒りっぽかったり，イライラしたり，文句を言ったことに，自分が(あるいは他者が)気づいた時期がありましたか？
- B3. あなたはいつもの自分よりもとても活動的になった時期がありましたか？
- C1. あなたは突然不安になったり，怖くなったり，ひどくそわそわする発作に襲われたことがありますか？
- C2. あなたは失神したり，息苦しくなったり，心臓が早鐘のように打ったりする，突然の発作に襲われたことがありますか？
- D1. あなたは何かに関連した恐怖感や恐怖症がありましたか？　たとえば，動物(クモ，イヌ，ヘビ)，血，針，注射，高所，飛行機旅行，閉所，雷，顔面の紅潮，人前での食事，多くの人の前での演説，歌，楽器の演奏など．
- D2. あなたは，もしもパニック発作に襲われたら，逃げ出したり，助けを求めたりできない場所や状況(例：お店や映画館)にいることに不安を覚えたことがありますか？
- E1. あなたには何らかの考えが繰り返し迫ってきて，それに抵抗しようとしてもできなかったことがありましたか？
- E2. あなたは，手洗い，ストーブの確認，何かを数えるといった，繰り返ししなければならないと感じるような身体的行動を経験していますか？
- F1. あなたは，繰り返し再体験したり，それを避けようとするようなトラウマやストレスに満ちた経験をしたことがありますか？
- G1. あなたは非常に多くの時間あれこれと心配しますか？
- G2. あなたは何についてあれこれと心配しますか？
- H1. あなたは，他の人には見えたり，聞こえたりしないものが，見えたり，聞こえたりする不思議な経験をしたことがありますか？
- H2. あなたは，他の人には経験できない，物の味がしたり，臭いがしたり，あるいは，他の人にはない何かがあなたの皮膚や身体の中

にいる感じがしたことがありますか？

J1. あなたは誰かに監視されたり，陰で悪口を言われたり，何か他の方法で陰謀を企てられていると感じたことがありますか？

J2. あなたは自分には何か人生で特別な使命がある，おそらく，神聖な目的や神から与えられた思し召しがあると感じたことがありましたか？

J3. 他にも説明することができない，不思議な経験がありましたか？

K1. あなたはこれまでにアルコールや違法薬物を使ったことがありますか？

K2. あなたはこれまでに処方薬や市販薬を医師の指示や処方されたのとは異なる方法で服用したことがありますか？

K3. あなたはこれまでに酒や薬を過剰に飲んだことがありますか？

K4. あなたの飲酒や薬物の使用について他の人が心配したことがありますか？

L1. あなたの記憶はどうでしたか？　もしもよろしければ，検査をしたいです．

L2. あなたは後で出来事を思い出せなかったという経験や時期がありましたか？

L3. あなたはこれまでに突然見知らぬ場所にいて，どのようにしてそこに来たのか思い出せないことがありましたか？

M1. あなたの全般的な健康状態はいつも良好でしたか？

M2. あなたはこれまでにさまざまな病気のために治療を受けたことがありますか？

N1. あなたはこれまでに他人からは痩せすぎだと言われるのに，自分では太りすぎだと感じたことがありますか？

N2. あなたはこれまでにお腹がいっぱいに感じて，無理して吐こうとしたことがありますか？

N3. あなたはこれまでに無茶食い，すなわち，いつもよりも急いでたくさん食べたことがありますか？

P1. あなたはこれまでに自分の身体のどこかがひどく具合が悪い，す

なわち，医師からは原因が見当たらないと説明されるのに，何か重症の病気ではないかと感じたり，恐れたことがありますか？
Q1. あなたはこれまでに，他人には気づかれていないけれども，あなたの身体や外見がどこか変だと感じたことがありますか？
R1. あなたはすぐに腹を立てますか？
S1. あなたは衝動的な行動に出ますか？
S2. あなたはすぐにイライラしたり，…破壊的なほどに攻撃的になったり，…店で盗みを働いたり，…放火をするといったことがありますか？［一つひとつの症状について尋ねる際に，答えを考えるための時間を置く］
T1. あなたはギャンブルをしますか？
U1. あなたの親，兄弟姉妹，祖父母，子ども，おじおば，いとこ，甥姪といった血縁関係のある人があなたと同じような症状を抱えていたことがありますか？
U2. 身内の誰かに，うつ病…躁病…精神病…統合失調症…神経過敏…重症の不安…精神科入院…自殺や自殺未遂…アルコール依存症や他の物質の誤用…犯罪歴がありましたか？［一つひとつの症状について尋ねる際に，答えを考えるための時間を置く］

気分障害

A1. あなたが一日のうちのほとんどの時間，ひどく気分が落ちこみ，抑うつ的で悲しくなった時期がありましたか？
A2. あなたが一日のうちのほとんどの時間，普通の活動を楽しむことができなかったり，快感を得られなかった時期がありましたか？
　もしもいずれかに「はい」ならば：
・あなたはほとんどの日にそのように感じていましたか？
・そのような時期はどのくらいの期間続きましたか？
・そのような時期は何回ありましたか？

- あなたは今もそのように感じていますか？
- あなたはそのように落ち込んだ時期から完全に回復しましたか？
- その経験はどれほど重症でしたか？　仕事，家庭生活，社会生活に影響が出ましたか？
- あなたはうつ病に対する治療を受けましたか？　もしも受けたならば，詳しく話してください．
- あなたは入院したことがありますか？
- 典型的なうつ病の時期には：
  - ➤食欲が落ちますか？
  - ➤体重が減りますか？　もしもそうならば，どのくらい減りますか？
  - ➤睡眠は変化しますか？　もしもそうならば，増えますか，それとも減りますか？　それはほとんどの日に影響を及ぼしますか？
  - ➤あなたはとても朝早く目覚めてしまい，ふたたび入眠することができませんか？
  - ➤あなたは普通朝の気分がよいですか，夕方の気分がよいですか，それとも差はありませんか？
  - ➤あなたは動きが遅くなりますか，それとも速くなるように感じますか？　そのうちのどちらかに当てはまるとすると，それは他の人が気づくことができますか？
  - ➤あなたはいつもよりも疲れて，エネルギーが不足していると感じますか？　もしもそうならば，ほとんどの日にそう感じますか？
  - ➤あなたは自分に価値がないように感じたり，単に具合が悪いことについてではなく，何かに対して不必要なまでに自分を責めたりすることがありますか？　もしもそうならば，ほとんどの日にそれが当てはまりますか？
  - ➤あなたはなかなか決められなかったり，集中困難を自覚しますか？　もしもどちらかにあてはまるならば，ほとんどの日にそう感じていますか？
  - ➤あなたは死ぬことを考えていますか？

付録D：半構造化面接

　もしもそうならば，そのような考えが起きる頻度はどのくらいですか？
➤あなたは自殺することを考えますか？
　もしもそうならば，それについて話してください．
➤あなたはこれまでに自殺を図ろうとしたことがありますか？
　もしもそうならば，それはいつで，どのようにしましたか？
➤身体的な重症度はどのくらいでしたか？
➤心理的な重症度はどのくらいでしたか？
➤うつ病の時には，あなたの腕や脚が重くて，鉛のように感じますか？
➤うつ病の時には，気分がひどく悪くて，他の人には見えたり聞こえたりしない物が，あなたには見えたり聞こえたりしますか？
　もしもそうならば，詳しく話してください．
➤うつ病の時には，あなたは気分が最悪であっても当然であると考えますか，それとも誰かがあなたを傷つけようとか妨害しようとしていると考えますか？　もしもそうならば，詳しく話してください．
➤うつ病の時には，あなたは事態が絶望的で，何の手立てもないと感じますか？
➤うつ病の時には，何かよいこと（例：友達と一緒に過ごすとか，昇給するとか）が起きれば気分がよくなると感じますか？
➤うつ病の時には，あなたは，たとえば，誰か親しい人が亡くなったような時とは異なるように感じますか？
➤うつ病の時には，あなたはほとんどすべてのことに対して快感がなくなりますか？
・あなたは一年のうちで特定の季節にうつ病になりますか？　もしもそうならば，詳しく話してください．
・あなたはいつも（うつ病ではない時にも）拒絶に対してひどく敏感な人ですか？

B1.　あなたはうつとは反対の気持ちになったことがありましたか？

不自然なほど幸せだったり，多幸的であったり，「幸せすぎる」ように感じたことはありましたか？

B2. あなたが普段以上に怒りっぽかったり，イライラしたり，文句を言ったことに，自分が（あるいは他者が）気づいた時期がありましたか？

B3. あなたはいつもの自分よりもとても活動的になった時期がありましたか？

上記の3つのいずれかに「はい」ならば：

- その時期はどのくらいの期間続きましたか？
- そのような時期がこれまでに何回ありましたか？
- あなたは今もその時のように感じますか？
- そのように過度に幸せな時期から完全に回復しましたか？
- その経験はどの程度重症ですか（でしたか）？　仕事，家庭生活，社会生活に影響を及ぼしましたか？
- そのような時期に治療を受けましたか？　もしもそうならば，詳しく話してください．
- あなたは入院しましたか？
- そのような時期に：
  ➢ あなたは自分には他者にはない特殊な能力（例：テレパシーや読心の能力）や権力があったり，自分が特別に秀でた存在（例：キリスト，有名俳優）であると感じますか？　もしもそうならば，詳しく話してください．
  ➢ 睡眠はどうですか？　詳しく話してください．
  ➢ このような時期の睡眠がいつもよりも短いならば，あなたはいつもよりも睡眠時間が必要ないように感じますか？
  ➢ あなたはいつもよりも口数が多いですか，それとも他者からそう指摘されますか？
  ➢ 考えが次から次へと飛躍しますか？
  ➢ あなたは（あるいは，他の人は）あなたがいつもよりも注意散漫だと気づきますか？

➢あなたは活動水準がいつもよりも高いと思いますか，あるいは，他の人からそう指摘されますか？
➢あなたはいつもよりもたくさんの計画を立てますか？
➢あなたの性欲はどうですか？
➢あなたの判断力は何らかの形で低下していると思いますか？ 具体的には：
  ・お金を使った後に，後悔しますか？
  ・法的な問題を抱えていますか？
  ・いつもならばしないような方法で性的関係を求めようとしますか？
  ・他の人には見えたり聞こえたりしないことが，あなたには見えたり聞こえたりしたことがありましたか？ もしもそうならば，詳しく話してください．
  ・誰かに監視されている，迫害されている，誰かがあなたに危害を加えようとしている，何らかの方法で妨害しようとしていると感じますか？ もしもそうならば，詳しく話してください．

不安および関連の障害[1]

C1. あなたは突然不安になったり，怖くなったり，ひどくそわそわする発作に襲われたことがありますか？
C2. あなたは失神したり，息苦しくなったり，心臓が早鐘のように打ったりする，突然の発作に襲われたことがありますか？
どちらかに「はい」ならば：
・あなたはこれまでにそのような発作が何回ありましたか？
・平均してどのくらいの頻度で起きますか？

---

[1] DSM-5 の「強迫症および関連症群」と「心的外傷およびストレス因関連障害群」の分類を統合した．

- 発作はどのくらいの期間続きますか？
- それはどれくらい重症ですか（でしたか）？　仕事，家庭生活，社会生活に影響を及ぼしましたか？
- そのエピソードに対する治療を受けましたか？　もしもそうならば，詳しく話してください．
- 入院したことがありますか？
- 発作の最中に，以下のような感覚がありましたか？：
  - ➤ 胸痛，他の胸部不快感？
  - ➤ 悪寒，顔面紅潮？
  - ➤ 窒息感？
  - ➤ 非現実感，離人感？
  - ➤ めまい，立ちくらみ，失神，ふらつき？
  - ➤ 死ぬのではないかという恐怖？
  - ➤ 自制心を失う，発狂するのではないかという恐怖？
  - ➤ 心拍数の増加，動悸，結滞？
  - ➤ 嘔気，他の腹部不快感？
  - ➤ 無感覚，しびれ？
  - ➤ 発汗？
  - ➤ 息苦しさ，鼻口閉塞感？
  - ➤ ふるえ？

D1. あなたは何かに関連した恐怖感や恐怖症がありましたか？　たとえば，動物（クモ，イヌ，ヘビ），血，針，注射，高所，飛行機旅行，閉所，雷，顔面の紅潮，人前での食事，多くの人の前での演説，歌，楽器の演奏など．

もしも「はい」ならば，恐れを抱く刺激一つひとつに次の質問をする：
- この恐怖はどの程度の頻度で起きましたか？
- このエピソードはこれまでに何回ありましたか？
- この種の恐怖は非合理的であり，尋常ではないですか？
- あなたはこの恐怖のために状況を避けようとしますか？
- このために決まりきった事柄，仕事，社会生活，個人的な機能が妨

付録D：半構造化面接

げられますか？
- この治療を受けたことがありますか？

D2. あなたは，もしもパニック発作に襲われたら，逃げ出したり，助けを求めたりできない場所や状況（例：お店や映画館）にいることに不安を覚えたことがありますか？

もしも「はい」ならば：
- そのために，あなたは店や映画館（あるいは他の場所）を避けることがありますか？
- もしもそのような状況に置かれたとすると，そこにいることに不安を覚えますか？
- 自宅から離れたところでパニック発作が起きたら助けてもらえるように，誰かを連れていくことはありますか？

E1. あなたには何らかの考えが繰り返し迫ってきて，それに抵抗しようとしてもできなかったことがありましたか？

もしも「はい」ならば：
- どのくらいの頻度でそのような考えが起きますか？
- あなたはそういった考えに抵抗したり，抑えこもうとしますか？
- それはあなたの心の中から生じるのですか，それとも，外部のどこからか押しつけられているように感じますか？

E2. あなたは，手洗い，ストーブの確認，何かを数えるといった，繰り返ししなければならないと感じるような身体的行動を経験していますか？

もしも「はい」ならば：
- つい先ほど話しあったように，このような行動はあなたが抵抗できない考えに対する反応として起きているのですか？
- あなたが何かを実行しようとすると，厳しい規則に従わなければなりませんか？
- それは何かよくないことが起きるのを防いでいるのですか？
- それはあなたの苦痛を和らげますか？
- それはあなたの苦痛をかえって重くしますか？

- あなたはどのくらいの時間その行動に没頭しますか？
- それはあなたの決まりきった事柄，仕事，社会的・個人的機能に影響を及ぼしますか？　もしもそうならば，詳しく話してください．

F1. あなたは，繰り返し再体験したり，それを避けようとするようなトラウマやストレスに満ちた経験をしたことがありますか？

もしも「はい」ならば：
- どのような出来事でしたか？
- いつ起きましたか？
- それは重度の恐怖感や絶望感を引き起こしましたか？
- あなたはその出来事を蘇らせるような経験をしたことがありますか？
  - ➤侵入的な思考やイメージですか？
  - ➤フラッシュバック，幻覚，錯覚，その出来事が再び起きるような感覚ですか？
  - ➤その出来事を象徴，あるいは思い出させるようなことが起きると，苦痛が増しますか？
  - ➤そのような刺激があると身体的に反応しますか(例：動悸，血圧の上昇)？
- あなたはトラウマを思い出させるようなことを繰り返し避けようとしましたか？　もしもそうならば，どのような方法でですか？
  - ➤あなたはその出来事を思い出させるような気分，思考，会話を避けようとしてきましたか？
  - ➤あなたはその出来事を思い出させるような活動，人，場所を避けようとしてきましたか？
  - ➤あなたはその出来事の重要な特徴を思い出すことができませんでしたか？
  - ➤もしも思い出したならば，何を？
  - ➤あなたにとって重要な活動に対する興味を失いましたか？
  - ➤もしもそうならば，何に対して？
  - ➤どの程度？

付録D：半構造化面接

- ➤あなたは他者との間に距離を感じていましたか？
- ➤あなたは愛する能力や他の強い感情を失ったように感じましたか？
- ➤結婚，職業，子どもたちに満足できず，あなたの人生は短く，報いられないものと感じていますか？
- その出来事が起きるまでにはなかった次のような症状のいずれかがありますか？
  - ➤不眠？
  - ➤イライラ感？
  - ➤集中困難？
  - ➤過度の警戒(例：危険な兆候を確かめるために周囲を常に見回す)？
  - ➤過度の驚愕反応？

G1．あなたは非常に多くの時間あれこれと心配しますか？
G2．あなたは何についてあれこれと心配しますか？

患者が3つ以上の心配を挙げたならば：
- あなたはこのような心配を抑えることができませんか？
- あなたはこのようなことを1か月間に何日間心配しますか？
- あなたはこのような心配を何か月間抱いてきましたか？
- 仕事，家庭生活，個人的な生活に影響がありましたか？
- 心配している時に：
  - ➤あなたは落ち着かず，イライラし，興奮していますか？
  - ➤あなたは疲れやすいですか？
  - ➤あなたは集中困難を覚えますか？
  - ➤あなたはイライラしますか？
  - ➤あなたは筋緊張が高まっていますか？
  - ➤あなたはよく眠れませんか？

精神病性障害

H1. あなたは，他の人には見えたり，聞こえたりしないものが，見えたり，聞こえたりする不思議な経験をしたことがありますか？

H2. あなたは，他の人には経験できない，物の味がしたり，臭いがしたり，あるいは，他の人にはない，何かがあなたの皮膚や身体の中にいる感じがしたことがありますか？

もしも声について「はい」ならば：
- その声はどれくらい生き生きとしていますか？ その音は今の私の声くらいありありとしていますか？
- それはあなたの頭の中から，それともどこか外から聞こえてくるように感じますか？
- その声はいつから聞こえ始めましたか？
- 男性の声ですか，女性の声ですか？
- 誰の声ですか？
- 何人の声が聞こえますか？
- 複数の声だとすると，互いに話し合っていますか？
- その声は一緒になってあなたのことを話していますか？
- どのくらいの頻度でその声が聞こえてきますか？
- もしも毎日聞こえてくるとすると，一日のうちではどのくらいの頻度ですか？
- その声はあなたに何かをするように言ってきますか？
- あなたはその命令に従いますか？

他の人には見えないものがあなたには見えるとして：
- あなたにはそれが，今私のことを見るようにはっきりと見えますか？
- いつそれが見えますか？
  ▶毎日見えるならば，一日のうちではどのくらいの頻度ですか？
- あなたが最初にそれが見えたのはいつでしたか？

付録D：半構造化面接

味覚，嗅覚，触覚について「はい」ならば：
- その感覚について説明してください．
- どのくらいの頻度でそれを経験しますか？
  ➤ もしも毎日ならば，一日のうちではどのくらいの頻度ですか？
- その経験がある時，あなたは何をしていますか？
- いつそのような経験が始まりましたか？

すべての幻覚について：
- あなたはどうしてそのような経験が起きると思いますか？
- そのような経験と，薬，アルコール，処方薬との関係はあるでしょうか？
- そのような経験を説明できるような何かの身体疾患はありましたか？

J1. あなたは誰かに監視されたり，陰で悪口を言われたり，何か他の方法で陰謀を企てられていると感じたことがありますか？

J2. あなたは自分には何か人生で特別な使命がある，おそらく，神聖な目的や神から与えられた思し召しがあると感じたことがありましたか？

J3. 他にも説明することができない，不思議な経験がありましたか？

[もしも追加の情報が必要であるならば，以下にその例を挙げておく：
- あなたが話をしなくても，他の人があなたの考えや心をわかっているように感じたことがありますか？
- 誰かがテレビやラジオを通じてあなただけにメッセージを送っていると感じたことがありますか？
- 誰かが外からあなたの心に考えを植えつけたり，考えを抜き取ったりすると考えたことがありますか？
- あなたが何か恐ろしいことをしたので，その罰を受けても当然だと感じたことがありますか？
- あなたは自分がとても有名な人だとか，他の人にはない能力や権力を持っていると感じたことがありますか？]

もしもJの3つの質問のどれかに「はい」と答えたならば：

- あなたは具体的に何に気づきましたか？
- あなたはどのくらいの期間，その経験がありましたか？
- こういった出来事に責任があるのは誰あるいは何だと思いますか？
- それと戦うために，あなたは何をしようとしましたか？
- あなたに親しい人にも同様の経験がありますか？
- その経験と，薬やアルコールの使用との間に関係があるでしょうか？

物質の誤用

K1. あなたはこれまでにアルコールや違法薬物を使ったことがありますか？
K2. あなたはこれまでに処方薬や市販薬を医師の指示や処方されたのとは異なる方法で服用したことがありますか？
K3. あなたはこれまでに酒や薬を過剰に飲んだことがありますか？
K4. あなたの飲酒や薬物の使用について他の人が心配したことがありますか？

上記のいずれかに「はい」ならば：
- どの物質？
- どのくらいの期間，あなたはそれを使用していましたか？
- 今でも使用していますか？
- 特定の物質を止めようとした時に，離脱症状がありましたか？
  - ➤アルコール，鎮静薬，睡眠薬，抗不安薬：発汗，動悸，ふるえ，不眠，嘔気，嘔吐，一時的な幻覚や妄想，活動性の亢進，大発作けいれん，不安？
  - ➤コカイン，アンフェタミン：悲哀感，抑うつ気分，倦怠感，ありありとした悪夢，過眠あるいは不眠，食欲増進，活動性の亢進あるいは低下？
  - ➤オピオイド：抑うつ気分，嘔気，嘔吐，筋肉痛，流涙，鼻汁，散

付録Ｄ：半構造化面接

瞳，髪が逆立つ，発汗，下痢，あくび，発熱，眠気？
- あなたはこれまでに，同じ効果を得るために物質の使用量が増えていったことがありましたか？
- あなたはこれまでに，自分が考えている以上に物質を多く使用したことがありましたか？
- あなたはこれまでに，物質の使用を制限しようとしたものの，それができなかったことがありますか？
- あなたは物質の使用のために，すなわち，それを手に入れ，使用し，その影響から回復するために，多くの時間を使っていますか？
- あなたはこれまでに，物質使用のために，家庭生活や友人と交際するといったような，重要な仕事，社会的活動，余暇を諦めなければならなかったことがありましたか？
- あなたはこれまでに，物質使用のために，苦しい思いをしたり，機能が障害されたことがありましたか？
  - もしもそうならば，どのような障害がありましたか？
- おそらく身体的あるいは心理的問題を引き起こすということを知りながらも，あなたは物質の使用を続けてきましたか？
- あなたはこれまでに，物質の使用のために，学業，仕事，子育てといった重要な義務を果たすことができませんでしたか？
- たとえば，物質を使用して自動車を運転するといった具合に，あなたは身体的な危険をもたらすような形で物質を使用したことがありますか？
- あなたはこれまでに，物質の使用のために，法的問題を抱えたことがありますか？
  - もしもそうならば，何回，いつありましたか？
- あなたはこれまでに，物質の使用のために，社会的あるいは対人的な問題を抱えたことがありますか？
  - もしもそうならば，それでも物質の使用を続けましたか？
- あなたは自分が物質を渇望していると思いますか？

思考の問題（認知の問題）

L1. あなたの記憶はどうでしたか？　もしもよろしければ，検査をしたいです．
- 私に言ってください［名前，色，通りの住所］．
- 今日は何年何月何日ですか？
- 現職の大統領［総理大臣］は誰ですか？　その前の大統領は…さらにその前の3代の大統領の名を挙げるように指示する．
- 100から7を引いてください．それから7を引くと…．よくできました，答えが60以下になるまで7を引き続けていってください．

L2. あなたは後で出来事を思い出せなかったという経験や時期がありましたか？
- もしもそういうことがあったならば，それについて話してください．
- どのくらいの頻度で，このようなことが起きましたか？

L3. あなたはこれまでに突然見知らぬ場所にいて，どのようにしてそこに来たのか思い出せないことがありましたか？
- もしもそういうことがあったならば，それについて話してください．
- どのくらいの頻度で，このようなことが起きましたか？

　数分前に私があなたに繰り返してくださいと言った3つのことは何でしたか？

身体的訴え

M1. あなたの全般的な健康状態はいつも良好でしたか？
M2. あなたはこれまでにさまざまな病気のために治療を受けたことがありますか？
［スクリーニングの質問に対する答えとは関係なく：］

付録 D：半構造化面接

- あなたはこれまでに何かの病気にかかったことがありますか？ 詳しく話してください．
- あなたには他に何か医学的な問題がありましたか？
- 薬を服用していましたか？

次にもしも「いいえ」ならば M1 に，「はい」ならば M2 に：

誰もが時に経験するようないくつかの症状について質問したいと思います．

　　これまでに次のような症状がありましたか：

- 以下のような，**疼痛症状**[2]：
  - 頭部の疼痛(頭痛以外)？
  - 腹痛？
  - 背部痛？
  - 関節痛？
  - 腕や脚の疼痛？
  - 胸痛？
  - 肛門痛？
  - 生理痛？
  - 性交疼痛？
  - 排尿痛？
- 以下のような**消化器系症状**：
  - 嘔気？
  - 腹部膨満感？
  - 嘔吐(妊娠中の嘔吐は除く)？
  - 下痢？
  - 食物不耐性？

---

[2] 陽性とするには，各症状が次の条件を満たしている必要がある．症状が，(1)一般的な医学的状態や物質使用によっては十分に説明できない．(2)障害をもたらし，患者が治療を求める原因となった，(3)関連があると思われる医学的状態で予想される不快感や障害をはるかに上回っている．

- 以下のような性的・泌尿生殖器症状：
  - ➤セックスに無関心？
  - ➤勃起や射精の問題？
  - ➤月経不順？
  - ➤月経過剰出血？
  - ➤妊娠9か月を通じての嘔吐？
- 以下のような神経学的症状：
  - ➤平衡や協調の障害？
  - ➤筋力の低下や麻痺？
  - ➤咽頭部違和感？
  - ➤嚥下の問題？
  - ➤失声？
  - ➤尿閉？
  - ➤幻覚？
  - ➤(触刺激や疼痛に対して)無感覚？
  - ➤複視？
  - ➤盲？
  - ➤聾？
  - ➤けいれん？
  - ➤健忘？
  - ➤他の解離症状？
  - ➤(失神以外の)意識喪失？

N1. あなたはこれまでに他人からは痩せすぎだと言われるのに，自分では太りすぎだと感じたことがありますか？

N2. あなたはこれまでにお腹がいっぱいに感じて，無理して吐こうとしたことがありますか？

どちらかに「はい」であるならば：
- それはいつのことでしたか？
- 今でも同様ですか？
- あなたのその時の体重は？

付録D：半構造化面接

- あなたのその時の身長は？
- あなたは体重が増えることを恐れていましたか？
- あなたは体重を落とすために一生懸命運動をしましたか？
- あなたは体重を落とすために下剤を使いましたか？
- その時，あなたは自分の体をどのように感じていましたか？ 痩せ，肥満，正常？
- その時，あなたの体重や体型はあなたにとってどの程度重要でしたか？

N3. あなたはこれまでに無茶食い，すなわち，いつもよりも急いでたくさん食べたことがありますか？

もしも「はい」ならば：
- どのくらいの頻度でこれが起きましたか？
- その時，自分では食事をコントロールする力を失っていたと感じますか？
- 体重が増えないようにするために，あなたは下剤を使いましたか？
- 利尿剤は使いましたか？ 吐きましたか？ 断食をしましたか？
- たくさん運動をしましたか？

P1. あなたはこれまでに自分の身体のどこかがひどく具合が悪い，すなわち，医師からは原因が見当たらないと説明されるのに，何か重症の病気ではないかと感じたり，恐れたことがありますか？

もしも「はい」ならば：
- あなたの症状について話してください．
- それはどのくらいの期間続いていましたか？
- あなたはどのような病気や状態を心配していましたか？

Q1. あなたはこれまでに，他人には気づかれていないけれども，あなたの身体や外見がどこか変だと感じたことがありますか？

もしも「はい」ならば：
- あなたはこの問題についてあれこれと考えたり，何とか対処しようとして多くの時間を過ごしてきましたか？

- あなたはそれを治そうとしてどのようなことをしようとしましたか？

衝動制御障害

R1. あなたはすぐに腹を立てますか？

もしも「はい」ならば：
- あなたはどのような状況でひどく腹が立ちますか？
- あなたはひどく腹を立てて，自制心を失うことがありますか？
- その結果，あなたは何か物を壊したことがありますか？　もしもそうならば，どのくらいの頻度でそのようなことがありましたか？
- その結果，あなたは誰かに襲いかかったことがありますか？　もしもそうならば，どのくらいの頻度でそのようなことがありましたか？

S1. あなたは衝動的な行動に出ますか？

S2. あなたはすぐにイライラしたり，…破壊的なほどに攻撃的になったり，…店で盗みを働いたり，…放火をするといったことがありますか？［一つひとつの症状について尋ねる際に，答えを考えるための時間を置く］

もしもいずれかに「はい」ならば：
- あなたはこういった行動に及ぶ前に何らかの緊張を感じますか？
- こういった行動の最中や行動の後に，あなたは喜び，快感，救済感を覚えますか？

T1. あなたはギャンブルをしますか？

もしも「はい」ならば：
- どのくらいの頻度でギャンブルをしますか？
- あなたは自分がギャンブルをしすぎる，すなわち自制できないと感じたことがありますか？
- あなたはギャンブルに囚われきっていますか？　すなわち，ギャンブルをするための金を手に入れる方法を考えたり，過去のギャンブ

付録Ｄ：半構造化面接

ルの経験を思い出したり，これからどのようにギャンブルをするのか計画したりすることに多くの時間を使っていますか？
- あなたは同じような興奮を覚えるためにより多くの金をつぎこむ必要性を感じたことがありますか？
- あなたはこれまでにギャンブルを自制しようとしたけれど，それができなかったことがありますか？
  - ➤もしもそのようなことがあったならば，どのようにして自制しようとしましたか？
  - ➤何回，このようなことが起きましたか？
- ギャンブルをしないようにすると，落ち着かず，イライラしたことがありますか？
- あなたは自分の問題から逃れようとしたり，抑うつ感や不安感に対処しようとしたりして，ギャンブルをしたことがありますか？
- あなたはこれまでの損失を取り返そうとしてギャンブルをしたことがありますか？
- あなたはこれまでにギャンブルで失った金額を隠そうとして嘘をついたことがありますか？
- あなたはギャンブルの負債を支払うために他の人の金を頼りにしたことがありますか？
- あなたは自分のものではない金を使ってギャンブルをしたことがありますか？
- ギャンブルのために，仕事，重要な対人関係，職業や教育の機会が危険に曝されたことがありますか？

家族歴

U1. あなたの親，兄弟姉妹，祖父母，子ども，おじおば，いとこ，甥姪といった血縁関係のある人があなたと同じような症状を抱えていたことがありますか？

U2. 身内の誰かに，うつ病…躁病…精神病…統合失調症…神経過敏…重症の不安…精神科入院…自殺や自殺未遂…アルコール依存症や他の物質の誤用…犯罪歴がありましたか？［一つひとつの症状について尋ねる際に，答えを考えるための時間を置く］

どれかに肯定するような反応があれば：
- その人の症状は何でしたか？
- その人はその時何歳でしたか？
- どのような治療だったかあなたは知っていますか？
- その人に何が起きましたか？［回復，病気は続いたが社会での機能は保たれていた，就業不能，反復し長期の入院，などの可能性がある］

小児期から成人期

小児期
- あなたはどこで生まれましたか？
- 兄弟姉妹は何人でしたか？
- あなたは兄弟姉妹の中で年長でしたか，年少でしたか？　兄弟姉妹の中で何番目ですか？
- あなたは両親によって育てられましたか？
- 両親の仲はどうでしたか？
  - ➤もしも両親が喧嘩していたとするならば，何が原因で喧嘩していましたか？
  - ➤両親が別居，あるいは離婚したならば，その時あなたは何歳でしたか？
- あなたは誰と一緒に暮らしていましたか？
- あなたが養子に出されたとしたら，その時に何歳でしたか？
  - ➤養子に出された状況について知っていますか？
  - ➤あなたの子どもの頃の健康はどのようなものでしたか？

付録Ｄ：半構造化面接

- あなたはどの程度教育を受けましたか？
  - ➢あなたは教育を受けることができましたか？
  - ➢あなたは学校で行動や規律の問題がありましたか？
  - ➢あなたは無断欠席はありましたか？
  - ➢あなたは停学や退学になったことがありましたか？
- あなたには子どもの頃にたくさんの友達がいましたか？
- あなたが子どもの頃にどのような興味や趣味がありましたか？
- 学校以外で，あなたは法律的な問題や規律の問題がありましたか？
  - ➢もしもそうならば，窃盗をしたことがありますか？
  - ➢放火は？
  - ➢他者の持ち物を故意に破壊する？
  - ➢人や動物に冷酷な振る舞いをする？
  - ➢夜通し家を空ける？

成人期

- あなたは結婚していますか？
  - ➢もしも結婚しているならば，今までに何回結婚し，それぞれの時にあなたは何歳でしたか？
  - ➢これまでの結婚はどのように終わりましたか，離婚，配偶者の死？
- あなたは今誰と一緒に生活していますか？
- 子どもの数と，年齢は？
- あなたには養子はいますか？
  - ➢いるとするならば，何人ですか？
  - ➢あなたと彼らの関係はどうですか？
- あなたの現在の職業は何ですか？
- これまでの職業の数は？
  - ➢転職の理由？
  - ➢あなたは解雇されたことがありますか？ その理由は？
- あなたが今働いていない場合，現在，どのようにして家計を支えて

いますか？
- あなたには軍歴はありますか？
  - もしもあるならば，どの部隊に所属していましたか？
  - 何年，軍務についていましたか？
  - 最高の階級は？
  - 戦闘経験は？
  - 軍隊での規律上の問題は？
- あなたにとって宗教は今どれくらい重要ですか？
  - 現在のあなたの宗派は？
  - それは子どもの頃の宗教とは異なりますか？
  - もしも異なるならば，何が改宗の理由でしたか？
- あなたの現在の余暇活動は何ですか？
  - クラブ，加入団体？
  - 趣味，興味？
- あなたが最初にセックスについて知ったのはいつでしたか？
- どのような状況でしたか？
- デートを始めたのはあなたが何歳の時でしたか？
- 最初に性的経験をしたのはあなたが何歳の時でしたか？
  - それはどのようなものでしたか？
  - あなたはそれをどのように感じましたか？
- あなたの現在の性的関心について話してください．
- あなたを悩ました性的な行為や経験はありましたか？
- あなたは子どもの頃に虐待されたことがありますか？
  - 性的に？
  - 身体的に？
- 大人になってから，あなたは強姦されたり，性的に虐待されたことがありますか？ もしもあるならば，詳しく話してください．

付録D：半構造化面接

社会的および個人的な問題

　以下の質問によって，患者が自分自身や他者との関係をどのようにとらえているかという点についての情報が引き出される．ほとんどの場合，その答えを手掛かりとして，正確な診断を下すことができる．そして，他の情報源から追加の情報を得る必要もあるだろう．

- あなたは自分がどのような人間だと思いますか？
- あなたは自分のどこがもっとも好きですか？
- あなたは自分のどこがもっとも嫌いですか？
- あなたにはたくさん友達がいますか，それとも孤独ですか？
- あなたは［夫，妻，パートナー］とうまくやっていますか？
- あなたは家族の誰かとうまくやっていけませんか？
- 仲が悪いために，あなたは家族の誰かを避けていますか？
- 友達との間に何か問題はありますか？
- あなたは職場で対人関係の問題がありましたか？
- あなたは他者の動機を疑ったりしますか，それとも信用するほうですか？
- あなたは関心の的になっていたいですか，それとも目立たないほうが気楽ですか？
- あなたはありのままの自分に満足していますか，それとも誰かがそばにいてくれなければ困りますか？
- あなたは判断が悪かったと後に明らかになるようなことをしたことがありますか？　もしもあるならば，それは何でしたか？
- あなたはこれまでに何らかの法的問題を抱えたことがありましたか？　もしもあるならば，それは何でしたか？
- あなたはこれまでに逮捕されたことがありましたか？　服役したことがありますか？　もしもあるならば，それについて詳しく話してください．

- あなたはこれまでに法的な問題となりそうなことを何かしたのに，見つからなかったことがありますか？
- あなたが[そのような行為を]した時に，後に申し訳ないと思いますか？
- あなたは他者が自分のことを欺き，利用し，傷つけようとしていると感じますか？
- もしもそうならば，その例を挙げてください．
- あなたは友人や知人があなたに不誠実だと感じることがありますか？　もしもそうならば，その例を挙げてください．
- あなたは不平を抱えがちですか？　もしもそうならば，その例を挙げてください．
- あなたはひとりで何かをするのが好きですか？　もしもそうならば，その例を挙げてください．
- 批判や誉め言葉によってあなたは左右されますか？　もしもそうならば，その例を挙げてください．
- あなたは迷信深い人ですか？　もしもそうならば，その例を挙げてください．
- あなたは，テレパシー，黒魔術，読心術といった超自然現象を信じますか？　もしもそうならば，その例を挙げてください．
- あなたと他の人の関係は一般的に長期間続きますか？　もしもそうならば，その例を挙げてください．
- あなたの気分はとても安定していますか，それとも気分の浮き沈みが激しい人ですか？　もしもそうならば，その例を挙げてください．
- あなたは自分のことを「空っぽ」に感じますか？　もしそうならば，その例を挙げてください．
- あなたは多くの時間腹を立てていますか，あるいは機嫌を損ねて，喧嘩を始めたりしますか？　もしそうならば，その例を挙げてください．
- あなたは周囲の人の関心の的になっているのが好きですか？　もしそうならば，その例を挙げてください．
- あなたは他者の意見にすぐに影響されると感じますか？　もしもそ

付録D：半構造化面接

うならば，その例を挙げてください．
- あなたは自分が大成功し，理想的な愛，権力，名声を得るという空想をしばしば抱きますか？ もしもそうならば，その例を挙げてください．
- あなたはしばしば自分は特別な扱いや配慮をされて当然だと感じますか？ もしもそうならば，例を挙げてください．
- あなたは他の人の感情を理解するのが難しいですか？ もしもそうならば，その例を挙げてください．
- あなたは当惑や反対を恐れるあまり，他の人との新しい活動や関係を避けようとしますか？ もしもそうならば，その例を挙げてください．
- 新たな関係で，あなたは自分には十分な能力がないと感じますか？ もしもそうならば，その例を挙げてください．
- あなたは日常的な決断を下すのに，多くの助言や保証が必要だと思いますか？ もしもそうならば，その例を挙げてください．
- あなたは助けの手を失うのを恐れて，他の人に反対するのが難しいですか？ もしもそうならば，その例を挙げてください．
- あなたはあまりにも細かい点に拘りすぎて，自分がしようとしていることの目的を見失うことがありますか？ もしもそうならば，その例を挙げてください．
- あなたは自分のことをひどく頑固だと思いますか？ もしもそうならば，その例を挙げてください．
- あなたは自分のことを完全主義者だと思いますか？ もしもそうならば，その例を挙げてください．

付録 E：面接の評価

Assessing Your Interview

　患者はすべて異なり，したがって，面接もすべて異なる．当然，初回面接で強調される点も指導者によってさまざまである．しかし，典型的な初回面接でほとんどの臨床家が重要と考える多くの点がある．たとえば，事実に関連する情報と情報を収集する過程に資する事項である．詳しい点をこの付録 E に挙げてあり，それぞれに具体的な意義を数字で示しておく．

　あなた自身の面接を録音または録画しておき，それに自分で評点を付けていくか，あるいは，同僚に同席してもらい，あなたの面接を評価するように依頼する．合計点や各部門の点を参考にして，どの点についてさらに努力する必要があるかわかるだろう．評点法は，Maguire らが開発した方法に基づき，さらに発展させたものである〔付録 F(p. 507)参照〕．

　この評価の各部門で，評価される態度や情報がまったく得られなかった場合には評点は 0 となる．(診療録の患者の症例から評価すると)情報が完全に得られるか，望ましい態度が常に認められる場合には，最高の評点を付ける．答えや態度が完全でない場合には，それに応じた評点を付ける．

　最高点は 200 点である．面接の初心者であれば，140 点以上ならば合格点であるが，より上級者であれば，それ以上の点が望ましい．

　MSE のデータはこの自己評価には含めていない．というのも，この

自己評価は初回面接の病歴と相互関係の部分のみを評価するために作られたものであるからだ．

1. 面接の開始（10点）

面接者は…	いいえ	はい
a. 患者に挨拶する	0	1
b. 握手する	0	1
c. 患者の名前を呼ぶ	0	1
d. 自分の名前を名乗る	0	1
e. 身分について説明する（研修か？）	0	1
f. 座る場所を指示する	0	1
g. 面接の目的を説明する	0	1
h. 面接の時間について述べる	0	1
i. メモを取ることについて述べる	0	1
j. 患者に緊張していないかと尋ねる	0	1

2. 現病歴（58点）

面接者は以下の点について質問する	いいえ							はい
a. 主訴	0	1	2	3	4	5	6	7 8
b. 発症時点	0		1		2		3	4
c. ストレッサー	0		1		2		3	4
d. 病気の経過中の重要な出来事	0		1		2		3	4
e. 現在の服薬								
1. 薬の名称	0				1			2
2. 量	0				1			2
3. 期待された効果が得られたか	0				1			2
4. 主な副作用	0				1			2
5. 効果の持続	0				1			2
f. 以前のエピソードについて								
1. 以前のエピソードのタイプ	0		1		2		3	4
2. 現在のエピソードとの類似点	0		1		2		3	4

付録 E：面接の評価

3. 以前の治療	0	1	2	3	4
4. 治療の結果	0	1	2	3	4
g. 病気が仕事に及ぼす影響	0	1	2	3	4
h. 病気が家庭に及ぼす影響	0	1	2	3	4
i. 患者が問題に対して抱く感情	0	1	2	3	4

3. 身体医学的病歴（10 点）

面接者は以下の点について質問する	いいえ		はい
a. 身体疾患についての関連データ	0	1	2
b. 薬のアレルギー	0	1	2
c. 手術	0	1	2
d. 入院歴	0	1	2
e. 関連の症状の検討	0	1	2

4. 個人的・社会的病歴（20 点）

面接者は以下の点について質問する	いいえ		はい
a. 家族についての詳細	0	1	2
b. 教育	0	1	2
c. 結婚歴	0	1	2
d. 軍歴	0	1	2
e. 職歴	0	1	2
f. 性的志向・適応	0	1	2
g. 法的問題	0	1	2
h. 現在の住環境	0	1	2
i. 余暇の活動	0	1	2
j. サポート源	0	1	2

5. 精神障害の家族歴（6 点）

面接者は以下の点について質問する	いいえ		はい
a. 診断を下すための症状	0	1	2
b. 治療への反応	0	1	2
c. 一親等以内の家族全員	0	1	2

6. スクリーニングのための質問(26点)

面接者は以下の点について質問する	いいえ				はい
a. うつ病	0		1		2
b. パニック発作	0		1		2
c. 恐怖症	0		1		2
d. 強迫観念と強迫行為	0		1		2
e. 躁病	0		1		2
f. 精神病	0		1		2
g. 小児期の虐待	0		1		2
h. 物質の誤用(処方薬も含む)	0	1	2	3	4
i. 自殺願望・自殺企図	0	1	2	3	4
j. 暴力歴	0	1	2	3	4

7. ラポールの形成(18点)

面接者は…	いいえ				はい
a. 適切な時に微笑む,うなずく	0	1	2	3	4
b. 患者が理解できる言葉を使う	0	1	2	3	4
c. 共感的な態度で反応する	0	1	2	3	4
d. 視線を外さない	0		1		2
e. 適切な距離を保つ	0		1		2
f. 自信があり,リラックスしているように見える	0		1		2

8. 面接技法の使用(44点)

面接者は…	不良				良
a. 言葉を使って新しい話題に移ろうとする	0	1	2	3	4
b. 患者に反応する機会を与えつつも,面接の流れをコントロールしている	0	1	2	3	4
c. 不明確な点を明らかにして,完全な情報を得ようとしている	0	1	2	3	4
d. 円滑に次の話題に移る.もしも突然話題を変える場合は,前もってそれを断っている	0	1	2	3	4

付録 E：面接の評価

e. 専門用語の使用を控える	0	1	2	3	4
f. 簡潔な質問をする	0	1	2	3	4
g. 前にした質問を繰り返さない	0	1	2	3	4
h. 自由回答型で，中立的な質問をする	0	1	2	3	4
i. 患者の言語的・非言語的な答えを促す	0	1	2	3	4
j. 正確に答えるように働きかける（適切であるならば，日付や数字を質問する）	0	1	2	3	4
k. 感情あふれるような情報について慎重に扱っている	0	1	2	3	4

9. 面接を終える（8 点）

面接者は…	いいえ		はい
a. 面接がそろそろ終了することを告げる	0	1	2
b. 面接を簡潔にまとめる	0	1	2
c. 患者からの質問を促す	0	1	2
d. 最後に感謝と患者に対する関心を告げる	0	1	2

付録 F：文献と推薦図書

Bibliography and Recommended Reading

図書

以下に挙げるのは，原書を出版する時点で入手可能な最新の図書である．それ以後，改訂された本があるかもしれない．

American Psychiatric Association.(2013). *Diagnostic and statistical manual of mental disorders* (5th ed.). Washington, DC : Author.［現代の診断を考えるうえでの最重要な教科書］

American Psychiatric Association.(2006). *Practice guidelines for the treatment of psychiatric disorders.* Arlington, VA : Author.［成人の精神科評価（第 2 版）を含む］

Bradburn, N.M., Sudman, S., & Wansink, B.(2004). *Asking questions : The definitive guide to questionnaire design*(rev. ed.). San Francisco : Jossey-Bass.

Cannell, C.E., & Kahn, R.L.(1968). Interviewing. In G. Lindzey & E. Aronson(Eds.), *The handbook of social psychology*(2nd ed., pp. 526-595). Reading, MA : Addison-Wesley.

Carlat, D.J.(2012). *The psychiatric interview : A practical guide*(3rd ed.)Philadelphia : Lippincott Williams & Wilkins.

Cormier, L.S., Nurius, P.S., & Osborn, C.J.(2013). *Interviewing and change strategies for helpers* (7th ed.). Belmont, CA : Brooks/Cole.［すべての精神保健の専門家，とくに臨床心理士やソーシャルワーカーを対象とした大部の詳しい教科書である．さまざまなタイプの心理療法とともに，面接の戦略について解説してある］

Ekman, P.(2009). *Telling lies : Clues to deceit in the marketplace, politics, and marriage*(4th ed.). New York : Norton.［虚言とその検索について詳しく解説］

Gill, M., Newman, R., & Redlich, F.C.(1954). *The initial interview in psychiatric practice.* New

York : International Universities Press.［患者の欲求や能力に焦点を当てた面接法について古典的な描写をしている］

Leon, R.L.(1989). *Psychiatric interviewing : A primer*(2nd ed.). New York : Elsevier.［この本は本書とほぼ同じ情報について多くを解説している．著者は，情報収集にあたって，非指示的なアプローチをとくに推奨している］

MacKinnon, R.A., & Yudofsky, S.C.(1986). *The psychiatric evaluation in clinical practice*. Philadelphia : Lippincott.［臨床的面接に焦点を当てているのは，この本の最初の 1/3 の部分だけである．臨床検査，パーソナリティ検査，評価尺度についてバランスよく解説されている．精神力動的症例定式化の項は，とくに他に類を見ない情報が載せられている］

Morrison, J.(2014). *DSM-5 made easy : The clinician's guide to diagnosis*. New York : Guilford Press.［初学者を対象とした複雑で大部の DSM についての入門書］

Morrison, J.(2014). *Diagnosis made easier*(2nd ed.). New York : Guilford Press.［面接法について一歩一歩理解する手助けとなる．DSM-5 の変更点を反映させて，新たに改訂］

Othmer, E., & Othmer, S.C.(2002). *The clinical interview using DSM-IV-TR*. Washington, DC : American Psychiatric Press.［事典のように幅広い領域を扱い，公式の DSM のフォーマットに忠実に準じている］

Oyebode, F.(2008). *Sims' symptoms in the mind*. Edinburgh/New York : Saunders Elsevier.［私が知る限り，この英国の教科書は，他のどれよりも，現在の精神医学用語や定義を詳しく解説している］

Shea, S.C.(1998). *Psychiatric interviewing : The art of understanding*(2nd ed.). Philadelphia : Saunders.［やや長大な書物だが，多くの関連の情報を網羅している］

Sullivan, H.S.(1954). *The psychiatric interview*. New York : Norton.［初回面接をどのように実施すべきかという点について解説した，初期の古典的な書である］

論文

解説の目的で，以下の論文は同一著者のグループの場合には，氏名のアルファベット順ではなく，時系列的に並べてある．

Sandifer, M.G., Hordern, A., & Green, L.(1970). The psychiatric interview : The impact of the first three minutes. *American Journal of Psychiatry, 126,* 968-973.［本研究で全面接者の観察したことの半分は，実験的面接の最初の 3 分間に行われていた．面接の最初のデータが診断に決定的な影響を及ぼし得ることを示している］

Maguire, C.P., & Rutter, D.R.(1976). History-taking for medical students. 1 : Deficiencies in performance. *Lancet, ii,* 556-560.［医学部 4 年の学生は病歴聴取に深刻な欠陥

付録 F：文献と推薦図書

があることが明らかにされた．たとえば，個人的な件を避ける，専門用語を使う，正確さに欠ける，重要なヒントをとらえられない，不必要な繰り返し，不十分な分類，面接で主導権を握ることができず，その流れを十分に方向付けできない，不十分な質問のスタイル（誘導的な質問や複雑すぎる質問）などであった］

Maguire, P., Roe, P., Goldberg, D., Jones, S., Hyde, C., & O'Dowd, T. (1978). The value of feedback in teaching interviewing skills to medical students. *Psychological Medicine, 8,* 695-704. ［無作為研究により，（録音，録画，実際の面接の評価による）フィードバックが関連のある，正確な事実を収集する能力を高めることに役立つ点が明らかにされた．録音や録画によるフィードバックを受けた群のみで，技法の改善があった］

Maguire, P., Fairbairn, S., & Fletcher, C. (1986). Consultation skills of young doctors. I : Benefits of feedback training in interviewing as students persist. *British Medical Journal, 292,* 1573-1576. ［面接技法に関して，若い医師が録画によるフィードバック研修か，従来の教育法かの2つの群に割り振られた．そして，5年後に追跡調査した．両群ともに研修時よりも改善をしていたが，「フィードバック研修を受けたもののほうが，面接技法も優れ，正確な診断も下すことができた」．すべての学生に対してフィードバック研修を実施すべきであると，著者らは結論を下している］

Platt, F.W., & McMath, J.C. (1979). Clinical hypocompetence : The interview. *Annals of Internal Medicine, 91,* 898-902. ［病院勤務の内科医は初回面接に問題があることが明らかにされた．たとえば，不良なラポール，不十分な情報収集，仮説を立てることの失敗，過度に面接をコントロールしようとする（その結果，患者は自分の話を聞いてもらえないと思って不満になる），症状についての一次データを重視せずに，検査結果について患者の話や他の医療従事者の解釈を鵜呑みにするなどである．このような実例が挙げられている］

Rutter, M., & Cox, A. (1981). Psychiatric interviewing techniques : I. Methods and measures. *British Journal of Psychiatry, 138,* 273-282. ［本シリーズの導入の論文である．この著者らによる7編の論文からなるシリーズだが，面接技法の研究の金字塔である．この研究は，児童精神科患者の母親に対して面接し，専門家によって推奨されている4種の面接法を比較した結果に基づいている．この研究は追試されてはいないが，その知見は論理的で，方法論にも誤りがなく，読者からも高く評価されている．本書の基礎の多くはこれらの論文に依るものである］

Cox, A., Hopkinson, K., & Rutter, M. (1981). Psychiatric interviewing techniques : II. Naturalistic study : Eliciting factual material. *British Journal of Psychiatry, 138,* 283-291. ［「特定の調査については指示的な方法を取り，詳細な描写を求める」ほうが，自由な方法よりも質の高い事実を得ることができると，この論文は明らかにしている．面接者があまり話さずに，自由回答型の質問を多く使うほうが，情報提供者は多くを話す．二重の意味がとれる質問は混乱を引き起こしやすいが，多肢選択回答型の質問が役立つこともある］

Hopkinson, K., Cox, A., & Rutter, M. (1981). Psychiatric interviewing techniques : III. Naturalistic study : Eliciting feelings. *British Journal of Psychiatry, 138,* 406-415. ［いくつか

の技法は感情の表出を促すことが明らかになっている．たとえば，「面接者があまり口を挟まずに，口数も少なく，選択型ではなく自由回答型の質問を直接し，気分，解釈，共感の表出を直接求める」ほうが望ましい]

Rutter, M., Cox, A., Egert, S., Holbrook, D., & Everitt, B.(1981). Psychiatric interviewing techniques : IV. Experimental study : Four contrasting styles. *British Journal of Psychiatry, 138,* 456-465.[著者らは2人の面接者に次の4種の面接法のいずれかを使うことを教えた．(1)活動を最小限にとどめる「反響板」スタイル，(2)気分について探り，感情の関連と意味を引き出そうとする「積極的な心理療法」，(3)積極的に反問する「構造的」方法，(4)事実と気分に焦点を当てた「系統的調査」法である]

Cox, A., Rutter, M., & Holbrook, D.(1981). Psychiatric interviewing techniques : V. Experimental study : Eliciting factual material. *British Journal of Psychiatry, 139,* 29-37.[本論文は前述した研究に関するデータを報告している．「十分な時間をとって，詳しく探ろうとして情報提供者を妨害せずに，自分なりの心配を表明できるようにする臨床診断面接を始めることが望ましい」と著者らは結論を下している．系統的質問は，良質の事実を引き出すうえで不可欠である．「面接者が事実につながるヒントに敏感で，慎重に注意を払い，慎重に調査法を選べば，よりよいデータが収集できる」]

Cox, A., Holbrook, D., & Rutter, M.(1981). Psychiatric interviewing techniques : VI. Experimental study : Eliciting feelings. *British Journal of Psychiatry, 139,* 144-152.[さまざまな面接技法を用いて，患者から気分を聞き出すことができる．適切な実際的な情報を収集するためには，気分を引き出すことが絶対的に欠かせない]

Cox, A., Rutter, M., & Holbrook, D.(1988). Psychiatric interviewing techniques : A second experimental study : Eliciting feelings. *British Journal of Psychiatry, 152,* 64-72.[解釈，患者の表した気分をフィードバックする，共感の表明といった「積極的な」技法を面接者が用いると，感情の表出は最大となる．情報提供者の「自発的な表明の率が比較的低い」場合には，これがとくに当てはまる]

本書が参考にしたその他の情報

Black, A.E., & Church, M.(1998). Assessing medical student effectiveness from the psychiatric patient's perspective : The Medical Student Interviewing Performance Questionnaire. *Medical Education, 32,* 472-478.

Booth, T., & Booth, W.(1994). The use of depth interviewing with vulnerable subjects. *Social Science and Medicine, 39,* 415-423.

Bradburn, N., Sudman, S., & Wansink, B.(2004). *Asking questions : The definitive guide to questionnaire design for market research, political polls, and social and health questionnaires*(rev. ed.). San Francisco : Jossey-Bass.

Britten, N.(2006). Psychiatry, stigma, and resistance. *British Medical Journal, 317,* 963-964.

付録 F：文献と推薦図書

Budd, E.C., Winer, J.L., Schoenrock, C.J., & Martin, P.W. (1982). Evaluating alternative techniques of questioning mentally retarded persons. *American Journal of Mental Deficiency, 86,* 511-518.

Eisenthal, S., Koopman, C., & Lazare, A. (1983). Process analysis of two dimensions of the negotiated approach in relation to satisfaction in the initial interview. *Journal of Nervous and Mental Disease, 171,* 49-53.

Eisenthal, S., & Lazare, A. (1977). Evaluation of the initial interview in a walk-in clinic. *Journal of Nervous and Mental Disease, 164,* 30-35.

Flores, G. (2005). The impact of medical interpreter services on the quality of health care : A systematic review. *Medical Care Research and Review, 62,* 255-299.

Folstein, M.F., Folstein, S.E., & McHugh, P.R. (1975). Mini-Mental State : A practical method for grading the cognitive state of patients for the clinician. *Journal of Psychiatric Research 12,* 189-198.

Fowler, J.C., & Perry, J.C. (2005). Clinical tasks of the dynamic interview. *Psychiatry, 68,* 316-336.

Gardner, H. (1983). *Frames of mind : The theory of multiple intelligences.* New York : Basic Books.

Hamann, J., Leucht, S., & Kissling, W. (2003). Shared decision making in psychiatry. *Acta Psychiatrica Scandinavica, 107,* 403-409.

Harrington, R., Hill, J., Rutter, M., John, K., Fudge, H., Zoccolillo, M., et al. (1988). The assessment of lifetime psychopathology : A comparison of two interviewing styles. *Psychological Medicine, 18,* 487-493.

Jellinek, M. (1978). Referrals from a psychiatric emergency room : Relationship of compliance to demographic and interview variables. *American Journal of Psychiatry, 135,* 209-212.

Jensen, P.S., Watanabe, H.K., & Richters, J.E. (1999). Who's up first? : Testing for order effects in structured interviews using a counterbalanced experimental design. *Journal of Abnormal Child Psychology, 27,* 439-445.

Kendler, K.S., Silberg, J.L., Neale, M.C., Kessler, R.C., Heath, A.C., & Eaves, L.J. (1991). The family history method : Whose psychiatric history is measured? *American Journal of Psychiatry, 148,* 1501-1504.

Koenigs, M., Young, L., Adolphs, R., Tranel, D., Cushman, F., & Hauser, M. (2007). Damage to the prefrontal cortex increases utilitarian moral judgments. *Nature, 446,* 908-911.

Lovett, L.M., Cox, A., & Abou-Saleh, M. (1990). Teaching psychiatric interview skills to medical students. *Medical Education, 24,* 243-250.

Meyers, J., & Stein, S. (2000). The psychiatric interview in the emergency department. *Emergency Medicine Clinics of North America, 18,* 173-183.

Miller, W.R., & Rollnick, S. (2013). *Motivational interviewing : Helping people change* (3rd ed.). New York : Guilford Press.

Pollock, D.C., Shanley, D.E., & Byrne, P.N. (1985). Psychiatric interviewing and clinical skills. *Canadian Journal of Psychiatry, 30,* 64–68.

Rogers, R. (2003). Standardizing DSM-IV diagnoses: The clinical applications of structured interviews. *Journal of Personality Assessment, 81,* 220–225.

Rosenthal, M.J. (1989). Towards selective and improved performance of the mental status examination. *Acta Psychiatrica Scandinavica, 80,* 207–215.

Stewart, M.A. (1984). What is a successful doctor-patient interview?: A study of interactions and outcomes. *Social Science and Medicine, 19,* 167–175.

Torrey, E.F. (2006). Violence and schizophrenia. *Schizophrenia Research, 88,* 3–4.

Wilson, I.C. (1967). Rapid Approximate Intelligence Test. *American Journal of Psychiatry, 123,* 1289–1290.

Wissow, S.L., Roter, D.L., & Wilson, M.E.H. (1994). Pediatrician interview style and mothers' disclosure of psychosocial issues. *Pediatrics, 93,* 289–295.

監訳者あとがき

　本書は，James Morrison 著『The First Interview, Fourth Edition』(The Guilford Press, 2014)の全訳である．著者のモリソン博士は，オレゴン健康科学大学精神科客員教授であり，精神医学的診断学の専門家として広く知られている．

　本書は精神科初回面接の進め方を詳述した本として米国では広く知られている．初版の出版から20年以上経つのに今なお多くの読者を得ており，本書はその第4版である．さて，一読してみれば本書の長所は一目瞭然であると思われるので，冗長な監訳者あとがきで，本書をさらに大部の書にしてしまうことは控えなければならないだろう．そこで，本書の特徴をごく短くまとめてみよう．

　本書の邦題を『精神科初回面接』としたのだが，「初診」ではなく，「初回面接」としたことについて一言断っておきたい．わが国では，最初の面接をした者が，その後の治療も担当するというのが比較的一般的に行われている．という意味では，「初診」とすると，一連の治療の一環として第1回目の面接という意味に受け取られてしまうように感じた．本書の『The First Interview』では，面接者がそれ以後の治療を引き受ける場合もあれば，その面接で暫定的な診断を下して，治療についての提案をして，実際に治療に当たる者に紹介するという場合も想定している．このような点を考えて，原題の意味を伝える意味で，「初診」ではなく，『精神科初回面接』とした次第である．

　本書を読んでまず驚いたのは，実に広い話題をカバーしている，という点である．よくもここまであらゆる状況を具体的に想定して，その対応法を述べているなというのが，私の正直な印象であった．たしかに，わが国でも経験豊富な精神保健の専門家であるならば，最初の患者との

出会いにおいて本書が提言しているような諸点を押さえながら面接を進めているはずである．

　おおよそ 45 分～1 時間あまりの初回面接で，必要な情報を入手し，診断を下すとともに，患者との間に良好なラポールを築き上げ，その後の治療の基礎とすることが求められる．精神科面接はエビデンスも重要であるのだが，それだけでは伝えきれない臨床の芸のような側面がたしかにある．ある程度，経験を積むまでは，初心者は構造化面接法にそった面接の経験を積んでいくことを，著者は勧めているのだが，かといって常に構造化面接を頑なに厳守することを助言してはいない．さらに，患者とのラポールが成立していない精神科面接はあり得ないとも本書の冒頭で指摘しており，患者との最初の出会いの質が，その後の治療の成否に大きな影響を及ぼす可能性についても警告を発している．

　わが国でも精神科面接法についての良書がこれまでにも数々著されてきたが，患者に対する精神科医や臨床心理士の態度や姿勢についての考察が前面に立っていたものが多かったように，私には感じられる．それとは対照的に，本書はまさにプラグマティズムが重視される国で出版された本である．初回面接で想定される状況の全般にわたっての対処法が示されている．

　私が医学部を卒業して，精神科初期研修を受けたのは 1979 年であるから，それからすでに 35 年以上経つ．その私が本書を読んでいてもとても参考になったと感じるし，同時に，研修医時代にこの本に出会っていたら，その後の方向性はどのように変わっていただろうかとさえ考えてしまう．

　精神科面接法を学ぶという意味でとても重要な視点が与えられるが，同時に，米国の精神科医療の片鱗も垣間見えて興味深かった．たとえば，不適切な患者の行動にどのように対処すべきかという章がある．いかにも現実に起こり得る場面がほとんどなのだが，その中に，「面接を受けながら昼食を食べてもよいか」という患者の質問にどう答えるかというのがあった．米国ならばこのような状況が起こる可能性があるのかと，翻訳をしながら，思わず苦笑してしまったほどである．しかし，近

監訳者あとがき

い将来，わが国でもこのようなやり取りが交わされるような状況が絶対に起きないとは誰も断言できないだろう．文化差を知るという意味でも興味深い本であった．

　本書は将来，精神保健の専門家となろうとしている研修医や研修生にまず薦められるべきであるが，同時に，すでにこの領域の専門家(精神科医，臨床心理士，看護師，ソーシャルワーカー，カウンセラー)にとっても日頃の臨床活動を振り返るという意味で大いに参考になると思われるので，ぜひ一読を薦めたい．

　なお，本書は筑波大学医学医療系臨床医学域災害精神支援学の同僚とともに共訳したものであるが，最終的な責任はすべて監訳者にあることを断っておく．最後になったが，本書の翻訳出版を提案してくださり，翻訳の過程でも多くの尽力をいただいた医学書院の松本哲氏に深謝する．氏の熱意がなければ，本書の日本語版はそもそも世に出ることはなかっただろう．

2015年5月

高橋祥友

索引

和文

■あ

アカシジア　123, 181
アドヒアランス　351
アルコールの使用の問題　149
アレルギーに関する記録　378
曖昧さへの対応，患者の　302
安全原則，鑑別診断の　343
安全の確保，面接者の　15

■い

インポテンス　159
依存　247
依存性パーソナリティ障害　134
移行　174
意識と認知　216
意識の曇り　180
意図的な行動と意図しない行動　284
違法薬物の使用の問題　153
怒りに関する質問　145
一次性うつ病　239
一級症状，Schneider の　237
一般化　302
　―― ができない患者への対応　304
逸脱　189
陰性症状，統合失調症の　416
陰性の逆転移　395

■う

うつ病　238, 412
　―― の特徴　411
嘘への対応，患者の　306
運動機能，患者の　181
運動失語　221

■え

エネルギーのレベルの変化　65
衛生状態，患者の　180
演技性パーソナリティ障害　134

■お

置き換え，有害となりかねない防衛機制
　　　　　　　　　　　　　　　99
往診　282

■か

カタレプシー　183
カプグラ症候群　205
加虐性愛障害　161
仮性認知症　256
過飲，アルコールの　150
家族
　―― からの情報収集　106
　―― との面接　275, 369
家族歴
　―― に関する情報収集　126
　―― についての質問　493
　―― についての診断　396
　―― の記録　378
会話の切迫　193
会話の貧困化　191
回避行動　258
回避性パーソナリティ障害　134, 433
解釈，感情の　96
解離，有害となりかねない防衛機制　99
覚醒度　258
　――，患者の　179
学業の確認　68
堅苦しい話しぶり　193

517

患者
　――　からの質問　336
　――　がわかりやすい言葉　81
　――　と面接者との背景の違い　323
　――　の自己評価に関する質問　128
　――　の態度　184
　――　の同意，家族や友人との面接に関する　275
　――　の要求への対応　321
感情　184
　――，面接者自身の　40
　――　についての面接　89
　――　の強度　188
　――　の引き出し方　91
感情失禁　187
感情的な患者への対応　100
緘黙への対応　330
関係妄想　206
関心を示す表現　94
環境的問題　71
観念運動失行　221
観念奔逸　190
鑑別診断　342
　――　に関する記録　383
　――　を無視する　396
丸薬丸め振戦　124

■き

気分　184
　――　に一致した妄想　203
　――　の日内変動　65
気分障害　238, 242, 411
　――　についての質問　475
気分変調症　414
既視感　59, 215
記憶の検査　222
記録の取り方　18
器質的身だしなみ　257
機能の全体的評定　382
偽記憶症候群　224
偽パーキンソン症状　124
吃音　194

虐待
　――，高齢者に対する　318
　――，配偶者に対する　164
　――　についての質問　109
　――　への対応　355
逆転移　298
　――，陰性の　395
急性ジストニア　123
急速交代型　244
居住地と治療　350
拒絶症　182
虚言に関連する行動　306
虚無妄想　204
共感，患者への　40
共感的な言葉　39
共感の表明，動機づけ面接の　365
恐怖症　210
強迫観念(行為)　212
強迫症　425
強迫性パーソナリティ障害　135, 432
強迫的虚言者　305
教育歴に関する情報収集　112
境界性パーソナリティ障害　134, 431
境界の維持，患者との　47
興味の確認　68
禁忌についての考え方　348

■く

グループ面接　280
空想，有害となりかねない防衛機制　99
癖，患者の　182
軍歴に関する情報収集　114

■け

契機(ストレッサー)　70
経済的状況と治療　350
経済的問題，飲酒による　152
傾眠　180
激励，言語的な　55
激励，非言語的な　53
結婚に関する質問　117
結婚の確認　67
結婚歴，患者の　132

索引

月経前不快気分障害　125
見当識の確認　219
健忘(障害)　223, 423
牽制　285
幻覚　206
幻嗅　209
幻視　208
幻触　209
幻聴　207
幻味　209
言語新作　192
言語チック　194
言語的な激励　55
言語の検査　219
限局性恐怖症　210
現病歴　61
　──の記録　374

■こ

コミュニケーションが成り立たない患者
　への対応　329
コントロールの喪失，飲酒による　151
子どもの患者への対応　319
呼名失語　220
個人的な問題についての質問　497
誇大妄想　204, 419
誇張　285
誤解，面接者と患者の　395
誤同定　205
誤認識　423
考想化声　208
行動化，有害となりかねない防衛機制
　　　　　　　　　　　　　　　99
行動の評価　177
抗精神病薬による副作用　123
肯定的感情　89
高齢の患者への対応　317
強姦　164
声，患者の　184
言葉のサラダ　192
昏睡・昏迷　180
混合型の妄想　419

■さ

サポートグループ　356
詐病　331
最初の質問　24
最善診断　343
罪業妄想　204
作話　224
錯乱している患者への対応　315
殺人や暴力についての考え　214
錯覚　215
雑談の注意点　17

■し

シェルターの利用　355
シゾイドパーソナリティ障害　135
ジョーク，面接時の　327
支配観念　215
支離滅裂　192
仕事に関する情報収集　113
市販薬に関する問題　154
死が近い患者への対応　335
死に関する妄想　204
姿勢保持症　182
思考
　──の支配　206
　──の内容，患者の　199
　──の問題　254
　──の問題についての質問　488
思考伝播　206
思考途絶　191
思春期の患者への対応　319
思春期の情報収集　106
思路　188
指示的な面接　23
視力障害のある患者への対応　322
自己愛性パーソナリティ障害　134, 432
自己効力感の支持，動機づけ面接の
　　　　　　　　　　　　　　　365
自己評価に関する質問，患者の　128
自殺願望に関する質問　213
自殺行動に関する質問　138
自殺未遂　141, 142

519

自由回答型の質問　25, 80
　——, 家族についての　126
　——, 感情に関する　92
　——, 情報提供者への　278
　——, 性生活に関する　155
自由な話　23, 29
自律神経症状　63
時間, 初回面接の　9
時間不足, 面接の　395
持続性抑うつ障害　414
失感情症　94, 186
失行　221
嫉妬妄想　205, 419
質問
　——, 患者からの　336
　——, 最初の　24
　——, 治療計画に役立つ　345
社会恐怖　210
社会的な問題についての質問　497
主訴　23, 26
　——, やや喧嘩腰の　27
守秘義務の説明　320
趣味と関心に関する情報収集　120
受動性の妄想　205
宗教に関する情報収集　115
集中力の評価, 患者の　217
醜形恐怖　211
処方薬に関する問題　154
処方歴の確認　74
初回面接の概要　11
初回面接の最後の言葉　266
書字の検査　220
書面の報告, 面接結果の　373
除外診断　343
小児期
　——についての質問　494
　——のいたずらに関する情報収集
　　　　　　　　　　　　　162
　——の健康についての情報収集　110
　——の情報収集　106
　——の病歴の記録　377
小児性愛障害　161
昇華, 効果的な防衛機制　100

省略, 情報の　284
症状
　——, 患者が述べる　62
　——に関する質問　124
　——の確認　68
　——の始まりとその結果　68
紹介, 他の専門家への　353
障害年金の確認　68
衝動制御障害についての質問　492
冗長な会話　194
冗長な患者への対応　327
常同言語　191
常同症　182
情報提供者との面接　273
情報提供者の選び方　277
食欲の変化　64
職業上の問題, 飲酒による　152
職業の確認　68
職歴, 患者の　132
職歴に関する情報収集　113
心気妄想　205, 419
心的外傷後ストレス障害　115, 426
心理学の専門用語の使用　45
心理社会的問題　71
身体医学的病歴の記録　378
身体医学的病歴の聴取　120
身体化, 有害となりかねない防衛機制
　　　　　　　　　　　　　99
身体化障害　427
　——, 転換症状と　125
身体醜形障害　211
身体的訴えについての質問　488
身体的愁訴への対応　329
身体的特徴, 患者の　179
身体的問題, 飲酒による　151
身体的問題の訴え　261
神経認知障害　421
振戦, 丸薬丸め様の　182
振戦せん妄　182
診断
　——と鑑別診断　341
　——についての記録　381
　——の正確性　346

索引

―― の伝え方　360

■す

スクリーニングのための全質問　472
ストレッサー　70
睡眠の変化　64
錐体外路系の副作用　123

■せ

セラピストへの紹介，他の　354
せん妄　182, 421
生活の現状に関する情報収集　116
成人期
　―― についての質問　495
　―― の情報収集　113
　―― の病歴の記録　377
成育歴に関する情報収集　107
性格とパーソナリティ　127
性感染症の病歴聴取　161
性交疼痛　159
性的関心や性行動の変化　65
性的虐待　162
性倒錯障害　160
性に関する情報収集　111
性についての病歴聴取　155
精神科治療　345
精神科病院への紹介　355
精神機能評価　9, 177, 197
　―― に関する記録　379
　―― の省略　230
精神病　235
　―― の患者への対応，重篤な　329
精神病性障害　415
　―― についての質問　484
窃視障害　161
専門性の示し方　50
専門用語の使用，心理学の　45
戦闘疲労　426
選択回答型の質問　26, 84, 170
全般的機能評価　351
全般不安症　423

■そ

双極性障害　414
双生児の患者における情報収集　106
早朝覚醒　64
早漏　159
喪失体験，高齢の患者の　318
躁病　242
即時記憶　222

■た

タラソフ判決　20
他者との関係に関する質問　131
多弁な患者への対応　327
多量飲酒の患者の問題　4
体重の変化　64
対人関係の確認　67
対人的なネットワークの評価　117
対人的問題　249
　――，飲酒による　152
態度，患者の　184
大うつ病性障害　238, 412
脱価値化，有害となりかねない防衛機制　99
脱線思考　190
短期記憶　222

■ち

治療
　――，以前に受けた　74
　―― についての話し合い，患者との　361
　―― の緊急性　346
治療応諾　121
治療関係の構築，良好な　14
治療計画に役立つ質問　345
治療計画の拒絶　371
治療反応，過去の　351
知性化，有害となりかねない防衛機制　99
知的障害の患者への対応　334
知能の評価　227
遅刻，面接への　284

521

遅刻への対応　294
遅発性ジスキネジア　124, 182
遅漏　159
中途覚醒　64
抽象化についての質問　225
注意欠陥/多動症　112
注意散漫な会話　194
注意力の評価，患者の　217
躊躇，わずかな　285
長期記憶　223
聴覚障害のある患者への対応　322
直面化　87
沈黙　285
　──，面接時の　53
　──への対応　288

■つ

付き添い者がいる場合の対応　17
通訳者，患者との間での　325

■て

定式化　467
　──，症例の　382
抵抗
　── とともに進む，動機づけ面接の　365
　──の理由　285
　──への対応　283
敵意の原因　308
敵意への対応，患者の　309
転移　286
転換症状としての緘黙　330
転換症状と身体化障害　125
電子カルテによる記録の問題　18
電話による面接　282

■と

トラブルシューティング，面接の　387
投影，有害となりかねない防衛機制　99
疼痛性障害　428
登校拒否　112

統合失調型パーソナリティ障害　135, 429
統合失調感情障害　417
統合失調症　415
統合失調症様障害　417
同情を示す表現　94
同性愛に関する情報収集　157
同性愛に関する心配，患者の　160
同棲の確認　67
洞察　228
動機づけ面接　364
特定不能型の妄想　419
特定不能のパーソナリティ障害　250
鈍麻，気分の　187

■な

名前の呼び方　47
泣く患者への対応　326
内因性うつ病　240, 413

■に

二次性うつ病　239, 412
入院歴の確認　75
入眠障害　64
認知
　──，意識と　216
　──の評価　178, 197
　──の問題　254
　──の問題についての質問　488
認知症　255, 422
認知能力に関する検査　226

■は

ハロー効果　279
パーソナリティ，病前の　351
パーソナリティ傾向　127
パーソナリティ障害　429
　──の診断　133
パーソナリティの問題　249
パニック症　424
パニック発作　210, 424
配偶者に対する虐待　164
迫害妄想　205

索引

漠然とした表現への対応　303
発達に関する情報収集　111
話し方，患者に対する　42
早口症　194
反響言語　192
反社会性パーソナリティ障害　133, 430
　── の患者の違法行為　115
反動形成，有害となりかねない防衛機制
　　　　　　　　　　　　　　　　　99
反応性うつ病　240
反復語唱　192
半構造化面接　471
判断力の評価，患者の　229

■ひ

ヒステリー　427
ピーピング・トム　161
否定的感情　89
　── への対応，患者の　309
否認，有害となりかねない防衛機制　99
非言語的な激励　53
非現実感　216
非指示的な面接　23
非定型うつ病　240, 413
秘密の情報の扱い　276
被愛妄想　419
被影響性の妄想　205
被害妄想　419
被虐性愛障害　161
費用，治療にかかる　347
表情，患者の　183
評価，面接の　501
病気の影響　65
病状の確認，これまでの　73
病前パーソナリティ　128
病的虚言者　305
病歴　9
　──，個人および対人関係についての
　　　　　　　　　　　　　　　　105
　── の聴取，身体医学的な　120
広場恐怖症　211, 424
貧困妄想　205

■ふ

フェティシズム障害　160
フォルスタイン検査　226
フロツール障害　161
ブラックアウト　151
ブリケ症候群　427, 428
不安　209, 258
不安症　423
不安定さの亢進　186
不健康という妄想　205
不随意運動　182
不眠の探り方　64
服装，患者の　180
服装，面接者の　15
服装倒錯障害　161
副作用に関する情報収集　122
副作用についての考え方　347
物質・医薬品誘発性精神病性障害　419
物質関連（使用）障害　245, 420
物質の誤用　148
　── についての質問　486
分裂，有害となりかねない防衛機制　99
文化に関する情報収集　224

■へ・ほ

平板化，気分の　187
ボディランゲージ，患者の　39
保証，患者への　57
保続　192
放浪　116
法的な援助　355
法的問題
　──，飲酒による　152
　── に関する情報収集　115
　── の確認　67
砲弾ショック　426
防衛機制　98
暴力
　──，他者に対する　214
　── とその予防　145
　── の可能性，患者からの　312

523

■ま・み

末期患者への対応　335

ミニメンタルステート検査　226

■む

むずむず脚症候群　181
矛盾，情報の　284
矛盾の認識，動機づけ面接の　365
無オルガスム症　158
無快感症　239
無視する，患者を　394
無視する，鑑別診断を　396
無表情の患者への対応　332

■め

メモの取り方　18
メランコリアの特徴を伴う抑うつエピソード　413
面接
　——，感情についての　89
　——，包括的な　4
　——，問題のある　388
　——の終わり方　265
　——の開始時の注意点　16
　——の結果の伝え方　359
　——の主導権を握る　167
　——の順番　274
　——の定義　1
　——のトラブルシューティング　387
　——の評価　501
　——の評価，他者による　390
　——の目標の明確化　77
　——のルール　85
面接の例，患者との　435
面接者
　——との背景の違い，患者と　323
　——の姿勢，良好なラポールのための　38
　——の態度　298
面接開始の見本　20

■も

モントリオール認知評価　226
妄想　200
　——と作話の違い　224
妄想性障害　418
妄想性パーソナリティ障害　135
問題のある面接　388

■や

夜間せん妄　422
薬物に関する情報収集　122
薬物の使用の問題，違法な　153

■ゆ

ユーモア，効果的な防衛機制　100
ユーモア，面接時の　43, 327
誘導尋問　86, 171
誘惑的行動への対応，患者の　332

■よ

予期，効果的な防衛機制　100
予期不安　211
予後の評価　348
予防，患者の暴力の　313
予防，抵抗に対する　296
余暇活動に関する情報収集　114
読みの検査　220
用語，使わないほうがよい　45
養子に出された患者の情報収集　107
抑圧，有害となりかねない防衛機制　99
抑制，効果的な防衛機制　100

■ら

ラポール　37
楽観無頓着　187
乱用　246

■り

リフレクティブ・リスニング　55
利他的態度，効果的な防衛機制　99
離人感　216

索引

両価性　93
両性愛に関する心配，患者の　160
臨床的に興味深い領域　233
臨床の重要性　6

■る・れ

類音連合　191

連合弛緩　189

■ろ

露出狂障害　160
蝋屈症　183
録音，面接の　19, 389

■わ

話題を変える行動，面接で　284
若い患者への対応　319
忘れっぽさ，都合のよい　284

欧文

■A

acting out　99
acute dystonia　123
affect　184
affective incontinence　187
agoraphobia　211, 425
akathisia　123, 181
alexithymia　94, 186
alliteration　191
altruism　99
ambivalence　93
amnesia　223
anhedonia　239
anticipation　100
antisocial personality disorder　133
anxiety　209, 258
appropriateness　187
apraxia　221
attention　217
attention deficit/hyperactive disorder　112
atypical depression　240, 413
audible thought　208
auditory hallucination　207
avoidant personality disorder　134

■B

belle indifference　187

best diagnosis　343
blunting　187
body dysmorphic disorder　211
borderline personality disorder　134
Briquet's syndrome　427, 429

■C

catalepsy　183
character　127
chief complaint　23, 26
circumstantial speech　194
clang association　191
closed-ended questions　26, 84
closure　265
clouding of consciousness　180
coma　180
combat fatigue　426
compulsion　212
concentration　217
confabulation　224
confrontation　87
confusion　315
content of thought　199
countertransference　298

■D

defense mechanism　98
déjà vu　215

525

delayed ejaculation 159
delirium tremens 182, 421
delusion 200
denial 99
dependent personality disorder 134
depersonalization 216
depression 238, 412
derailment 189
derealization 216
devaluation 99
develop discrepancy 365
diagnosis 341
differential diagnosis 342
directive questions 23
displacement 99
dissociation 99
distractible speech 194
drowsiness 180
DSM-5 66
　──における身体症状症の特徴 428
　──における統合失調症の分類 416
dysmorphophobia 211
dyspareunia 159

■ E

echolalia 192
endogenous depression 240, 413
exhibitionistic disorder 160
express empathy 365
expressive aphasia 221

■ F

false memory 224
fantasy 99
fetishistic disorder 160
flattering 187
flight of idea 190
flow of thought 188
Folstein test 226
formulation 382, 467
free speech 23, 29
frotteuristic disorder 161

■ G

Global Assessment of Functioning(GAF) 351, 382
gustatory hallucination 209

■ H

hallucination 206
halo effect 279
history 9
　──, personal and social 105
　── of the present illness 61
histrionic personality disorder 134
humor 100
hysteria 427

■ I

ideomotor apraxia 221
illness, present 77
illusion 215
immediate memory 222
impotence 159
incoherence 192
increased lability 186
insight 228
intellectualization 99
interview, early patient 53
interviewing 1
interviewing about feelings 89
interviewing informants 273

■ L

language 219
long-term memory 223
loose association 189

■ M

major depressive episode with melancholic features 413
major neurocognitive disorder 255, 422
malingering 331
mannerism 182
memory 222

索引

mental status examination (MSE)
　　　　　　　　　9, 177, 197
──── に関する記録　379
Mini-Mental State Examination (MMSE)
　　　　　　　　　226
Montreal Cognitive Assessment (MoCA)
　　　　　　　　　226
mood　184
mood-congruent, delusion　203
motivational interviewing (MI)　364

■ N

naming aphasia　220
narcissistic personality disorder　134
negativism　182
neologism　192
nihilistic delusion　204
nondirective questions　23

■ O

obsession　212
obsessive-compulsive personality disorder
　　　　　　　　　135
olfactory hallucination　209
open-ended questions　25, 80
organic neatness　257
overvalued idea　215

■ P

panic attack　210, 424
paranoid personality disorder　135
paraphilia　160
pedophilic disorder　161
perseveration　192
personality trait　127
phobia　210
pill-rolling tremor　124
posttraumatic stress disorder (PTSD)
　　　　　　　　　115, 426
posturing　182
poverty of speech　191
precipitant　70
premature ejaculation　159

premenstrual dysphoric disorder　125
premorbid personality　128
primary depression　239
prognosis　348
projection　99
pseudoparkinsonism　124
psychosis　235
push of speech　193

■ R

rapid cycling　244
rapport　37
reaction formation　99
reactive depression　240
reflective listening　55
repression　99
resistance　283
restless legs syndrome　181
roll with resistance　365

■ S

safety principle　343
schizoid personality disorder　135
schizotypal personality disorder　135
school refusal　112
secondary depression　239
sensitive subjects　137
sexual masochism disorder　161
sexual sadism disorder　161
shell shock　426
short-term memory　222
signs and symptoms in areas of clinical
　interest　233
social phobia　210
somatization　99
specific phobia　210
splitting　99
stereotype　182
stilted speech　193
stressor　70
Structured Clinical Interview for DSM
　(SCID)　471
stupor　180

527

stuttering   194
sublimation   100
support self-efficacy   365
suppression   100

■ T

tactile hallucination   209
tangentiality   190
Tarasoff decision   20
tardive dyskinesia   124
thought blocking   191
transference   286
transition   174
transvestic disorder   161

treatment compliance   121
troubleshooting your interview   387

■ V

vegetative symptoms   63
verbal tic   194
verbigeration   192
visual hallucination   208
voyeuristic disorder   161

■ W

waxy flexibility   183
word salad   192